Ursula Koch-Straube
Beratung in der Pflege

Verlag Hans Huber
Programmbereich Pflege

HUBER

Bücher aus verwandten Sachgebieten

Patientenedukation/Pflegeberatung/ Kommunikation

Abt-Zegelin/Schnell (Hrsg.)
Sprache und Pflege
2., vollst. überarb. u. akt. Auflage
2005. ISBN 978-3-456-84141-0

Darley (Hrsg.)
Kommunikationsmanagement
2006. ISBN 978-3-456-84079-6

Elzer/Sciborski
Kommunikative Kompetenzen in der Pflege
2007. ISBN 978-3-456-84336-0

Jacob
Gesundheitsförderung im pflegerisch-klinischen Kontext
2004. ISBN 978-3-456-84067-3

Johns
Selbstreflexion in der Pflegepraxis
Gemeinsam aus Erfahrungen lernen
2004. ISBN 978-3-456-83935-6

Kaplan
Öffentlich sprechen
2000. ISBN 978-3-456-83506-8

Klug Redman
Patientenedukation
Kurzlehrbuch für Pflegende
2009. ISBN 978-3-456-84565-4

Klug Redman
Selbstmanagement chronisch Kranker
2008. ISBN 978-3-456-84503-6

Loffing
Coaching in der Pflege
2003. ISBN 978-3-456-83841-0

Loffing
Karriereplanung in der Pflege
2003. ISBN 978-3-456-83936-3

London
Informieren, Schulen, Beraten
Praxishandbuch zur pflegebezogenen Patientenedukation
2003. ISBN 978-3-456-83917-2

Norwood
Pflege-Consulting
Handbuch zur Organisations- und Gruppenberatung in der Pflege
2002. ISBN 978-3-456-83452-8

Poser/Schlüter
Mediation für Pflege- und Gesundheitsberufe
2005. ISBN 978-3-456-84248-6

Poser/Schneider (Hrsg.)
Leiten, Lehren und Beraten
Fallorientiertes Lehr- und Arbeitsbuch für Pflegemanager und Pflegepädagogen
2005. ISBN 978-3-456-84207-3

Sachweh
«Noch ein Löffelchen?»
Effektive Kommunikation in der Altenpflege
2., vollst. überarb. u. erw. Auflage
2006. ISBN 978-3-456-84065-9

Sachweh
Spurenlesen im Sprachdschungel
Kommunikation und Verständigung mit demenzkranken Menschen
2008. ISBN 978-3-456-84546-3

Schwarz
Supervision in der Pflege
2007. ISBN 978-3-456-84335-3

Stolte
Pflegediagnosen in der Gesundheitsförderung und Patienteneduktation
2009. ISBN 978-3-456-84208-0

Teasdale
Fürsprache in der Gesundheitsversorgung
2002. ISBN 978-3-456-83843-4

Weakland/Herr
Beratung älterer Menschen und ihrer Familien
2. Auflage
1988. ISBN 978-3-456-81750-7

Weinhold
Kommunikation zwischen Patienten und Pflegepersonal
1997. ISBN 978-3-456-82842-8

Ursula Koch-Straube

Beratung in der Pflege

Mit Beiträgen von Sandra Bachmann, Dorothee Bartel, Christoph Bräutigam, Juliane Diekmann, Nadja Nestler, Angela Prietz, Ingrid Rüschenschmidt, Martin Schieron und Bärbel Uhlmann

2., vollständig überarbeitete Auflage

Verlag Hans Huber

Anschrift der Autorin:
Prof. Dr. Ursula Koch-Straube
Elisabeth-Selbert-Straße 10A
DE-64283 Darmstadt

Lektorat: Dr. med. Klaus Reinhardt
Herstellung: Peter E. Wüthrich
Titelillustration: pinx.design-Büro, Wiesbaden
Druckvorstufe: ns prestampa sagl, Castione TI
Druck und buchbinderische Verarbeitung: AZ Druck und Datentechnik, Kempten
Printed in Germany

Bibliografische Information der Deutschen Bibliothek
Die Deutsche Bibliothek verzeichnet diese Publikation in der Deutschen Nationalbibliografie; detaillierte bibliografische Angaben sind im Internet unter http://dnb.ddb.de abrufbar

Anregungen und Zuschriften bitte an:
Verlag Hans Huber
Lektorat: Pflege
Länggass-Strasse 76
CH-3000 Bern 9
Tel: 0041 (0)31 300 45 00
Fax: 0041 (0)31 300 45 93
verlag@hanshuber.com
www.verlag-hanshuber.com

2., vollständig überarbeitete Auflage 2008

ISBN 978-3-456-84592-0

Inhalt

Vorwort 7

1. **Verluste im Laufe der Geschichte** 11

2. **Der lange Weg zur Patientenorientierung in den Pflegetheorien** 15
2.1 Interaktionsorientierte Theorien 16
2.2 Bedürfnisorientierte Theorien 20
2.3 Ergebnisorientierte Theorien 23
2.4 Zwischenbilanz 25
2.5 Neuere Konzepte am Beispiel der Theorien von Neumann und Newman 26
2.6 Patientenorientierung – ein Pflegemodell 28
2.7 Kompetenzen der Pflege – eine Studie 31
2.8 Zwischenbilanz und neue Fragen 34
2.9 Einen nächsten Schritt wagen: Pflege in gemeinsamer Verantwortung ... 37

3. **Herausforderungen in der Gegenwart: die Notwendigkeit der individuellen Entscheidung** 39
3.1 Das Leben in der Moderne – zwei soziologische Analysen 40
3.2 Paradoxien der Moderne 44
3.3 Lebenskunst – Perspektiven für die Gestaltung der Zukunft 47
3.4 Schlussfolgerungen und neue Fragen 50

4. **Alltägliche Situationen I: Beratungsbedarf im Pflegealltag** 53
4.1 Szenen aus dem Alltag 54
4.2 Verpasste Chancen? 61

5. **Beratung in der Pflege** 65
5.1 Was ist Beratung? 65
5.2 Die Chance der Pflege 74
5.3 Information – Anleitung – Beratung 82
5.4 Der Auftrag der Pflege: Leiborientierte Beratung 87

6. Alltägliche Situationen II: Innere Dialoge 97

7. Beratungstheorien 103
7.1 Psychologische Beratungskonzepte 104
7.2 Sozialwissenschaftliche Beratungskonzepte 110
7.3 Integrative Beratung 112

8. Alltägliche Situationen III: Beratungen, die weiterführen 125

9. Handlungsfelder der Beratung in der Pflege: Beispiele aus der Praxis 133
9.1 Beratung im Pflegeprozess *(Nadja Nestler, Angela Prietz und Bärbel Uhlmann)* 134
9.2 Beratung von Eltern chronisch kranker Kinder *(Sandra Bachmann)* ... 142
9.3 Interkulturelle Pflege – interkulturelle Beratung? *(Dorothee Bartel und Ingrid Rüschenschmidt)* 155
9.4 Beratung ohne sprachliche Verständigung – eine Skizze *(Christoph Bräutigam und Angela Prietz)* 167
9.5 Pflegerische Beratung als Auftrag des Pflegeversicherungsgesetzes (SBG XI) *(Juliane Diekmann und Martin Schieron)* 172

10. Grenzen der Beratung 183

11. Konsequenzen 191
11.1 Gesundheitswesen 191
11.2 Aus-, Fort- und Weiterbildung 193
11.3 Forschung 198

12. Übergänge 203
12.1 Beratung der Pflegenden 203
12.2 Beratung in Organisationen (Organisationsberatung, Organisationsentwicklung) 206

Nachwort 209

Anhang 1
Beratung in der Pflege e. V.: Beratungsverständnis 211

Anhang 2
Beratung als elementarer Bestandteil der Pflegeausbildung 223

Literatur 233

Vorwort

Die Gewalt fängt nicht an,
wenn einer einen erwürgt.
Sie fängt an, wenn einer sagt:
«ich liebe dich,
du gehörst mir!»
Die Gewalt fängt nicht an,
wenn Kranke getötet werden.
Sie fängt an,
wenn einer sagt:
«du bist krank
und du musst tun, was ich dir sage!»

Erich Fried

Seit der 1. Auflage dieses Buches im Jahr 2001 hat sich in der Pflegelandschaft manches verändert. Die Einsicht, dass eine qualifizierte Beratung zum Aufgabenfeld der Pflegenden gehört, ist unübersehbar gewachsen (vgl. z. B. das «Gesetz über die Berufe in der Krankenpflege», 2004; die Ergebnisse der Delphistudie des Instituts für angewandte Pflegeforschung der Universität Bremen, 2004, in: Görres, Stefan; Böckler; Anita et al. 2004; das Themenheft «Beratung» der Zeitschrift «Pflege und Gesellschaft», im Dezember 2005). Die Zahl der Fachbücher und Zeitschriftenbeiträge zu dieser Thematik nimmt erfreulicher Weise deutlich zu.

Dennoch ist die zentrale Aussage Erich Frieds in seinem Gedicht über Gewalt, das schon in der ersten Auflage ein Zeichen setzte, nicht überholt und die Frage, «wie der Starke jenen Menschen, mit Respekt begegnen kann, die dazu verurteilt sind, schwach zu bleiben» (Sennett, 2004, S. 317–318) oder schwach zu sein, nach wie vor virulent.

Zu klären ist also, ob und in welcher Weise, Beratung die ungleichen Machtverhältnisse zwischen Professionellen und Klienten im Gesundheitswesen im Allgemeinen und in der Pflege im Besonderen aufheben kann.

Offen ist auch, wie der multifunktionale und so schillernde Begriff der Beratung (vgl. Kap. 5.1) für die Pflege konkretisiert werden kann. Die Analyse (auch der neueren Fachliteratur) zeigt, dass in der Beratung – als Pflegeberatung konfiguriert – noch immer traditionelle Formen wie Information, Anleitung und Schulung vorherrschen. Diese zeugen von einem Beratungsverständnis, das eher pflegekraftorientiert ist und einen direktiven Charakter besitzt: «Du bist krank und du musst tun, was ich dir sage!»

In jüngster Zeit beginnen jedoch PflegewissenschaftlerInnen, sich verstärkt mit den Möglichkeiten und Chancen, aber auch Grenzen einer eher ergebnisoffenen und nicht-direktiven Beratung im Feld der Pflege auseinanderzusetzen (u. a. Emmerich et al., 2006; Schaeffer et al., 2006; Hüper et al., 2007). Diese Veröffentlichungen zeugen davon, dass das Thema «Beratung» in qualifizierter und entfalteter Weise in der Pflege angekommen ist und sich in einem Gärungs- und Klärungsprozess befindet.

Die Wurzel meiner Beschäftigung mit dem Thema Beratung liegt weiter zurück. Sie ist das Ergebnis eines langen und intensiven Forschungsaufenthaltes (15 Monate in den Jahren1990 bis 1992) in einem Pflegeheim, aus dem die Studie «Fremde Welt Pflegeheim» (1997) hervorging.

Hier erlebte ich, in welch tragischer Weise Pflegende und Gepflegte in eine kommunikative Sackgasse geraten, die auf beiden Seiten eine professionelle und persönliche Entwicklung erschwert oder gar behindert und zur Unzufriedenheit und Resignation beiträgt. So ist eine meiner Konsequenzen aus diesen Erkenntnissen die Überzeugung, dass wir ein verändertes Bild vom kranken, pflegebedürftigen und behinderten Menschen gewinnen müssen. Es ist ein Bild, in dem die genuine Würde des Menschen und das Recht auf und die Kompetenz zur Selbstbestimmung geachtet werden – potenziell in allen Lebenssituationen. Es bedingt darüber hinaus einen partnerschaftlichen Austausch (das ist mehr als Patientenorientierung) über die Wege des Heilens, des Älterwerdens, des Aushaltens von Leiden und Behinderung, über die Weise des Sterbens. Der Erwerb interaktiver Fähigkeiten und der Beratung ist eine wesentliche methodische Voraussetzung, um diesen Austausch überhaupt zu ermöglichen. Sie gerät jedoch zur puren Technik, wenn sie nicht in eine radikal veränderte Vorstellung über die Ziele der Pflege eingebunden ist. Nicht Anpassung und Unterordnung unter ein medizinisch-pflegerisch legitimiertes Diktat, mit welchen Mitteln auch immer (gut zureden, überreden, unter Druck setzen, anordnen) ist das Gebot der Stunde, sondern das Aushandeln einer Übereinkunft über die Ziele der Pflege, das die Spannbreite zwischen fachlich Notwendigem einerseits und subjektiv Erwünschtem andererseits überbrückt.

Das Gebot der Stunde? Es speist sich nicht allein aus der Betrachtung kritikwürdiger Situationen (wie zum Beispiel im Pflegeheim, s. o.), nicht allein aus der Analyse pflegetheoretischer Überlegungen, sondern auch aus der Erkenntnis einer sich wandelnden Gesellschaft, mit ihren nicht mehr zu übersehenden Individualisierungsprozessen.

Aus diesem Grund habe ich diese Veröffentlichung als eine Standortbestimmung entworfen. Es wird nach der Notwendigkeit, den Zielen und den Wirkungen einer Integration von Beratung in die Pflege gefragt. Es wird nach den Orten gesucht, an denen bereits zum gegenwärtigen Zeitpunkt eine solche Integration geraten erscheint und ins Auge springt. (Eine systematische Darstellung der Methoden, die für eine qualifizierte Beratung im Feld der Pflege angemessen sind, ist der nächste Schritt und findet in dem vorliegenden Buch nur hintergründig Beachtung.)

Letztlich bestimmen auch ethische Überlegungen die Entscheidung, mich mit dem Thema «Beratung in der Pflege» zu beschäftigen. Sie findet Widerhall in dem Gedicht von Erich Fried und mündet in der Überzeugung, dass wissensbasiertes, sach- und fachbezogenes Handeln einerseits und Mitmenschlichkeit und Achtung der Souveränität andererseits nicht nur vereinbar sind, sondern gleichfalls ein Kennzeichen hoher Professionalität darstellen.

Über die Umsetzung dieses Anspruches in den Alltag der Pflege herrscht mancherorts noch Ratlosigkeit oder Unsicherheit. Das Anliegen dieser Veröffentlichung ist es, Wege aus dem Labyrinth vielfältiger Fragen und Unsicherheiten zu öffnen und den Diskurs über die Integration der Beratung in den Alltag der Pflege verstärkt fortzusetzen.

Die erste Auflage des vorliegenden Buches wurde gründlich überarbeitet und aktualisiert. Aufmerksamkeit verdient das neu aufgenommene Thema: «Beratung ohne sprachliche Verständigung» (siehe Kap. 9.4). Dieser Beitrag ist als Skizze konzipiert und lädt in besonderer Weise zum Nachdenken und zur Diskussion ein.

Neu ist auch ein Anhang, in dem sich Institutionen mit ihrem Beitrag für eine Integration der Beratung in die Praxis der Pflege präsentieren. Zum einem der Verein «Beratung in der Pflege e.V.», der sich – auf der Basis seines spezifischen Ansatzes – zum Ziel gesetzt hat, Beratung im Berufsfeld der Pflege zu verankern und hier sein Verständnis der Beratung in der Pflege vorstellt. Zum anderen gibt Gabriele Becker-Jensen einen Einblick in ihre Auseinandersetzung mit dem Thema und zeigt, auf welche Weise Beratungskompetenzen innerhalb der Pflegeausbildung entwickelt werden können.

Eine wissenschaftliche Arbeit, ein Fachbuch ist niemals das Werk eines Einzelnen, viele Impulse und Einflüsse wirken darauf ein.

Neben meinen Erfahrungen und Erkenntnissen während meines 15 Monate währenden Forschungsaufenthaltes in einem Pflegeheim prägten mich folgende Herausforderungen:

- der Auftrag, ein Curriculum «Beratung» im ehemaligen Diplomstudiengang «Pflege» an der Evangelischen Fachhochschule Bochum zu entwickeln und die Lehre entsprechend zu gestalten (1995–2005)

- die Gründung des Vereins «Beratung in der Pflege e. V.», der sich zum Ziel gesetzt hat, Beratung nicht nur als Sonderauftrag zu verstehen, sondern vorrangig im Alltag der Pflege zu verankern
- der in Westdeutschland spät, aber mit Macht einsetzende Prozess der Akademisierung der Pflege, der der Beratung einen der Situation im Gesundheitswesen angemessenen Platz zuwies.

In diesen Kontexten habe ich für viele Anregungen und Unterstützungen zu danken: den Studierenden und KollegInnen der EFH Bochum, den GründerInnen und Mitgliedern von «Beratung in der Pflege e. V.», den Kolleginnen und Kollegen, die sich innerhalb und außerhalb der Hochschulen um eine Implementierung der Beratung in die Pflege bemühen – und auch denjeningen, die Widerspruch gegen manche im Folgenden niedergeschriebene Gedanken und Konzepte einlegten. Sie alle spornen mich an und bereichern mein Bemühen um eine weitere Entfaltung in der Beratung in der Pflege. Ein ganz besonderer Dank gebührt den Autorinnen und Autoren des Kapitels 9 (Handlungsfelder der Beratung in der Pflege). Sie haben mit ihren in der Praxis der Pflege verankerten wissenschaftlichen Beiträgen diese Publikation entscheidend bereichert und auf die Füße gestellt.

Die 2. Auflage ist vollständig überarbeitet und aktualisiert. In Kapitel 9 ist das Thema «Beratung im Kontext der Pflegeüberleitung» weggefallen. Hinzugekommen ist jedoch ein ganz neuer Beitrag, in dem die eher ungewöhnliche Frage gestellt wird, auf welche Weise Beratung auch ohne Sprache möglich sein kann.

Das folgende Zitat von Hilde Steppe kann als eine Reaktion auf das mahnende Gedicht von Erich Fried betrachtet werden. Es gibt gleichzeitig einen Hinweis darauf, was die Leserin, den Leser im vorliegenden Buch erwartet.

> Pflege als ganzheitliche und individuelle Tätigkeit basiert auf einer partnerschaftlichen Beziehung zwischen Pflegenden und Gepflegten. Dies setzt voraus, dass beide als autonome Menschen akzeptiert werden, die ein Stück Lebensweg gemeinsam gestalten. Altruismus und Autonomie sind für mich keine unvereinbaren Gegensätze, denn die Brücke zwischen beiden bildet die Pflege als Profession. (Hilde Steppe, 2000, S. 83)

1. Verluste im Laufe der Geschichte

> Von Anbeginn seiner Existenz lebt der Mensch in einem Gesundheits-Krankheits-Kontinuum. Um seine Art zu erhalten und sich fortpflanzen zu können, war er gezwungen, Möglichkeiten zu finden, Gesundheitsschäden zu verhindern und zu beheben. (Metzger et al., 1998, S. 2)

Obwohl sich im Laufe der Geschichte schon früh (in den frühen Hochkulturen und in der Antike) ein Berufsstand vor allem männlicher Heilkundiger (Ärzte) herausbildete und die Betreuung den Familienangehörigen oder Frauen, die aus Nächstenliebe und um des Gottes Lohnes willen arbeiteten, überlassen wurden, kam es erst spät zu einer wirklichen Trennung von Heilkunde und Pflege. Eine Unterordnung der Frau in der Heilkunde war bis ins späte Mittelalter nicht selbstverständlich (vgl. Möller et al., 1994, S. 30). Weise Frauen übernahmen über Jahrhunderte hinweg als Heilkundige und Hebammen die Versorgung der Kranken. Sie waren die «Ärzte des Volkes und blieben es bis zum Beginn der Neuzeit» (Möller et al., 1994, S. 31). Höhere Schichten des Volkes wurden dagegen von Ärzten behandelt.

Im Spätmittelalter und in der frühen Neuzeit wurden die weisen Frauen mit dem Verdacht belegt, mit dämonischen und teuflischen Kräften in Verbindung zu stehen und auf diese Weise zu heilen. Ihnen wurde der Prozess gemacht, sie wurden als Hexen verbrannt.

Zur gleichen Zeit gingen aus Klosterschulen die ersten Universitäten hervor. Sie wurden Bildungsstätten für Ärzte, von denen Frauen ausgeschlossen waren. Damit war der Grundstein für eine eindeutige Trennung zwischen männlicher Heilkunde und weiblicher Pflegetätigkeit gelegt und auch für die Unterordnung der Pflege unter die Medizin.

Die Pflege erlebte in diesem Rahmen eine wechselhafte, nicht nur ruhmreiche Geschichte. Sie reicht von einem christlichen Verständnis, das von Aufopferung und Gottesverehrung geprägt war, bis zur Anerkennung eines Lohnberufes mit gesetzlich geregelter Ausbildung und Arbeitsbedingungen in der Gegenwart.

Überfliegt man in dieser Weise die spannende Geschichte des Pflegens von der Vorgeschichte (5000–1000 v. Chr.) bis in die Gegenwart, so kann die Bedeutung der Beziehung (der Kommunikation, der Beratung) in der Pflege nur erahnt werden. Es ist jedoch anzunehmen, dass pflegende Angehörige, heilkundige Männer und Frauen, Ordensbrüder und Ordensschwestern, Beginen und Angehörige anderer weltlicher Orden die Kranken, Siechen und Alten in einem ganzheitlichen Verständnis versorgten. Neben körperbezogenen Handlungen wie Wunden verbinden, Medizin verabreichen, waschen und kleiden, waren sie RatgeberInnen ihrer PatientInnen und leisteten ihnen Beistand in schwierigen Lebenssituationen.

Hinweise dafür finden sich in Vorstellungen über die Ursachen von Krankheiten. In der Antike wurde ein Zusammenhang zwischen dem Verhalten des Menschen und dem Entstehen von Krankheiten gesehen (vgl. Metzger et al., 1998), und den Patienten wurden Hinweise für eine Veränderung ihrer Gewohnheiten gegeben.

In einer christlich orientierten Pflege wurden Krankheiten als eine Strafe Gottes für einen nicht wohlgefälligen oder sündigen Lebenswandel angesehen. Das führte dazu, dass pflegerische Betreuung mit seelsorgerlicher verknüpft wurde. Als sich im 15. Jahrhundert eine Verweltlichung der Pflege abzeichnete, erhob sich die Klage über den «Verlust des Leib und Seele umfassenden christlichen Pflegeauftrags» (Schulz, 1992, S. 113). Im 19. Jahrhundert setzte eine Renaissance der weiblichen Ordenspflege ein. Diese Tradition der Pflege setzte sich bis in die jüngste Geschichte fort. Die Institution der Gemeindeschwester, die bis zur Einführung der Sozialstation als flächendeckendes Konzept das Bild der häuslichen Pflege bestimmte, zeigt dieses Festhalten an einer Pflege, die den Körper, die Seele und den Geist betrifft, am deutlichsten. Die Gemeindekrankenschwestern waren in ihren überschaubaren Bezirken geachtete «Institutionen der Pflege». Sie kannten ihre Patienten und deren Lebenssituation sowie deren soziales Umfeld so gut, dass sie den Kranken und ihren Familien mit Rat und Tat weit über körperbezogene Verrichtungen zur Seite standen. Auch heute spüren MitarbeiterInnen der ambulanten Pflege diese Erwartung ihrer Patienten und Angehörigen noch und leiden selbst unter Arbeitsbedingungen, die eine umfassendere Begleitung nicht zulassen.

Krankheit wurde also über die Jahrhunderte hinweg nicht als ein rein naturgebundenes Geschehen betrachtet. Vielmehr wurden die Ursachen von Krankheiten und deren Heilung mit der religiös-geistigen Verankerung, dem Lebenswandel und der Lebenssituation, den ökologischen und sozialen Umwelten der Kranken in Verbindung gebracht. So ist es nicht verwunderlich, dass Heilkundige und Pflegende Einfluss auf die Komplexität des Krankheitsgeschehens nahmen.

Mit der sich im 14. Jahrhundert endgültig abzeichnenden Trennung von ärztlichen und pflegerischen Tätigkeiten begann jedoch der Abschied von einem ganzheitlichen Verständnis. Pflege war fortan die Domäne von Frauen. Sie waren neben den körperbezogenen Tätigkeiten, die auf Anweisung und unter der Regie der Mediziner erfolgten, für die emotionale Begleitung der Kranken zuständig.

Dieser Auftrag, der Geduld, Einfühlungsvermögen, Fürsorglichkeit, Anteilnahme und Zuwendung erforderte, wurde jedoch in einer sich zu einer naturwissenschaftlich-technischen Disziplin entwickelnden Medizin abgewertet. Der Pflege wurde keine eigenständige Bedeutung zugemessen. Die für die seelische Begleitung erforderlichen Fähigkeiten und Tugenden gehörten fortan nicht zum beruflichen Arbeitsvermögen, sondern wurden in Übertragung aus familiären und privaten Beziehungsmustern als natürlicher Teil der Persönlichkeitsstruktur der Frau betrachtet.

Die Pflege bemühte sich in Anknüpfung an ihre Traditionen weiterhin darum, die psychosoziale Situation ihrer Patientinnen nicht gänzlich aus den Augen zu verlieren und fügte dem somatischen Versorgungsauftrag ein «Stück Menschlichkeit» zu, indem sie Trost, Zuspruch und Rat spendete. («Wenn noch Zeit bleibt, dann kümmere ich mich noch um Herrn K. Er ist heute so niedergeschlagen.») Da sie hierin jedoch nur eine nachgeordnete, unselbständige und dienende Position einnahm und die ihr zugeschriebene geistig-seelische Fürsorge in ein Schattendasein gedrängt wurde, verlor sich letztlich ein umfassendes Heilungsverständnis und ein an diesem ausgerichteten Aufgabenprofil im Diffusen und Unverbindlichen. Die Verbindung zur Tradition ihrer VorgängerInnen, z. B. den weisen Frauen, war damit aufgegeben.

Die Berücksichtigung der individuellen Lebenssituationen der Patientinnen, ihrer Interessen, Wünsche und Sorgen rückte gegenüber der Erfüllung der Erwartungen der Mediziner und der geforderten Gehorsamsbereitschaft in den Hintergrund. Eine solche Orientierung wurde der Pflege spätestens und in entsetzlicher Weise im Nationalsozialismus zum Verhängnis, als Pflegende sich in der Regel widerstandslos an Euthanasieprogrammen und medizinischen Experimenten beteiligten (vgl. Steppe, 1996).

Im Strafprozess berichtete eine angeklagte Krankenschwester über ihre Beteiligung an der Tötung von Geisteskranken durch Verabreichung von Gift:

> Patienten, die kräftig genug waren, richteten sich selbst im Bett auf; den schwächeren Patienten legten wir ein zweites Kopfteil unter, um sie somit etwas aufzurichten. Bei dem Eingeben des aufgelösten Mittels ging ich mit großem Mitgefühl vor. Ich hatte den Patientinnen vorher erzählt, dass sie nur eine kleine Kur mitzumachen hätten. Selbstverständlich habe ich dieses Märchen nur solchen Patientinnen sagen können, die noch genügend klaren Verstand besaßen, um es begreifen zu können. Beim Eingeben nahm ich sie liebevoll in den Arm und streichelte sie dabei. Wenn sie beispielsweise den Becher nicht ganz austranken, weil es ihnen zu bitter war, so redete ich ihnen noch gut zu, sie hätten doch nun so viel getrunken und sollten den letzten Rest auch noch zu sich nehmen, weil sonst die Kur nicht zu Ende geführt werden könne. Einige ließen sich dann auf mein gutes Zureden soweit bewegen, dass sie noch den Trinkbecher vollends leerten. In anderen Fällen gaben wir das Mittel auch löffelweise ein. Wie ich schon sagte, wurde unser Vorgehen nach dem Verhalten und der Verfassung des Patienten abgestimmt. (Steppe, 1999, S. 55–56)

Welche Konsequenzen werden wir aus der Geschichte ziehen?

Die traditionellen Vorstellungen von der dienenden Schwester haben nach dem Zweiten Weltkrieg allmählich an Bedeutung verloren. Vorstellungen von Autonomie, Selbstbestimmung und Emanzipation von der Medizin und Entwicklung eigener Kompetenzbereiche bildeten sich heraus und suchen nach Realisierung. Die «Rückeroberung» und Neukonzeption eines ganzheitlichen Pflegeverständnisses, einer patientenorientierten Pflege, in dem der Patient und seine Lebenssituation im Mittelpunkt steht, ist ein Ziel. Jedoch wird dieses Ziel von «den Forderungen der Institution nach Effektivität, Rationalität, Wirtschaftlichkeit und Funktionalität» infrage gestellt (Möller et al., 1994, S. 225). Aus diesem Grunde betrachten Pflegende die Integration von Beratung in der Pflege oft als illusorisch und lehnen solche Bemühungen für sich oder generell ab. Muss die Pflege in dieser neuen Unterordnung verharren? Oder kann sie ihre «Stimme» erheben?

In der Betrachtung der Geschichte der Pflege kommt noch ein weiterer Grund für die Zurückweisung von Beratung als Aufgabe der Pflege zum Vorschein. Beratung wird mit dem naturgegebenen weiblichen Teil der Heilkunde, mit den frauenspezifischen Fähigkeiten des Anteilnehmens, des Zuhörens, des bedingungslosen Verstehens und der Selbstaufgabe assoziiert, mit Aspekten der Pflege also, die zur Abwertung des Pflegeberufes und der darin Tätigen führten. Daher wird Emanzipation der Pflege eher über das «Andocken» an ein sich vom Patienten und seiner Lebenssituation eher distanzierenden Medizinsystem gesehen.

Pflegende arbeiteten zu allen Zeiten in großer Nähe zu ihren Patienten, körperlich und seelisch. Sie pflegten die Kommunikation. Doch Beratung im Sinne eines partnerzentrierten Austausches und Entscheidens war ihnen sicher fremd. Denn Beratung setzt eine Vorstellung voraus, dass die Zukunft durch individuelles oder kollektives Handeln beeinflussbar und damit planbar ist. Solange Menschen den Verlauf ihres Lebens als allein vom Schicksal, von höheren Mächten bestimmt verstehen, benötigen sie keine Beratung, sondern Beistand, um das Unveränderliche zu ertragen.

> Bis ins 17./18. Jahrhundert hinein hat man nicht auf eine offene Zukunft hin gelebt und gearbeitet. Die Ereignisse, die Dinge, die geschahen, kamen auf die Individuen zu, und man ertrug oder erwartete sie. Das Alte, so die handlungsleitende Vorstellung damals, ist besser als das Neue. Die Zukunft war die Ankunft des Vorherbestimmten. (Geißler, 2000, S. 37)

Beratung ist also ein Kind der Moderne, und trotzdem können wir im Laufe der Geschichte der Pflege Aspekte entdecken, die in Verbindung zu einer Konzeption von Beratung in der Pflege stehen. Sie können jedoch in der Gegenwart nur in dem Maß übernommen werden, in dem sie eine Professionalisierung der Pflege stützen und der Autonomie von Pflegenden und von Gepflegten Form geben.

2. Der lange Weg zur Patientenorientierung in den Pflegetheorien

Die Beschreibungen genuiner Tätigkeiten in der Pflege durchziehen im Laufe ihrer Geschichte von den Anfängen der Unterstützung von Kranken und Sterbenden in Familien, Clans oder (Dorf-)Gemeinschaften bis zur professionellen Pflege in der Gegenwart Begriffe wie (ver-)sorgen, betreuen, begleiten, Beistand leisten, zuhören, heilen. Selbst in Zeiten, in denen die Pflege in die Abhängigkeit der Medizin geriet und die Pflege insgesamt eine gesellschaftliche Abwertung erfuhr, wurde dieser Anspruch aufrechterhalten und von den Erwartungen der (potenziellen) Patienten gestützt.

Auch in der Gegenwart wird von Pflegenden die Begegnung mit den Patienten als zentrale Grundlage der Pflege angesehen. «Mit zunehmender Konkretisierung der Aussagen wird diese Begegnung zwischen Pflegekraft und Patient als Beziehung charakterisiert.» Diese Beziehung wird den «Dimensionen der körperlichen, psychosozialen und sozialen Ebenen zugeordnet (...). Indirekt findet jedoch eine Betonung der körperlichen Aspekte der Begegnung statt. Es herrscht z. B. Unklarheit darüber, ob das Gespräch zur Pflege im engeren Sinne gehört oder nur ein positiv wirkender Begleitfaktor ist». (Weidner, 1995, S. 254–255)

Die Begegnung mit den Patienten als zentrale Grundlage der Pflege, die die körperliche und psychosoziale Ebene einschließt, dieser Anspruch, dem Vorstellungen der Philosophie des Holismus zugrunde liegen, wird auch von den nach dem Zweiten Weltkrieg in den USA entstandenen Pflegetheorien hochgehalten, «um in Form einer umfassenden Pflegefürsorge ein Unterscheidungsmerkmal zur Medizin zu schaffen». (Kim, 1999 a, S. 164)[1]

Die Diskrepanz zwischen Wunsch und Realität, die im Alltag der Pflege und im Selbstverständnis der Pflegenden (vgl. Weidner, 1995) zu beobachten ist, kann

1 US-amerikanische Pflegetheorien und -modelle sind nicht ohne Weiteres auf die Situation in Deutschland bzw. Europa zu übertragen. Sie finden jedoch Eingang in die bundesrepublikanische Pflegediskussion. Sie können für die Erörterung des Beratungsthemas zur Orientierung und Klärung eigener Standpunkte dienlich sein (vgl. Schröck, 1977).

durch die Beschäftigung mit Pflegetheorien nicht aufgehoben werden. Pflegetheorien bieten jedoch einen Orientierungsrahmen und begründen Einsichten für das Notwendige und Wünschenswerte.

Im Folgenden sollen deshalb zentrale, in Deutschland diskutierte Pflegetheorien betrachtet werden. Es soll gefragt werden, wie sie die Beziehung zwischen Pflegenden und Gepflegten theoretisch fassen, welche Rolle die Pflegenden darin übernehmen, welche Ziele sie für die Pflege bestimmen und welche Kompetenzen der Pflegenden dafür Voraussetzungen sind.

In der allgemeinen Abwendung vom biomedizinischen Paradigma und einer Besinnung auf die Fürsorgetradition der Pflege enthalten nicht nur die interaktionistischen Theorien, sondern auch die bedürfnis- und ergebnisorientierten Denkschulen mehr oder weniger entfaltete Aussagen über die Bedeutung der Kommunikation, die Beziehung zwischen Pflegekräften und Patienten.[2,3]

2.1 Interaktionsorientierte Theorien[4]

Zu den TheoretikerInnen dieser Schule, die auf dem Interaktionismus, der Phänomenologie und der Existenzphilosophie aufbauen, rechnet Meleis (1999) King, Orlando, Paterson und Zderad, Peplau, Travelbee und Wiedenbach. Obwohl alle den Fokus ihrer Überlegungen auf die Interaktion legen, sind die Ausformungen ihrer Theorien von deutlichen Unterschieden geprägt.

Merkmale der Pflegekraft-Patient-Interaktion

Pflege(n) wird als interpersonaler Prozess betrachtet, der therapeutischen, zielorientierten und regelmäßigen Charakter besitzt (Peplau). Es geht um Austausch von Informationen über die Pflegesituation und die Einigung über die Ziele der Pflege mit dem Patienten (King). Der Patient wird als einmaliges Wesen betrachtet, der seine eigene Wahrnehmung über die Situation besitzt (Paterson und Zderad/Wiedenbach), und dessen Integrität und Würde nicht in Frage gestellt werden kann. Die Einstellungen, Gefühle und Handlungen von Patient und Pflegekraft stehen im Fokus der Betrachtung. Meleis beschreibt die Merkmale von Interaktion aus der Position der Pflegenden zusammenfassend als «Validierung» (Wiedenbach), als Erfüllung der Patientenbedürfnisse (Orlando) und mit der Aufforderung,

---

2 Ich schließe mich im Folgenden der Einteilung von Meleis von 1999 an.

3 Es geht also nicht um eine erschöpfende Analyse, kritische Würdigung oder Bewertung der Theorien insgesamt oder um eine wissenschaftstheoretische Debatte.

4 Die Analyse dieser und der folgenden Denkschulen basiert weitgehend auf der Darstellung von Schaeffer et al. (1997) und Meleis (1999).

«völlig präsent zu sein» (Paterson und Zderad). Hierin werden bereits die den Pflegenden zugedachten Rollen ersichtlich.

Aufgaben und Rolle der Pflegenden

Die Pflegekraft ist gleichwertige DialogpartnerIn (King; Paterson und Zderad). Pflegende und Patienten gehen einen Lernprozess ein, der das aufeinander bezogene Handeln bestimmt, «wobei die unterschiedlichen Rollen von Pflegekräften und Patienten gewahrt bleiben» (Peplau; vgl. Schaeffer et al., 1997, S. 55). Die Pflegenden sind aufgefordert, den Patienten bei der Verhütung und Bewältigung von Krankheitserfahrung zu unterstützen und ihnen zu helfen (Travelbee), ebenso bei Gefühlen der Hilflosigkeit (Orlando). Die Befriedigung der Bedürfnisse der Patienten auf der Basis einer lebendigen und von Offenheit geprägten Beziehung wird ebenfalls als Aufgabe bezeichnet (Orlando). Voraussetzung dafür ist, dass die Pflegenden den Zustand des Patienten wahrnehmen und seinen Hilfebedarf erspüren (Wiedenbach). Peplau beschreibt diese Aufgabe als einen Prozess, in dem sich «die Rolle der Pflegekraft von der einer Fremden über die einer Ersatz- und Anleitungsperson zu einer Pädagogin und schließlich einer Beraterin wandelt» (vgl. Schaeffer et al., 1997, S. 55). In Erweiterung des Pflegeprozesses (Travelbee) formuliert King die Notwendigkeit, «Transaktionen»[5] zwischen Pflegenden und Klienten zu ermöglichen, in die die wechselseitigen Wahrnehmungen, die Ziele, Bedürfnisse und Werte des Patienten und der Pflegenden eingehen und so der gemeinsamen Zielerreichung dienen» (vgl. Meleis, 1999, S. 521). Die Rolle und Aufgabe der Pflegenden besteht, in der Theorie von Travelbee, «in zielgerichteter ‹Assistance›, die sich weder in diffuser Hilfe und (Für-)Sorge noch in rein technischem ‹managen› von Defiziten erschöpft, sondern vor allem bedeutet, den Patienten beizustehen, die als leidvoll erlebte Krankheitssituation in eine lebbare, sinnvolle Erfahrung zu transferieren» (Schaeffer et al., 1997, S. 99).

Ziele der Pflege

Dem Krankheits- oder Sterbeprozess Sinnhaftigkeit zu unterstellen, ist ein durchgängiges Kennzeichen der interaktionalen Pflegetheorien. «Sie definieren Krankheit als unvermeidliche menschliche Erfahrung. Wenn man Sinn darin finden kann, wird sie zu einer Wachstumserfahrung.» (Meleis, 1999, S. 308)

Einen Sinn im Leiden, im Schmerz und in der Krankheit zu entdecken, ist ein wesentlicher Beitrag im Prozess der Selbstverwirklichung des Patienten (Travelbee)

5 «Wenn zwischen Pflegekraft und Klient Wahrnehmungsübereinstimmung herrscht, können Transaktionen stattfinden. Wenn Pflegekraft und Klient in einer Pflegesituation Transaktionen durchführen, nähern sie sich dem Ziel.»(King in: Schaeffer et al., 1997, S. 193)

bzw. zur Entwicklung seiner Persönlichkeit (Paterson und Zderad; Peplau) hin zu einem kreativen, konstruktiven und produktiven sozialen und individuellen Leben (Travelbee, Orlando; vgl. Meleis, 1997, in: Schaeffer et al., S. 21). Weitere Ziele: Verhinderung und Linderung körperlichen und seelischen Unbehagens und Leidens (Orlando), Erfüllen von Bedürfnissen (Wiedenbach), Erhaltung von Gesundheit (King). Travelbee betont die Notwendigkeit der Erziehung zur Gesundheit mit dem Ziel, «den Patienten (soweit nötig) behilflich zu sein, den Sinn der Krankheit, aber ebenso der Maßnahmen zu erkennen, die sie ergreifen müssen, um ihre Gesundheit zu erhalten und Krankheitssymptome unter Kontrolle zu halten. Gesundheitserziehung bedeutet auch, die Patienten darin zu unterstützen, letztendlich den Sinn der ihnen zum Erhalt ihrer Gesundheit abverlangten Selbstverleugnung und Opfer zu begreifen.» (Travelbee, in: Schaeffer et al., 1997, S. 103)

Kompetenzen der Pflegenden

Die Betrachtung der Rolle und Aufgaben der Pflegenden und der Ziele von Pflege, wie sie die interaktionistischen Pflegetheorien beinhalten, macht den hohen, an die Pflegenden gerichtete Anspruch deutlich.[6]

Welches Wissen und welche Methoden müssen den Pflegenden zur Verfügung stehen, um Aufgaben wie z. B. Validieren, Unterstützung bei der Sinnsuche, Persönlichkeitentwicklung oder bei der Nutzbarmachung «von Angst und Spannung, um das aktuelle Problem positiv zu definieren, zu verstehen und ihm positiv zu begegnen» (Peplau, vgl. Meleis, 1999, S. 310)? Wie wird eine Pflegekraft zur (Dialog-) Partnerin oder Beraterin einer Patientin, eines Patienten?

Paterson und Zderad benennen Menschlichkeit und persönlichen Einsatz der Pflegekraft als Voraussetzungen. Die Begegnungen sollen existentiell unterstützend und von maximaler Partizipation gekennzeichnet sein (vgl. Meleis, 1999, S. 311). Travelbee findet ähnliche Merkmale für das pflegerische Handeln: Einsatz des Selbst der Pflegeperson, echte Begegnung, Empathie, Sympathie, Schaffung eines persönlichen Verhältnisses (vgl. Meleis, 1999, S. 311).

Neben einem Wissen auf hohem fachlichem Niveau erwarten die interaktionistischen Pflegetheorien von den Pflegenden, so fasst es Meleis zusammen:

- «Selbstreflexion, um zum Verständnis der eigenen Werte zu kommen»
- Bewusstheit über die «Bedeutung der Intuition und Subjektivität im pflegerischen Handeln»

6 Nicht unerwähnt bleiben darf – auch wenn dies nicht im Fokus der Erörterung steht –, dass auch von den Klienten viel «Einsatz» verlangt wird: Aktivität, Bereitschaft, sich auf den dialogischen Prozess einzulassen, Bewusstheit über eigene Lebens- und Krankheitssituation, Selbstverantwortung, Bereitschaft zur Veränderung.

- Einsicht, dass sich «die Pflegekraft menschlich nicht von dem Akt der pflegerischen Fürsorge abtrennen kann, sie ist integraler Bestandteil der Pflege.» (Meleis, 1999, S. 313).

Diskussion

Insgesamt betrachtet gehen alle interaktionistischen Pflegetheorien von einem hohen Standard positiver Eigenschaften aus, die in der Pflege zum Wohle der Patienten und der Pflegenden und deren persönlicher Entwicklung eingesetzt werden. Wahrnehmen und Erspüren der (Krankheits-)Situation der Klienten, Empathie, Menschlichkeit, Partizipation, persönlicher Einsatz erinnern an menschliche Tugenden, die traditionell Frauen zugeschrieben werden, und deren professioneller Charakter undeutlich bleibt.

Wie werden diese interpersonalen Fähigkeiten entwickelt, erlernt, unterstützt? Wo liegen die notwendigen Grenzen innerhalb professioneller Beziehungen? Paterson und Zderad unterscheiden zwischen natürlicher Empathie und dem klinischen Prozess der Empathie, betonen darin die Notwendigkeit der «Reobjektivierung und Überprüfung der verinnerlichten Inhalte» (Paterson und Zderad, in: Schaeffer et al., 1997, S. 177) und bieten damit ein Unterscheidungsmerkmal an. Doch wie kann man professionelle Distanz gewinnen?

Die hohe Konzentration auf die Person-Person-Beziehung klammert (mit Ausnahme der Theorie von King) die Umwelteinflüsse, wie z. B. das Pflegesystem, das politische System, das soziale System von Pflegenden und Gepflegten und ihre Wirkung auf die Pflegekraft-Patient-Interaktion weitgehend aus. Die Wirkfaktoren der Biografie und der Lebenswelten der Klienten und Pflegenden kommen nur als Resultate in Form von wahrnehmbaren Einstellungen, Werten und Handlungsweisen in den Blick.

Es entsteht zwangsläufig das Bild einer «verschworenen Dyade», die gegen den «Rest der Welt» kämpft bzw. deren unterstützende Funktionen nicht wahrnimmt und somit sich selbst überfordert.

Zum Tragen kommt auch die Kritik von Stemmer, dass «die Fokussierung pflegerischen Interesses auf Interaktion und zwischenmenschlichen Kontakt zu einer Vernachlässigung der körperlichen Dimension geführt hat» (Stemmer, 1999, S. 90). Dem holistischen Prinzip, dem sich die interaktionistischen Theorien verpflichtet fühlen, nämlich der untrennbaren Einheit von Körper, Geist und Seele, wird nur in Ansätzen entsprochen.

Zu fragen ist darüber hinaus: Wer bestimmt im interaktionalen Prozess, wann und mit welchem Ergebnis die gemeinsam vereinbarten Ziele erreicht sind? Zumindest bei der Theorie von Travelbee, in der die Pflegenden als *change agents* verstanden werden, die «immer nur das gleiche Ziel haben: andere zu verändern oder zu beeinflussen» (Travelbee, in: Schaeffer et al., 1997, S. 100), liegt der Verdacht nahe, dass Pflege vorrangig eine erzieherische Funktion hat. Der entfaltete Interaktionsprozess dient dann vorrangig der Absicherung und Optimierung erreichbarer Ziele durch erhöhtes Verständnis für die Klienten und weniger in einer reflektierten Begleitung der Ziele des Patienten.

Der Verdienst der interaktionistischen Theorie liegt jedoch unbestreitbar darin, die Aufmerksamkeit auf das Geschehen zwischen Pflegekraft und Patient zu richten, die Prozesse zu beschreiben und im Anspruch, diese Beziehung auf das Niveau gleichberechtigter und mündiger Partner zu heben, in der die Klienten potenziell Einfluss und Entscheidungsmöglichkeiten besitzen. Damit wenden sie sich eindeutig von der Entfremdung des Patienten im biomedizinischen Paradigma ab. Aus diesem Grunde sind sie für Konzepte der Beratung in der Pflege von besonderem Interesse. Wesentliche Merkmale und Ziele der interaktionistischen Pflegetheorien finden ihre Entsprechungen in Beratungstheorien und Konzepten, die auf dem Hintergrund der Humanistischen Psychologie entwickelt wurden. Hier wie dort liegt der Fokus auf Begriffen wie z. B. Selbstverwirklichung, Persönlichkeitsentwicklung, Sinnfindung, Empathie[7], interpersonale Prozesse. Beide, die interaktionistischen Pflegetheorien und die humanistischen Beratungskonzepte, gehen von der holistischen Betrachtung des Menschen aus.

Dass die Postulate meist im praxisfernen Raum hängen und Hinweise auf pflegerisches Handeln schuldig bleiben, gilt für die Denkschule des Interaktionismus ebenso wie für die Folgenden (vgl. Schröck, 1997) und ist dem Wesen weitreichender Theorien immanent.

2.2 Bedürfnisorientierte Theorien

Zu den bedürfnisorientierten PflegetheoretikerInnen rechnet Meleis (1999) Orem, Henderson und Abdellah. Hintergrund dieser Denkschule sind das Konzept der Hierarchie der Bedürfnisse (Maslow) und die Entwicklungspsychologie von E. Erikson.

Merkmale der Pflegekraft-Patient-Interaktion

Die Aufmerksamkeit dieser Denkschule richtet sich nicht auf die Beziehung zwischen Pflegekraft und Patient – sie wird naturgemäß als Basis jeglichen Handelns betrachtet, als Schiene, auf der die Aktivitäten der Pflegenden zum Wohle der Patienten transportiert werden.

---

7 Zderad greift z. B. in der Entwicklung ihres Empathiekonzeptes dezidiert auf C. Rogers Konzept der klientzentrierten Therapie zurück (vgl. Zderad, 1968: The Concept of Empathy, Ph.Diss: Georgetown University Washington D. C.).

Die Pflegenden definieren das Pflegeerfordernis als ein Abweichen von gesunden Aktivitäten des täglichen Lebens (Henderson) oder als Selbstfürsorge-Defizite (Orem) und ergreifen die Initiative. Die Patientin bleibt passiv, sie ist nicht gleichberechtigte Partnerin, ihre selbstmächtige Sicht der Situation bleibt weitgehend unberücksichtigt. Ein Diskurs zwischen Pflegenden und Gepflegten über die Ziele der Pflege bleibt aus.

Aufgaben und Rolle der Pflegenden

Pflegende sind «Problemlöser und Ausführende von 21 physiologischen und psychosozialen Aktivitäten für den Patienten» (Abdellah; vgl. Meleis, 1999, S. 320). Sie übernehmen vorübergehend vollständig, partiell oder unterstützend-erzieherisch die Selbstfürsorge für den Patienten, der diese aus eigener Kraft oder mangels hilfreicher Bezugspersonen in seinem sozialen System nicht übernehmen kann (Orem). «Die Pflegekraft kompensiert Körperstärke, Willenskraft oder Erkenntnis», wenn diese dem Patienten nicht zur Verfügung stehen (Henderson, in: Schaeffer et al., 1997, S. 42).

Sie pflegen präventiv, unterstützend, heilend und wiederherstellend, sie ergänzen oder ersetzen Defizite, sie erziehen. Die Definitionsmacht liegt weitgehend bei der Pflege. Sie sind dennoch angehalten, «im Patienten die Hauptfigur zu sehen und müssen sich bewusst sein, dass sie alle in erster Linie ihm assistieren. Wenn der Patient das Programm, das mit ihm und für ihn entworfen wurde, nicht versteht, annimmt oder mitträgt, bleiben die Bemühungen des therapeutischen Teams weitgehend fruchtlos» (Henderson, in: Schaeffer et al., 1997, S. 42).

«Sie neigen dazu, Patientinnen und Patienten als abhängige Wesen zu konzipieren, Pflegekräfte dagegen als kompetent und aktiv.» (Meleis, in: Schaeffer et al., 1997, S. 21)

Nicht zu Unrecht zeichnet Meleis das «Bild einer Pflegekraft, die aktiv ist und fleißig arbeitet, und eines Kranken, der nach Unabhängigkeit strebt. Die Arbeit der Pflegekraft ist auf die Durchführung einer bewussten und geplanten Aktivität gerichtet» (Meleis, 1999, S. 320–321). Neben diesen Aufgaben «hat sie die vom Arzt verschriebenen Behandlungen durchzuführen» (Henderson, in: Schaeffer et al., 1997, S. 49) und bleibt damit dem medizinischen System nachgeordnet.

Ziele der Pflege

Die Pflegenden helfen dem Patienten unterstützend mit dem Ziel der Wiedererlangung möglichst vollständiger Ausführung der Aktivitäten des täglichen Lebens. Seine diesbezüglichen Bedürfnisse sollen befriedigt werden. Möglichst schnelle Wiedererlangung der Selbständigkeit ist hohes Gebot (Abdallah, Henderson).

Die Diskrepanz zwischen Selbstfürsorgefähigkeit und Selbstfürsorge soll verringert und aufgehoben werden, damit ein eigenverantwortliches Handeln möglich wird (Orem). Im Falle des Sterbens geht es um eine ästhetische Gestaltung des Umfeldes, Linderung der Qualen und Begleitung zu einem friedlichen Tod (Henderson, in: Schaeffer et al., 1997, S. 48).

Kompetenzen der Pflegenden

Die Pflegenden benötigen «unendlich viel Kenntnisse biologischer und sozialwissenschaftlicher Zusammenhänge und darauf aufbauend Kunstfertigkeit» (Henderson, in: Schaeffer et al., 1997, S. 48). Sie müssen den Patienten kennen lernen, ihn verstehen, ihm zuhören. Die Pflegekraft «muss in jeden ihrer Patienten «hineinschlüpfen», um herauszufinden, was ihm Not tut. Sie ist eine Zeit lang für den Bewusstlosen sein Bewusstsein, für den Selbstmordgefährdeten die Liebe zum Leben, für den Amputierten das Bein (...) für diejenigen, die zu schwach oder zu kontaktarm sind, um sich mitzuteilen, das Sprachrohr usw.» (Henderson, in Schaeffer et al., 1997, S. 43). «Am wichtigsten ist schließlich, dass sie dem Patienten etwas von sich selbst gibt» (Henderson, in: Schaeffer et al., 1997, S. 49). Dazu benötigt sie Selbsterkenntnis.

Nach Orem braucht die Pflegekraft «breite Kenntnisse unterschiedlicher Humanwissenschaften, die Fähigkeit, den Grad des Selbsthilfevermögens zu diagnostizieren und die angemessenen Pflegemaßnahmen anzuleiten. Darüber hinaus sind Kommunikations- und Koordinationsfähigkeit gefragt, um die Pflegeeinheit – bestehend aus Pflegekraft, Patient und Angehörigen – zu bestmöglicher Zielerreichung zu führen» (Orem, in: Schaeffer et al., 1997, S. 86–97).

Diskussion

Aufgrund der Konzentration der Bedürfnistheoretikerin auf Defizite und Krankheiten einerseits und auf die Definitionsmacht der Pflegenden, die die Abhängigkeit und weit gehende Unmündigkeit des Patienten zur Folge hat, besitzt diese Denkschule nur einen geringen Anregungsgehalt für das Thema «Beratung in der Pflege».

Selbstverwirklichung, Selbstverantwortung und Autonomie werden als Ergebnis der Pflege betrachtet, nicht aber als Potenziale der Patienten, die während des Krankheitsprozesses zum Tragen kommen können.

Die Vorstellung Orems, das personale Pflegeumfeld in Pflegeentscheidungen zu berücksichtigen und es einzubeziehen, ist jedoch ein Schritt, die Umklammerung in der Pflegekraft-Patient-Einheit aufzubrechen. Entsprechendes gilt für die Forderung, dass ein Bezug zwischen berufsspezifischen und technologischen Besonderheiten der Pflege und ihren gesellschaftlichen und zwischenmenschlichen Dimensionen hergestellt werden muss (Orem, in: Schaeffer et al., 1997, S. 97).

Auch kann in den Ausführungen Hendersons über die Begleitung von Sterbenden «zusammen mit den Patienten dem Tod ehrlich und couragiert ins Auge zu schauen» (Henderson, in: Schaeffer et al., 1997, S. 48) ein Ansatzpunkt gefunden werden.[8]

2.3 Ergebnisorientierte Theorien

Zu den ErgebnistheoretikerInnen zählt Meleis (1999) Johnson, Levine, Rogers und Roy. Kennzeichnend ist, dass sie im systemtheoretischem Denken verhaftet sind und teilweise dem Behaviorismus nahe stehen. So spielen bei ihren Betrachtungen die Umwelteinflüsse bzw. die Mensch-Umwelt-Interaktionen eine bedeutende Rolle. Zu individuellen Bedürfnissen von Allgemeinheitscharakter machen sie folglich keine detaillierten Aussagen und die Weise der Interaktion zwischen Pflegenden und Gepflegten bleibt im Rahmen systemischen Denkens.

Merkmale der Pflegekraft-Patient-Interaktion

Kommunikation und Kooperation mit den Klienten der Pflege sind unabdingbare Voraussetzung, um gute Ergebnisse zu erzielen. Sie sind Mittel zum Zweck und besitzen keinen eigenen Stellenwert. Folglich steht nicht die Gestaltung einer Beziehung gleichberechtigter Partner im Mittelpunkt der Aufmerksamkeit. Der Dialog zwischen Patienten und Pflegenden, die Vereinbarungen über Pflegeziele ähneln eher einer Einbahnstraße.

Aufgabe und Rolle der Pflegenden

«Pflege ist eine Dienstleistung in Ergänzung zur Medizin und zu anderen Heilberufen, die allerdings ihren eigenen Beitrag zur Gesundheit und zum Wohlbefinden der Menschen leistet» (Johnson, in: Schaeffer et al., 1997, S. 152). Pflegende wirken aktiv auf ein nützliches und wirksames Verhalten der Klienten hin, sind also eine «von außen kommende regulative Kraft» (Johnson, in: Schaeffer et al., 1997, S. 159), die aktiv eingreift. «Sie hemmen, stützen, ersetzen, schützen, stützen/erhalten, belehren und beraten» (Meleis, 1999, S. 317). Sie greifen in die Lebensumstände ihrer Patienten ein (Levine, in: Schaeffer et al., 1997, S. 138). Anleitung und Beratung dienen der Erzielung erwünschten Verhaltens. Die Einflussfaktoren aus dem Umweltsystem, z. B. Angehörige, Arbeitsbedingungen, unterliegen ebenfalls der Aufmerksamkeit der Pflegenden und werden gegebenenfalls manipuliert.

8 Interessant ist zu beobachten, dass Pflegende in diesem theoretischen Konzept dann zur Partnern ihrer Patienten werden, wenn das Ziel der Wiederherstellung von Gesundheit oder autonome oder potenzielle Selbstfürsorge nicht mehr verfolgt werden kann.

Ziele der Pflege

Da Gesundheit eine gelungene Anpassung an Umweltsituationen und Umwelterfordernisse bedeutet, geht es darum, Anpassungsfähigkeit zu erhalten bzw. wiederherzustellen. Diese umfasst physiologische und psychosoziale Prozesse. Menschen sind, der Auffassung von Rogers zufolge, «in einem Entwicklungsprozess befindliche Energiefelder» (Schaeffer et al., 1997, S. 141). So ist Ziel der Pflege, diese im Verlaufe des Genesungsprozesses wiederherzustellen bzw. zu unterstützen und weiterzuentwickeln. Pflege zielt in der Vorstellung von Roy auf die Entwicklung des Patienten zu einer «integrierten und ganzheitlichen Persönlichkeit», die ihre Potenziale verwirklicht. Das gilt nicht nur für den genesenden Menschen, sondern gegebenenfalls auch für den chronisch kranken oder sterbenden.

Kompetenzen der Pflege

Die Pflegenden benötigen ein breites Wissen im biomedizinischen und sozialwissenschaftlichen Bereich und, nach Rogers, das «Studium der Wissenschaft vom ganzheitlichen Menschen» (Rogers, 1997, in: Schaeffer et al., S. 147). Sie müssen mit dem systemischen Denken vertraut sein und Techniken der Verhaltensmodifikation kennen. Sie dürfen sich nicht scheuen, Verantwortung zu übernehmen, und sie dürfen ihr Ziel nicht aus den Augen verlieren.

Diskussion

Trotz aller Unterschiedlichkeit in den einzelnen Theorien innerhalb dieser Denkschule ist allen gemeinsam, dass sie den Menschen, ob krank oder gesund, in seinem ökologischen und sozialen Umfeld gebunden sehen und die Interdependenzen zwischen den verschiedenen Systemen in den Mittelpunkt des Pflegehandelns stellen. Eine solche Sichtweise ist auch für ein Konzept der Beratung unabdingbar, da eine isolierte Berücksichtigung der individuellen Situation des Patienten allein zu kurz greift und die Konzentration auf die Dyade Pflegende und Pflege beide letztlich überfordert.

Der ausschließliche oder vorrangige Einsatz von Verhaltensmodifikationen bleibt jedoch auf der Oberfläche der von der Pflege diagnostizierten Anpassungsstörung von Person und Umweltsystem und der daraus abgeleiteten Ziele. So finden Eigenmächtigkeit der Klienten, deren Eigensinn und deren unter Umständen andere oder differenziertere Sichtweisen ihrer Situation keine Würdigung. Die Definitionsmacht liegt wie bei den Bedürfnistheorien in der Hand der Pflegenden.

2.4 Zwischenbilanz

Die bisher dargestellten Pflegetheorien, die zwischen 1950 und 1975 entstanden sind, müssen bereits als historisch betrachtet werden und haben ihre Bedeutung auf ihrem jeweiligen kulturellen und historischen Hintergrund. Dennoch haben sie nach wie vor Einfluss auf die Konstruktion der Pflege eben auch in Europa bzw. in Deutschland. Ihre ozeanübergreifende Bedeutung liegt in ihrer eindeutigen Absicht – wenn auch mit unterschiedlichem Erfolg –, sich von der einseitigen Orientierung am biomedizinischen Paradigma zu lösen, der Pflege ein eigenständiges Aufgaben- und Rollenprofil zu geben und damit deren Professionalisierung voranzutreiben.

Der Abschied vom biomedizinischen Paradigma führt auch dazu, dass Interaktion, Kommunikation, Beziehung zwischen Pflegenden und Gepflegten einen dezidierten Platz in der Pflege finden, sie als zentrale Orte der Pflege betrachtet werden und nicht nur als den Menschen naturgemäße Fähigkeiten, die mit jedem zwischenmenschlichen Kontakt und Handeln verbunden sind. Gespräche werden also nicht nur als «Begleitmusik» technologisch-körperbezogener Verrichtungen gesehen, sondern als eigenes Medium, um auf den Klienten und dessen Gesundheitsprozess einzuwirken. Für die Veränderung sind auf theoretischer Ebene die starke Einbeziehung von psychologischen und soziologischen Erkenntnissen z. B. aus der Psychoanalyse, dem Behaviorismus, der Systemtheorie und der humanistischen Psychologie verantwortlich. Darüber hinaus sind Vorstellungen der Philosophie des Holismus prägend.

Das Ausmaß der Bedeutung von Interaktion/Kommunikation und die Weise ihrer Gestaltung im Prozess der Pflege sind davon abhängig, an welchen psychologischen bzw. soziologischen Schulen sich die Pflegetheorie vorrangig orientieren.

Interaktion/Kommunikation, die über Alltagsgespräche hinausreicht und in der Pflege gezielt eingesetzt werden soll, umfasst aus der Perspektive der Pflegenden betrachtet in den bisher dargestellten Pflegetheorien: informieren, anleiten, beeinflussen, Rat geben, erziehen, zuhören, Mitgefühl spenden, Empathie zeigen, verstehen, neue Sichtweisen und Entscheidungen eröffnen. Deutlich wird bei diesem Panorama möglicher Interaktionsweisen das unterschiedliche Maß, mit dem die Individualität und die subjektiven Sichtweisen des Klienten/Patienten zum Tragen kommen. So unterschiedlich sind dann auch die Ziele, die angestrebt werden. Sie reichen von der Anpassung an zuvor gesetzte Pflegeziele bis zur Sinnfindung und zum persönlichen Wachstum.

Ein weites Feld tut sich auf, weil zunächst alles sinnvoll erscheint, und die Weise, wie z. B. Anpassung oder Sinnfindung ermöglicht werden kann, bisher jeglicher «Ausführungsbestimmungen» entbehrt.

2.5 Neuere Konzepte am Beispiel der Theorien von Neumann und Newman

Beiden Theorien ist gemeinsam, dass sie eindeutig den Antagonismus von Krankheit und Gesundheit aufheben. Beide, Gesundheit und Krankheit, gehören unauflöslich zum Leben. Neumann und Newman geht es darum, die Krankheit im Lebensganzen zu begreifen.

Krankheit ist nicht Defizit, sondern menschliche Erfahrung. Der Sinn der Krankheit liegt in der Bewusstwerdung dieses Eingebundenseins in die räumlichen und zeitlichen Dimensionen des individuellen Lebens. Die Pflege hat die Aufgabe, diesen Bewusstseinsprozess zu unterstützen. Beide Theorien nehmen Konzepte vorangegangener Pflegetheorien auf, integrieren sie und führen sie weiter. Das gilt besonders für die systemtheoretischen Grundlagen einiger Theorien und dem Anspruch des Holismus, dem fast alle anhängen.

Die Systemtheorie wird jedoch nicht – wie bei Ergebnistheoretikern – mit dem Behaviorismus verbunden, sondern – ganz besonders deutlich bei Neumann – mit der Gestalttheorie. Das führt, da die Gestalttheorie Grundlage der Gestalttherapie ist und zu den Schulen der Humanistischen Psychologie zählt, zu einem konsequenten anthropozentrischen Holismus.[9]

Neumann sieht den Menschen als «Verbund aus physiologischen, psychologischen, entwicklungsspezifischen, soziokulturellen und spirituellen Variablen, die untereinander in Wechselwirkung stehen und sich im Idealfall harmonisch oder stabil in Bezug auf die Einflüsse innerer wie auch äußerer Stressfaktoren verhalten» (Neumann, in: Schaeffer et al., 1997, S. 200). Der Mensch ist also, kürzer formuliert, ein Körper, Geist und Psyche integrierendes System, das in permanentem und dynamischem Austausch mit seiner Umwelt steht. Die pflegerische Intervention orientiert sich nicht in einer von außen definierten Befriedigung von Bedürfnissen (wie z. B. bei der Bedürfnistheoretikerin Henderson), sondern am Wohlbefinden des Klienten. Oder genauer: «Die Pflegehandlungen oder Eingriffe basieren auf einer Synthese umfassender Informationen über den Klienten und einschlägiger theoretischer Einsichten, die den vom Klienten erfahrenen Hilfebedarf entsprechen und die sich darauf beziehen, was den Klienten im Kontext seiner Umgebung an funktioneller Kompetenz oder objektiven Möglichkeiten erreichbar ist» (Neumann, in: Schaeffer et al., 1997, S. 204).

Damit rückt die Interaktion zwischen Pflegenden und Gepflegten wieder in den Mittelpunkt. Sie sind PartnerInnen im professionellen Rahmen. Sie tauschen sich über die Situation des Klienten und dessen subjektive Einschätzung im Ver-

9 Kim (in: Kollak, 1999 S. 163–181) unterscheidet anthropozentrischen Holismus von wesenhaftem, hierarchisch systembezogenem und universalkosmischem Holismus.

lauf des Pflegeprozesses aus und nähern sich im Diskurs dem sich wandelnden Zustand des Wohlbefindens. Neumann entwickelte dafür ein Assessementverfahren, in dem Pflegediagnose, Pflegeziele und Pflegeergebnisse zwischen Pflegekraft und Klient oder Klientensystem (z. B. Angehörige) kontinuierlich verhandelt werden (Neumann, in: Schaeffer et al., 1997, S. 208–210). «Das Ergebnis, wie es sich aus der Sicht der Klienten darstellt, bestätigt den Erfolg des Pflegeprozesses» (Neumann, in: Schaeffer et al., 1997, S. 210).

Newman, auf dem Konzept von Rogers aufbauend, kommt zu vergleichbaren Sichtweisen. Krankheit ist nicht nur ein unvermeidbares Geschehen, sondern auch ein nützliches. Krankheit kann Gesundheit bedeuten als gesunde Reaktion auf gestörte «Interaktionsmuster zwischen dem Menschen und seiner Umwelt» (Newman, in: Schaeffer et al., 1997, S. 264)[10].

In der Krankheit manifestieren sich Persönlichkeitsmuster, die in der Biografie des Menschen verankert sind (vgl. Newman, in: Schaeffer et al., 1997, S. 254). So schreibt Newman, dass z. B. das Körperbewegungsmuster (also die Art, sich zu bewegen oder die Haltung, die ein Mensch einnimmt) ein «erkennbares Charakteristikum des einzelnen und der jeweiligen Person eigentümlich ist» (Newman, in: Schaeffer et al., 1997, S. 255).

Auch in dieser theoretischen Fassung von «Gesund- und Krankheit» wird ein konsequenter Holismus sichtbar, der die Dynamik aller Lebensprozesse umschließt, einschließlich der Biografie, der gegenwärtigen Situation und (nicht explizit formuliert) der Zukunftserwartung.

Welche Aufgabe fällt der Pflege in einer Theorie zu, in der «Gesundheit auf den gesamten Lebensprozess zielt» (Schaeffer et al., 1997, S. 251) und die Beseitigung allein der Krankheit als oberflächlich und nicht ausreichend eingestuft wird? Pflege hat im Kontext dieser Sichtweise die Aufgabe, den «Prozess einer sich entwickelnden Wahrnehmung des eigenen Selbst und der Umwelt» zu fördern und zu unterstützen. Bewusstseinserweiterung setzt beim Klienten das Wachstum der Fähigkeit in Gang, «Alternativen zu erkennen und auf vielfältige Weise zu reagieren» (Newman, in: Schaeffer et al., 1997, S. 255)[11].

Die den Pflegeprozess durchgängig begleitende Beteiligung des Klienten ist essenziell, und so sieht Newman die Rolle der Pflegenden weniger in der traditionellen Fürsorgerolle, sondern vielmehr als LebensberaterInnen (vgl. Schaeffer et al., S. 251).

---

10 Am gleichen Ort formuliert Newman: «Wenn die Ausbildung einer Krankheit für einen Menschen der einzige Weg ist, sich zum Ausdruck zu bringen, dann ist diese Krankheit für den betreffenden Menschen seine Gesundheit.»

11 Newman spielt auf die Situation des chronisch Kranken an, der z. B. auf seine Behinderung und Lebenseinschränkung so fixiert ist, dass er zunächst keine Bewegungsspielräume und Alternativen entdecken kann.

Die theoretischen Konzepte von Neumann und Newman nehmen Abschied von der Definitionsmacht der Pflegenden. Pflegende verstehen sich hier eher als Moderatoren des Gesundheitsprozesses oder Bewusstseinsförderer, die ihr breites Fachwissen in den Diskurs einbringen, die dieses aber nicht zu einem Herrschaftsinstrument werden lassen. Das traditionelle Bild der Krankenschwester, des Krankenpflegers: vor allem wissend, was für den anderen gut ist und dies wohlmeinend, kundig, zielstrebig und tatkräftig durchsetzend, gehört hier der Vergangenheit an.

Verständlicherweise provozieren beide Konzepte die Frage, was an diesen Überlegungen noch pflegespezifisch ist, oder wo die «pflegespezifischen Professionalisierungsansätze erkennbar werden» (vgl. Schaeffer et al., 1997, S. 197 und 251). Übernehmen Pflegende hier nicht die Funktion von Sozialarbeitern, Sozialpädagogen, Psychologen, Psychotherapeuten und Theologen? Und ist der konsequente holistische Anspruch nicht völlig unrealistisch, anmaßend oder überfordernd (vgl. Stemmer, 1999, S. 86–91). Und welche Kompetenzen benötigen die Pflegenden für eine solch komplexe Aufgabe?

Diese Frage wird weiter verfolgt werden, denn hier wird eine Form der Beratung erforderlich, die über Informieren, Anleiten und Ratgeben – Fähigkeiten oder Tätigkeiten, die traditionell mit dem Begriff Beratung in der Pflege verbunden werden – weit hinausreichen.

Das Konzept von Beratung, das in den Theorien Neumanns und Newmans aufscheint, steht durchaus in Verbindung zu psychosozialen Beratungskonzepten unterschiedlicher theoretischer Herkunft und unterschiedlicher Professionen (vgl. z. B. Nestmann, 1997). Ein für die Beratung in der Pflege explizit konzipiertes Konzept muss jedoch darüber hinausreichen.

2.6 Patientenorientierung – ein Pflegemodell

Ein Sprung in den deutschsprachigen Raum und weg von den «Grand Theories» ermöglicht uns das Pflegekonzept von Käppeli, das 1993 in der Veröffentlichung «Pflegekonzepte: Gesundheits-, entwicklungs- und krankheitsbezogene Erfahrungen» dargestellt wurde (Käppeli, 1993). Käppelis Pflegemodell liegen Konzepte des Existentialismus, der Phänomenologie und der Gestaltpsychologie zugrunde. Es orientiert sich im Wesentlichen an der Pflegetheorie von Peterson und Zderad, die zu den interaktionsorientierten Pflegetheorien gerechnet werden (vgl. Kap. 2.1).

Folgerichtig beschreibt sie das Erleben von Krankheiten einerseits und von Therapie und Behandlung andererseits aus der subjektiven Perspektive von Patienten und wie diese subjektiven Sichtweisen in den Prozess der Pflege integriert werden können. Dass sich Pflegende über die Unterschiedlichkeit von Wahrnehmungen und Einstellungen bewusst sind, ist zwar ein erster notwendiger Schritt, führt jedoch nicht zu einer grundsätzlichen Veränderung hinsichtlich der Dominanz des

Wissens und der Erfahrung seitens der Pflegenden, höchstens zu deren Abschwächung.

Aufschluss über das Verhältnis von Subjektorientierung und Pflege gibt der «theoretische Ansatz» (Käppeli, 1993, S. 10–12) und die «theoretische Perspektive» von Gogl und Stadelmann-Buser (in: Käppeli, 1993, S. 13–19), die der oben angegebenen Untersuchung zum Krankheitserleben von Patienten vorangestellt werden. Das Pflegemodell unterscheidet zunächst zwischen «biomedizinischen Aspekten» und «sozial-geisteswissenschaftlichen» in der Pflege. Die biomedizinischen Aspekte der Pflege sind therapeutische Interventionen zur Veränderung des funktionellen Gesundheits- und Krankheitszustandes. Die sozial-geisteswissenschaftlichen Aspekte umfassen die Reaktion der Patienten auf den funktionellen Gesundheitszustand und die therapeutischen Interventionen. Es wird dann der Versuch unternommen – die holistische Perspektive der Humanistischen Psychologie berücksichtigend –, beide Aspekte zu einer Integration zu führen. Bei genauerer Analyse wird jedoch deutlich, dass die Integration nicht gelingt, dass das Pflegemodell nur additiv die beiden Aspekte zusammenfügt.

Die Begründung: In den als Expertise gekennzeichneten «Ausführungsbestimmungen» setzt Käppeli die Pflegenden als Experten für den biomedizinischen Bereich ein, da sie die «relativ objektiven Daten» kennen und beurteilen können. Von den Patienten wird deshalb erwartet, dass sie sich diesem Wissen unterwerfen, sich anpassen und kooperieren (vgl. Käppeli, 1993, S. 19). Umgekehrt ist der Patient im sozial-geisteswissenschaftlichen Bereich Experte, da nur er allein in der Lage ist, seine Lebenssituation angemessen zu beurteilen. In diesem Bereich sollen die Pflegenden sich anpassen und kooperieren. Das sieht oberflächlich nach einem guten Kompromiss aus, der beiden Seiten, den Pflegenden und den Gepflegten, erkennbare Bereiche des Einflusses sichert. Doch genauer betrachtet hebt ein solches Verfahren die Trennung des Menschen in zwei separate Sichtweisen nicht auf, sondern verstärkt sie noch.

Darüber hinaus ist zu bedenken, dass sich Identität, Selbstkonzept und Einschätzung der eigenen Lebenssituation und Perspektive in einem permanenten Dialog mit dem anderen, mit dem Gegenüber bildet (Mead, 1968; Buber, 1992). Gerade in so bedeutsamen existenziellen Ereignissen wie in Phasen der Krankheit stellen die Pflegenden wichtige Dialogpartner für die Interpretation der Krankheit, des Krankheitserlebens und der zukünftiger Perspektiven dar.

Gleichzeitig sind Diagnose und Therapie, diese «relativ objektiven Daten» Ergebnisse, die in den Lebensraum des Patienten eingreifen, und die der Patient aktiv in sein Lebensganzes integrieren kann. Sie fordern ihn auf, nach dem Sinn und den Wachstumschancen für seine persönliche Entwicklung zu suchen, Entscheidungen zu treffen und Verantwortung zu übernehmen. Dem holistischen Anspruch, in dem Körper, Geist und Psyche eine unauflösliche Einheit bilden und in permanenter Wechselwirkung stehen, wird im Konzept von Käppeli in keiner

Weise entsprochen. Denn dann ginge es in der Pflegekraft-Patient-Beziehung nicht darum, Claims abzustecken, sondern um den Austausch der Wahrnehmungen, des Wissens, der Erkenntnisse, der Einstellungen und der Gefühle zu allen Aspekten von Gesundheit, Krankheit und Pflege und deren Verankerung im Lebensganzen der Patienten und der Pflegenden. Die Aufgabe der Pflege wäre dann, den Patienten in seinem Entscheidungsprozess zu unterstützen und eine gute Wahl zu treffen – eine Wahl, in die auch die Kenntnisse und Erfahrungen der Pflegenden sachgerecht und reflektiert einfließen.

Zwei weitere kritische Anmerkungen sind darüber hinaus erforderlich:

Das Pflegemodell von Käppeli konzentriert sich – wie die meisten der interaktionistischen Pflegetheorien – auf die Dyade Pflegekraft-Patient und begrenzt so die sozial-geisteswissenschaftlichen Aspekte der Pflege auf die Reaktionen des Patienten, auf den funktionellen Gesundheitszustand und auf alle therapeutischen Interventionen einschließlich der Pflege (Käppeli, 1993, S. 18). So werden Bedingungen, die aus der Umwelt auf die Pflegesituation einwirken (z. B. Beschränkungen des Gesundheitswesens, das Verhältnis zu Angehörigen, kulturelle Gebundenheit, Ausbildungsbedingungen), aus dem Blickwinkel der Pflege verdrängt.

Schließlich erstaunt die Formulierung, dass für beide Aspekte der Pflege, dem biomedizinischen und dem sozial-geisteswissenschaftlichen, das Überleben der biologischen Strukturen des Organismus ein integraler Bestandteil der Lebensqualität ist (Käppeli, 1993, S. 18).

Kann das wirklich sein? Wird hier nicht die selbstmächtige Entscheidung des Patienten über den Sinn des Lebens und seine Einschätzung von Lebensqualität übergangen? Zum Beispiel dann, wenn eine infauste Prognose vorliegt oder ein massiver medizinisch-therapeutischer Eingriff die Lebenssituation eines Menschen völlig verändert und seine bisherige Gestaltungsmöglichkeit in erheblichem Maße beeinträchtigt oder das Selbstbild in einer für ihn nicht akzeptablen Weise Schaden erleidet?

Die knappe Analyse des Pflegemodells von Käppeli zeigt einmal mehr, wie schwierig es ist, den Anspruch des Holismus in der Pflege zu übernehmen, und wie groß die Versuchung ist, sich in traditionellen Pflegekonzepten zu verankern, die dem biomedizinischen Paradigma letztlich den Vorrang einräumen, trotz des Bemühens um eine Subjektorientierung.

In der Praxis heißt das dann: Wir hören dem Patienten gut zu, erstellen eine ausführliche Anamnese, wir berücksichtigen seine individuellen Wünsche, wir achten auf seine nonverbalen Reaktionen und wir lassen all dies Eingang finden in die Entscheidung über Pflegemaßnahmen, in die Art und Weise, wie wir diese durchführen. Doch «wenn es hart auf hart kommt», entscheiden die objektiven Daten und die Konsequenzen, die daraus zu ziehen sind. So aber wird ein Lern- und Entwicklungsprozess für beide, für Pflegende und Gepflegte, verpasst und die

Frage nach den tieferen Ursachen einer Krankheit, ihren Sinn und deren Integration in lebensperspektivische Entscheidungen verpasst (vgl. Neumann und Newman, Kap. 2.5).

Ein Beispiel: Ein neununddreißigjähriger Mann, verheiratet, Vater von fünf Kindern, erkrankt an Krebs. Ihm wird eine Operation empfohlen, die Erfolg verspricht. Der Patient verweigert die Operation. Ärzte, Pflegende und Angehörige stehen Kopf. Sie reden ihm gut zu, mahnen und drohen ihm. Sie versuchen, ihn mit seiner Verantwortung für die Familie zu packen. Es hilft nicht. Der Patient gibt seine Einwilligung zur Operation nicht und stirbt wenige Monate nach der Diagnosestellung. Zurück bleibt eine große psychische Belastung bei Pflegenden und Angehörigen. Die Chance eines freien (d. h. ohne vorgefasste Ziele) Austausches über die unterschiedlichen Wirklichkeiten blieb aus – ein Austausch, der die Pflegenden (und die Angehörigen) wahrscheinlich entlastet hätte von dem Kampf, den Tod um jeden Preis zu verhindern und dem Patienten Energie gegeben hätte, sich mit seinen Entscheidungen mehrdimensional zu beschäftigen, anstatt seine Kraft gegen die Übermacht der Mediziner, Pfleger und Angehörigen zu verbrauchen.

2.7 Kompetenzen der Pflege – eine Studie

Patricia Benner veröffentlichte 1984 in den USA die Ergebnisse ihrer empirischen Arbeit zu Kompetenzen der Pflege[12]. Aus Beobachtungen und Interviews mit Pflegenden unterschiedlicher Kompetenz (von Neulingen in der Pflege bis zu Pflegeexperten) entwickelt sie in Anlehnung an das Modell von Dreyfuß (1980) ein Stufenmodell pflegerischer Kompetenzen. Ihr Ziel ist es, pflegerisches Praxiswissen zu entdecken und zu würdigen. Dezidiert beruft sie sich in dieser Veröffentlichung auf keine der Pflegetheorien, doch ist ihre deutliche Nähe zu interaktionistischen Pflegetheorien nicht zu übersehen. Durchgängig ist ihr Pflegeverständnis von der Humanistischen Psychologie und darin besonders vom holistischen Gedankengut geprägt. Kesselring bezeichnet Benners Studie als «einen der wichtigsten Beiträge zum philosophisch-wissenschaftlichen Verständnis der zeitgenössischen Krankenpflege» (in: Benner, 1994, S. 11).

Benner betont die Bedeutung ganzheitlicher Wahrnehmung und Handlung in einer Pflegesituation und benennt die Grenzen formaler Regelungen und Handlungsanweisungen (vgl. Benner, 1994, S. 18–19).

12 From novice to expert. Deutsch: Stufen der Pflegekompetenz, Bern 1994.

Pflegende verändern im Prozess ihrer Kompetenzerweiterung drei grundlegende Aspekte der Leistungsfähigkeit: 1. «Es vollzieht sich eine Veränderung weg vom Befolgen abstrakter Grundsätze hin zum paradigmatischen Rückgriff auf konkrete Erfahrung.» 2. «Es verändert sich die Wahrnehmung der situativen Erfordernisse durch den Lernenden: Er sieht die Situation immer weniger als eine Summe gleich wichtiger Einzelheiten und immer mehr als vollständiges Ganzes ...» 3. Es geschieht eine «Entwicklung vom unbeteiligten Beobachter zum engagiert Handelnden» (Benner, 1994, S. 35).

Diese Veränderung der Kompetenzen beziehen sich auf sieben Bereiche der Pflegepraxis. An erster Stelle werden «Helfen» und «Beraten und Betreuen» aufgeführt. (Benner, 1994, S. 64)[13] Diese beiden Bereiche sollen im Folgenden beleuchtet werden, da sie Aspekte der Beratung näher beschreiben, die aus der Praxis der Pflege gewonnen wurden. «Helfen» ist ein so allgemeiner und wenig eindeutiger Begriff, dass dessen Benutzung im Rahmen einer Bestimmung der Pflegepraxis ungewöhnlich erscheint. Benner versteht jedoch unter diesem Begriff basale Aspekte der Pflegekraft-Patient-Beziehung wie ein heilendes Klima schaffen, dem Patienten das Gefühl geben, ein Mensch zu sein, ihn an seiner Genesung beteiligen, ihm die Verantwortung überlassen, Trost spenden, Kontakt über körperliche Berührung herstellen, Angehörige emotional und durch Information unterstützen, den Patienten durch emotionale Krisen und Entwicklungsprozesse führen (vgl. Benner, 1994, S. 67). Diese basalen Kompetenzen durchdringen alle Bereiche der Pflegepraxis und schaffen damit die Voraussetzung einer ganzheitlichen Pflege, in der das «Physische und Psychosoziale» nicht getrennt werden (Benner, 1994, S. 66), die Integration von beratender und instrumenteller Rolle der Pflegenden möglich ist und «Nöte nicht auf Probleme reduziert werden, die technisch (Hinzufügung der Verfasserin) gelöst werden müssen» (Benner, 1994, S. 65).

Krankenschwestern und -pfleger sollen ihre Hilfe so gestalten, «dass das Ziel, dass der Patient Kontrolle zurückerhält und sich wieder als vollwertiger Mensch fühlen kann, ebenso viel Gewicht erhält wie die technische Seite der Pflege» (Benner, 1994, S. 89). Zuhören können und die Bedeutung der Krankheit für den Patienten nachzuvollziehen, sind die zentralen Fähigkeiten, die von den Pflegenden in diesem Bereich erbracht werden (vgl. Benner, 1994, S. 89).

Beraten und Betreuen[14] ist der zweite Bereich, der die Pflegepraxis beschreibt. Gemeint ist nicht nur die Weitergabe von wichtigen Informationen, sondern die

---

13 Die anderen Bereiche der Pflegepraxis: «Diagnostik und Patientenüberwachung; wirkungsvolles Handeln bei Notfällen; Durchführen und Überwachen von Behandlungen; Überwachung und Sicherstellung der Qualität der medizinischen Versorgung; Organisation und Zusammenarbeit» (Benner, 1994, S. 64).

14 Die beiden Begriffe werden bei Benner nicht explizit unterschieden.

Unterstützung des Patienten im Prozess der Bewältigung seiner Krankheit und die «Mobilisierung von Kräften zur Genesung» (Benner, 1994, S. 91). Die Kompetenzen, die der Beratung und Betreuung in diesem Sinne dienlich sind: Wahrnehmung des subjektiven Krankheitsverständnisses des Patienten, Deutung des Krankheitszustandes (und diese Deutung anbieten und erklären), Unterstützung bei der Integration der Krankheit in den Alltag des Patienten und vor allem den richtigen Zeitpunkt für das Gespräch beachten (vgl. Benner, 1994, S. 92).

Wenn man die Bereiche Helfen und Beraten/Betreuen zusammen betrachtet, wird deutlich, dass Benner versucht, dem Anspruch einer holistischen Pflege gerecht zu werden, und dass sie Ziele der Pflege verfolgt, die uns bereits in den Theorien von Neumann und Newman, aber auch in den interaktionistischen Theorien begegnet sind. Ziele wie z. B. Integration von Krankheit ins Lebensganze, Stützung der Verantwortung des Patienten, Wahrung der Einzigartigkeit des Menschen und Förderung von Entwicklungsprozessen.

Die Analyse der Beispiele aus den Interviews, die Benner mit Pflegekräften geführt hat, lassen jedoch erkennen, dass das Beratungsverständnis, meiner Einschätzung nach, direktiven Charakter besitzt und noch zu sehr auf die positive Wirkung von Information und Aufklärung baut. Was ist z. B. mit Gefühlen von Angst, die durch ein noch so gutes Informieren nicht «weggeredet» werden können? Letztlich scheint die Pflegekraft die Macht zu haben, «Veränderung zu bewirken, Patienten zu integrieren, sich zu ihren Fürsprechern zu machen, zu heilen, sich persönlich zu engagieren und Probleme zu lösen» (Benner, 1994, S. 204), die «sie jedoch nicht dazu einsetzt, um Patienten zu beherrschen, zu irgend etwas zu zwingen oder sie zu kontrollieren» (Benner, 1994, S. 203).

Von den Kompetenzen der Patienten ist nicht die Rede. Die Aktivität geht vorrangig von den Pflegenden aus. Aber wer entscheidet über die Veränderungen, die erzielt werden sollen, die Art und Weise, wie die Probleme gelöst werden und darüber, was und mit welchem Ziel integriert werden soll? Wer besitzt letztlich die Definitionsmacht in der Pflegesituation?

So erscheint vor dem Hintergrund dieses entfalteten Konzeptes pflegerischer Kompetenzen doch auch die tatkräftige, wissende, zielorientierte Pflegekraft, die wir sowohl aus den bedürfnis- als auch aus den ergebnisorientierten Pflegetheorien kennen.

Ein Beispiel, das Benner selbst aufführt: Ein Patient hatte es satt, dass etwas mit ihm gemacht wurde. Die Schwester erteilt ihm eine ernste Lektion, mit dem Hinweis, dass er sich, «indem er sich in diese Klinik einweisen ließ, bereits eine Entscheidung zur Behandlung getroffen hatte» (vgl. Benner, 1994, S. 204–205). Nach dem Motto: Wer A sagt, muss auch B sagen. Aber gibt es nicht auch Entscheidungen, Veränderungen oder auch Störungen, die zwischen A und B liegen und die es verdienen, differenziert betrachtet zu werden? Wehrt sich dieser Patient vielleicht gar nicht gegen die Behandlung selbst, sondern gegen die Art und Weise? Oder kann es nicht möglich sein, dass der Patient damit beschäftigt ist, eine andere Entscheidung zu treffen?

Kritisch anzumerken ist darüber hinaus, dass die Umweltperspektive, so wie wir sie vorrangig bei den Ergebnistheoretikern analysieren konnten, sich bei Benner im Wesentlichen auf die Existenz von Angehörigen beschränkt (die «emotional und durch Information unterstützt werden», Benner, 1994, S. 67).

Benner entwickelt jedoch keine neue Pflegetheorie oder ein neues Pflegemodell (gerade das liegt ihr fern, um Pflege nicht zu verdinglichen und einer unangemessenen Regelhaftigkeit zu unterwerfen, vgl. Benner, 1994, S. 234). Sie beschreibt die Realität, so wie sie sich durch Beobachtung und Interviews erschlossen hat. Dabei wird deutlich, dass Pflegende (jedenfalls in dieser Studie aus Kalifornien) ihre beraterischen Aufgaben in vielfältiger Weise sehen und entsprechende Fähigkeiten einsetzen. Dies detailliert untersucht zu haben, ist der Verdienst von Patricia Benner. Die Studie stellt so eine hervorragende Grundlage für die weitere Diskussion der Frage nach der «Beratung in der Pflege» dar.

2.8 Zwischenbilanz und neue Fragen

Die vorgestellten Theorien und Modelle einschließlich der Ergebnisse der Studie von Patricia Benner, die zu Maßstäbe setzenden Orientierungen hinsichtlich der Pflegekraft-Patient-Beziehung kommen, geben Impulse für weitere Überlegungen. Trotz aller Schwerpunktsetzungen in den einzelnen Pflegetheorien: Bedürfnisse, Ergebnisse und Interaktionen, natürlich spielen sie in der Pflege eine große Rolle und haben es zu allen Zeiten getan. Und so überblickshaft formuliert, integrieren alle Theorien und Modelle – sicher in unterschiedlichem Maße – das, was man im Allgemeinen unter Beratung versteht. Keine Krankenschwester, Krankenpfleger, Altenpflegerin oder Altenpfleger[15] würde nicht für sich in Anspruch nehmen, die Patienten, Klienten, alte oder behinderte Menschen und Angehörige zu

15 In der Regel wird in dieser Veröffentlichung zusammenfassend von «Pflegenden» gesprochen. Dabei sollte nicht außer Acht gelassen werden, dass damit professionell Pflegende gemeint sind, deren Ausbildungshintergrund jedoch sehr unterschiedlich sein kann.

beraten[16], vielleicht ausgenommen von Akutsituationen, in denen schnell gehandelt werden muss, um «das Schlimmste zu verhüten» (vgl. Knelange/Schiron, 2000). Und Beratung «geschieht» sowohl in den Theorien – das wurde bereits in Kapitel 2.4 formuliert – als auch in der Praxis (vgl. Kap. 4) weitgehend im Aufmerksam-Zuhören, im Trösten, im Informieren, im Empfehlen, im Ratgeben. Bedingungen dafür sind gute Wahrnehmungsfähigkeit und Empathie, worunter üblicherweise die Fähigkeit verstanden wird, sich in den anderen hineinzuversetzen, seine subjektiven Sichtweisen versuchen nachzuvollziehen. Die Würde des Patienten/Klienten achten und Kenntnis über seine Lebenswelt in Erfahrung bringen und respektieren, dies alles können wir auch in jedem Lehrbuch der Alten- und Krankenpflege nachlesen.

In Interaktionstheorien und bei Neumann und Newman einerseits und bei Käppeli und Benner andererseits kommen Vorstellungen hinzu, die besonders deutlich von der Humanistischen Psychologie geprägt sind. Dazu gehören Unterstützungsleistungen bei der sinngebenden Integration von Krankheit und Behinderung ins Lebensganze, für den Prozess des persönlichen Wachstums, für die Übernahme von Verantwortung, für den Erhalt der Selbstbestimmung. Dies sind Postulate, die häufig mit der Forderung nach Patientenorientierung assoziiert wird, ein modernes «Zauberwort», das von Pflegenden und Verantwortlichen im Gesundheitswesen eher plakativ als inhaltlich benutzt wird[17]. Bei genauerem Hinsehen jedoch zeigte sich in unserer bisherigen Analyse, dass trotz großen gegenteiligen Bemühens letztlich eine Pflegekraftorientierung erhalten bleibt, sicher in unterschiedlichem Maße. Pflegende, so könnte man es formulieren, behalten – wenn auch im Schatten der Mediziner – kraft ihres professionellen Wissens, ihrer Erfahrungen und ihrer durchaus differenziert erfassten Wahrnehmungen der Situation der Patienten das Heft in der Hand und dies eben auch im Bereich der Beratung. In der Praxis spielen die Patienten die komplementäre Rolle dazu, auch

---

16 Im Folgenden werden Menschen, die der Pflege bzw. Beratung bedürfen, häufig gemäß ihres unterschiedlichen Status bzw. ihrer Lebenssituation benannt. Eine solche Aufschlüsselung scheint mir im Laufe des Textes notwendig, damit die Vielfalt der Menschen, die Pflege in Anspruch nehmen, wenigstens andeutungsweise im Bewusstsein bleibt.
Angehörige stehen in Theorie und Praxis meist nicht im Brennpunkt des Interesses, es sei denn Konzepte oder Veröffentlichungen beschäftigen sich explizit mit dieser Thematik.
Auch dieses Buch konzentriert sich auf die Pflegebedürftigen selbst. Die Angehörigen sind jedoch ein wichtiges «Element» in allen Pflegearrangements, nicht nur in der ambulanten Versorgung (vgl. auch Kap. 9.2).

17 Der Begriff «Patientenorientierung» provoziert die ketzerische Frage: An wem haben wir uns bisher orientiert, wenn nicht am Patienten?

aufgrund ihrer unmittelbaren oder vermittelten Erfahrungen im Gesundheitswesen.[18]

Können wir uns damit zufrieden geben, «dass es heute noch zur fast unangefochtenen Organisationsform gehört, dass Patienten nicht mitreden und handeln, sondern sich einfügen und behandelt werden» (Kollak, in: Kollak/Kim, 1999, S. 26)? Ganz besonders deutlich ist das in Bezug auf die Zunahme chronischer Erkrankungen, bei denen es nicht mehr um die «technische Beseitigung» von lästigen Symptomen geht, sondern um die Bewältigung dieser Einschränkungen. Sind Pflegende für die Betreuung alter, zum Teil dementiell veränderter Menschen vorbereitet? Oder für die Begleitung Sterbender? Sind die theoretischen Konzepte für sie hilfreich, um «Pflegehandlungen den Menschen anzupassen» (Meleis, 1999, S. 170) und nicht umgekehrt? Weidner schreibt dazu: «Kommunikative Kompetenzen, die sich teilweise sogar als Diagnose- und Therapieinstrumente erweisen könnten, werden aus dem persönlichen Hintergrund der Pflegekräfte gespeist und entbehren jeder systematischen Grundlage» (Weidner, 1995, S. 321).

Allerdings findet das Thema «Beratung» zunehmend Eingang in die gesetzlichen Rahmensetzungen für die Pflege. Das trifft sowohl auf die Gesetzliche Krankenversicherung und die Soziale Pflegeversicherung als auch auf für die Pflegeausbildungen der Alten- und Krankenpflege zu (vgl. Hüper/Hellige, 2007, S. 29–41). Ebenso weisen die seit 1998 entwickelten Pflegestandards zu den Pflegethemen Dekubitus, Entlassung, Schmerz, Sturz, Harnkontinenz ausdrücklich auf die Bedeutung der Beratung hin (vgl. Deutsches Netzwerk für Qualitätssicherung in der Pflege, 2000–2006). Jedoch ist kritisch zu prüfen, welches Beratungsverständnis jeweils zugrunde liegt. Es wird die Aufgabe vorrangig der Aus-, Fort- und Weiterbildung sein, in der Pflegepraxis eine Engführung der Beratung in Richtung Information, Anleitung und Schulung der Klienten der Pflege zu verhindern. Denn eine solche Schwerpunktsetzung neigt – kommunikationspsychologisch betrachtet – eher zur Einwegkommunikation und stärkt die Dominanz der Gesundheitsexperten. Die Souveränität der Klienten, ihre Sichtweisen zu ihrer Lebenssituation als Erkrankte, als Menschen im pflegebedürftigen Alter oder als Menschen mit Behinderung, ihre Erfahrungen und Wünsche für eine sich möglicherweise stark verändernde Zukunft gerät in den Hintergrund.

Und wie steht es mit der Ganzheitlichkeit, auch ein viel zitierter Anspruch in der Pflege? Ist dieser Anspruch doch unerreichbar (vgl. Stemmer, 1999)? Und die

---

18 «Eine einseitige Anpassungs- und Kooperationsleistung wird in der Medizin auch unter dem Begriff ‹Compliance› von Patienten gefordert. Verhält er sich nicht kooperativ im Sinne der verordneten Therapie, dann bezeichnet man sein Verhalten gerne als ‹noncompliant› und der Patient wird unter der Rubrik ‹schwierig› eingeordnet» (Grünewig, 1997, S. 174).

Pflegenden, welche Unterstützung erfahren sie? Wie ist es um ihre Sinnfindung, ihr persönliches und professionelles Wachstum bestellt? Oder doch Aufopferung für andere und die Zähne zusammen beißen angesichts der schwierigen bis katastrophalen Arbeitsbedingungen?

2.9 Einen nächsten Schritt wagen: Pflege in gemeinsamer Verantwortung[19]

Um die Souveränität der «Klienten» in der Pflege (vgl. Reibnitz et al., 2001) in zufrieden stellender Weise zu ermöglichen und zu schützen, ihn als gleichberechtigten «Mitproduzenten» seiner Heilung grundsätzlich in alle Entscheidungen und Prozeduren einzubeziehen, kann eine patientenorientierte Pflege nicht ausreichend sein.

Patientenorientierte Pflege fordert ja «nur» dazu auf, dass die Mitarbeiterinnen im Gesundheitswesen die Sichtweisen, Wünsche, Lebensbedienungen der Patientinnen/Patienten wahrnehmen oder erfragen und diese, soweit es möglich ist oder möglich erscheint, berücksichtigen. Die Pflegenden halten also das «Heft» in der Hand, sie haben das letzte Wort, manchmal unter Aufbietung ihrer ganzen Überzeugungskraft. In schwierigen oder gar Existenz bedrohenden Lebenssituationen kann das für die Pflegenden ein relativ leichtes «Spiel» sein.

In einer Pflege in gemeinsamer Verantwortung nehmen Pflegende, neben der Sammlung von objektivierbaren Daten und Beobachtungen, Kontakt zu den der Pflege bedürfenden Menschen auf, und zwar so, dass sie «Zugang» zur Welt des anderen Menschen bekommen und nicht mehr als Zuschauer von außen auftreten.

> Die naturwissenschaftliche Subjekt-/Objektbeziehung wird durch eine kommunikative Intersubjektivität in der Subjekt-Subjekt-Dimension ergänzt, in der der Erwerb neuer Erkenntnis Gleichwertigkeit und Wechselseitigkeit im eigentlichen Interaktionsprozess ist. (Nerheim, 2001, S. 305)

Wenn wir diesem Ziel folgen, dann erübrigen sich die aus dem Kontext der jeweiligen Pflegesituation gelösten Forderungen nach Ganzheitlichkeit. Denn Menschen, die genuin eingeladen, ermutigt und auch befähigt werden, ihre Lebenssituation,

19 Als eine alternative Begrifflichkeit könnte auch «dialogische Pflege» gewählt werden (u. a. im Sinne des Konzeptes von Hartkemeyer et al., 2005). Allerdings muss ausgeschlossen werden, dass dieser Begriff nicht als eine Technik der Gesprächsführung missverstanden wird, sondern das Verhältnis zwischen Pflegenden und Gepflegten umfassend beschreibt und die Selbstmächtigkeit des Patienten zum Ziel hat.

ihre Prägungen und Perspektiven in den Dialog mit den Pflegenden handlungsleitend einzubringen, sind in der Lage, sich der Vieldimensionalität ihres Lebens bzw. ihres Krank-, Behindert- oder Altseins bewusst zu werden und diese in die Suche nach Lösungen bzw. in den Entscheidungsprozess der Therapie einzubringen. Gepflegte und Pflegende werden zu gleichwertigen Partnern in einer gemeinsam verantworteten leiborientierten Pflege (s. Kap. 5.4).

Wie aber soll dieser Anspruch geerdet, in die Praxis umgesetzt werden? Bleibt es nicht bei gut gemeinten Worthülsen, die über die Jahre hinweg in der Pflegeliteratur auftauchen und immer wieder im Hintergrund verschwinden?

Eine professionelle Integration von Beratung in die Pflege – vergleichbar der Praxis in anderen Bereichen der sozialen Arbeit – ist der Schlüssel, der die Tür zu einer gemeinsam verantworteten Pflege öffnet. Allerdings müssen Theorie, Konzept und Methoden der Beratung auf das Arbeitsfeld der Pflege abgestimmt werden.[20]

Dies soll im Folgenden geschehen. Dabei wird auch deutlich werden, in welcher Weise und unter welchen Voraussetzungen gemeinsam verantwortete Pflege entwickelt werden kann.

20 Möglicherweise blieb, trotz der Entwicklung von Pflegetheorien und der daraus entwickelten Ziele (vgl. Kap. 2), die Umsetzung in die Praxis weitgehend auf der Strecke, weil das «Instrumentarium» dazu bisher fehlte.

3. Herausforderungen in der Gegenwart: die Notwendigkeit der individuellen Entscheidung

Es ist nicht ausreichend, die Notwendigkeit der Beratung in der Pflege und deren Ziele allein aus der Pflege selbst zu bestimmen.[21]

Professionelle Pflege ist ein bedeutender Teil gesellschaftlichen Lebens, den fast alle Menschen real, andere potenziell oder in Erwartung betreffen. Aus diesem Grunde muss auch eine gesellschaftsbezogene Perspektive eingenommen werden.

Die sozialpolitische Landschaft in der Bundesrepublik Deutschland weist gegenwärtig erhebliche Einschränkungen im Sozial- und Gesundheitswesen auf. Die Verringerung der Kostenübernahme durch gesetzliche Krankenkassen, der Abbau von Pflegepersonal, eine Pflegeversicherung, die trotz hohem Anspruchs in der Präambel eine biomedizinisch orientierte Teilkaskoversicherung darstellt, Sparmaßnahmen auf allen Ebenen, gerade auch die so genannte psychosoziale Betreuung betreffend. Ist der Blick auf diese Einschränkungen gerichtet, so führt dies bei Patienten, alten Menschen, Gesunden, bei MitarbeiterInnen und Verantwortlichen in den Institutionen des Gesundheitswesens zu Resignation und lässt die Forderung nach Beratung zu einem zwar wünschenswerten, doch mit einem müden Lächeln bedachten «Etwas» werden, das irgendwo fern im Nebel liegt.

Doch um Veränderungen zu bewirken, genügt nicht der tägliche Kampf ums Überleben oder gegen Windmühlen und noch weniger ein resigniertes Sich-nach-der-Decke-Strecken oder Das-Beste-daraus-Machen. Es braucht vielmehr Ziele und Visionen, die über die Gegenwart hinausreichen. Visionen verhindern blinden Aktionismus, der letztlich vertane Energie bedeutet und ins Leere läuft. Visionen (manche sagen dazu Träume, Wünsche) stecken in uns allen. Individuelle

---

21 Pflegetheorien und Modelle entstehen natürlich auch nicht im luftleeren Raum, jedoch wird deren gesellschaftliche Verankerung nicht unmittelbar sichtbar. Ganz abgesehen davon, dass Bedingungen in den USA nicht einfach auf Europa übertragen werden können.

Befürchtungen und Visionen finden ihren Widerhall in soziologischen und philosophischen Analysen der Gegenwart, die einerseits mit gewisser Nüchternheit Tendenzen in der Gesellschaft aufspüren und andererseits sich mit den anthropologischen Voraussetzungen beschäftigen und den individuellen Fragen nach dem Sinn des Lebens im gesellschaftlichen Kontext nachgehen. Von diesen soll im Folgenden die Rede sein.[22]

3.1 Das Leben in der Moderne – zwei soziologische Analysen

Habermas legt sein Hauptwerk «Theorie des kommunikativen Handelns» 1981 vor. Es fand viele Auseinandersetzungen innerhalb der Soziologie und anderen Wissenschaften. Auch die deutschsprachige Pflegewissenschaft bezieht sich in Forschung und Lehre immer wieder darauf.

Habermas entwickelte seine Theorie als Gegenentwurf zu einer funktionalistischen Sichtweise der Gesellschaft (Parsons, 1960). Sozialisation und Identitätsbildung werden in diesem Konzept als Anpassung an die gesellschaftlichen Bedingungen des bürgerlichen Kapitalismus mit seinen zentralen Werten Autonomie, Leistung, Initiative gesehen (vgl. Tillmann, 1993, S. 214–216). Das Ziel von Habermas ist dagegen auf das autonome Ich in einer emanzipierten Gesellschaft gerichtet (Habermas, 1976). Der zentrale Begriff im Konzept der Erreichung dieses Ziels ist – wie der Titel es besagt – die kommunikative Kompetenz.

Habermas trennt zwischen Arbeit als zweckrationalem Handeln und der Interaktion als kommunikativem Handeln. Um die in der Moderne wachsende Komplexität zu bewältigen, ist die Ausbildung kommunikativer Fähigkeiten erforderlich. Kommunikative Kompetenzen entwickeln sich im Laufe der Sozialisation in der Begegnung zwischen Alter und Ego (vgl. auch G. H. Mead) und befähigt zum flexiblen und prinzipiengeleiteten Handeln in verschiedenen Rollen. Voraussetzungen sind jedoch Gleichberechtigung und Herrschaftsgleichheit, Sprachfähigkeit und eine ideale Sprechsituation (gemeint ist z. B. eine symmetrische Verteilung der Chancen zu sprechen). In Diskursen verhandeln also gleichberechtigte Partner über ihre jeweiligen Interessen und gelangen zum Konsens (vgl. Tillmann, 1993, S. 218–221). Es lassen sich «vom ‹herrschaftsfreien Diskurs› her Normen wie Gerechtigkeit, Gleichheit und Freiheit begründen, an denen bestehende

22 Aus der Vielzahl der Analysen der Moderne habe ich als für unseren Zusammenhang geeignet die Veröffentlichung folgender Autoren erachtet: Jürgen Habermas, Ulrich Beck, Hans van der Loo/Wilhelm van Reijen, Wilhelm Schmid.

gesellschaftliche Verhältnisse gemessen werden können. Die Pointe dieser diskursethischen Begründung lautet somit: Wenn Subjekte sich um Verständigung bemühen, dann folgen sie dabei egalitären Normen und nehmen bereits eine Lebensform vorweg, die frei von Ungleichheit und Unterdrückung ist. Weil Verständigung in jeder Gesellschaft erforderlich ist, können diese Normen universelle Gültigkeit beanspruchen. Anders ausgedrückt: Mit der idealen Sprechsituation ist ein Modell gegeben, das sich systematisch gegen alle Versuche wenden lässt, Ungleichheit und Herrschaft normativ zu begründen» (vgl. Döbert/Nunner-Winkler, 1975, S. 30, zitiert in: Tillmann, 1993, S. 222). Der Diskurs als Ideal erfordert von seinen TeilnehmerInnen Empathie, Rollendistanz und Ambiguitätstoleranz (vgl. Krappmann, 1973).

Übertragen auf die Situation im Gesundheitswesen heißt das: Eine Pflegekraft ist darum bemüht, ihr Gegenüber, also die Patientin, den Patienten als gleichberechtigte PartnerIn zu sehen, sich in ihre spezifische Lebens- und Krankheitssituation hineinzuversetzen. Sie nimmt vorübergehend Abstand von den an ihre Rolle als Krankenschwester gebundenen Vorstellungen über den Genesungsprozess und toleriert und unterstützt gegebenenfalls Maßnahmen, die von ihrem Wissen und ihren Erfahrungen abweichen, jedoch das Ergebnis (der Konsens) des gemeinsamen Diskurses sind.

Ein rein zweckrationales Handeln (Habermas), in unserem Falle: hier die Krankheit, dort die medizinische Lösung, ist weder für die persönliche Entwicklung der Individuen noch für die wachsende Demokratisierung der Gesellschaft förderlich, also auch nicht für eine Demokratisierung in Medizin und Pflege, in der die Patienten vorwiegend noch Objekte der Behandlung sind.

Doch drängen sich hier einige Fragen auf: Findet die Pflegende in ihrem Alltag kommunikationskompetente, diskussionsfähige Partnerinnen oder den mündigen Patienten? Haben nicht auch die Patienten ein Rollenmuster gelernt, das sie unterwürfig und abhängig sein lässt? Sind sie nicht oft in einer so krisenhaften Situation, in der sie die eigenen Interessen weder artikulieren noch vertreten können?

Und was geschieht in der Kommunikation zwischen Pflegenden und Gepflegten mit der Macht des (Fach-)Wissens und der Erfahrungen, die die Pflegenden den Patienten voraushaben? Wie können sich Pflegende in so vielen, nicht idealen Sprechsituationen, die der Realität eigen sind, verhalten? Wie können sie es lernen, ihre kommunikative Kompetenz auch in solchen Situationen zur Wirkung kommen zu lassen? Ist es sinnvoll zu projektieren, dass die Pflege Anteil an der Persönlichkeitsentwicklung ihrer Patienten und damit (nach Habermas) an der Optimierung gesellschaftlicher Verhältnisse im Sinne zunehmender Demokratisierung hat? Ist das nicht ein zu hoher Anspruch? Der Forderung nach gleichberechtigt gestalteten Dialogen, herrschaftsfreien Beziehungen zu den Patienten und der Notwendigkeit, Empathie zu entwickeln – Aspekte, die Habermas als Voraussetzung kommunikativer Kompetenz nannte –, begegneten wir allerdings bereits in den meisten der dargestellten Pflegetheorien (vgl. Kap. 2).

Der Theorie von Habermas folgten kritische Auseinandersetzungen. Sie beziehen sich unter anderem auf die Dominanz der Sprache, auf die geringe Beachtung der leiblichen Dimension des Menschen, auf die Überbetonung der Vernunft gegenüber den Gefühlen und auf die strikte Trennung von instrumentellem und kommunikativem Handeln (vgl. Tillmann, 1993, S. 235–239; Loo/Reijen, 1997, S. 281–283). Die Kritik ist auch für die Diskussionen um die kommunikative Kompetenz der Pflege von Interesse. Denn Pflegehandlungen vermitteln sich niemals nur über die Sprache, sondern auch über den Körper. Darüber hinaus begegnen Pflegenden häufig dramatische Gefühle, bei sich selbst und bei den Patienten, die nicht allein rational überwunden werden können. Pflegende müssen nicht selten schnell und effektiv «zupacken». Es sind Situationen, in denen ein herrschaftsfreier Diskurs unangemessen ist. Zu einem späteren Zeitpunkt werden wir aus diesem Grunde den Begriff der kommunikativen Kompetenz durch den Begriff der interaktiven Kompetenz ersetzen, da er deutlicher Kommunikationsformen auch jenseits der Sprache einschließt (vgl. Kap. 5.2 und 7.3).

Beck beschreibt in seiner 1986 erschienenen Veröffentlichung «Risikogesellschaft. Auf dem Weg in eine andere Moderne» den Abschied von der Industriegesellschaft, die ihren Anfang im vorletzten Jahrhundert nahm und die allmähliche Entwicklung zur modernen Gesellschaft, die er durch verschiedene umfassende Risiken charakterisiert sieht.

In der Industriegesellschaft waren die Menschen – idealtypisch betrachtet – durch ihre Zugehörigkeit in gesellschaftliche Klassen oder Schichten, in einem Milieu verhaftet, das ihnen (moralische) Wertorientierung und Rollensicherheit bot. Sie waren in relativ stabile soziale Netze eingebunden, die Zugehörigkeit, Schutz, aber auch Kontrolle bedeutete. Biografische Verläufe waren in gewisser Weise vorhersehbar und ähnelten sich innerhalb sozialer Gruppierungen. Der Ausstieg aus der sozialen Klasse oder Schicht war eher die Ausnahme als die Regel (vgl. Beck, 1986). Die moderne, die Risikogesellschaft ist dagegen durch hohe soziale und räumliche Mobilität gekennzeichnet. Die Schichtung der Gesellschaft wird zwar nicht aufgehoben, aber die Schichtunterschiede verwischen sich. Die Auflösung von relativ verlässlichen Bindungen und Orientierungen innerhalb sozialer Milieus führt zu Verunsicherungen und zu individuellen Risiken. Entscheidungen und Verantwortung für den Lauf der eigenen Biografie liegen im hohen Maß in der Hand der Individuen selbst. «Der einzelne selbst wird zum Gestalter seines eigenen Lebens und damit auch zum ‹Auslöffler der Suppe, die er sich selbst eingebrockt hat.›» (Beck, 1983, S. 59) Von Beck wird diese Veränderung als «Individualisierungsschub» bezeichnet, eine Beschreibung, die frei von einem moralischen Urteil ist, wie es häufig im alltäglichen Brauch über den Zustand der gegenwärtigen Gesellschaft gefällt wird.

Der gewachsenen individuellen Freiheit, über den Verlauf des eigenen Lebens zu entscheiden und nicht mehr vorrangig an Traditionen gebunden zu sein, führt zu neuen sozialmilieuübergreifenden Abhängigkeiten wie z.B. von Sozialversicherung, Entwicklungen am Arbeitsmarkt, Versorgung in Institutionen wie Krankenhaus und Altenheim.

Es muss in «der individualisierten Gesellschaft ... der einzelne ... bei Strafe seiner permanenten Benachteiligung lernen, sich selbst als Handlungszentrum, als Planungsbüro in Bezug auf seinen eigenen Lebenslauf ... zu begreifen» (Beck, 1986, S. 217). Auslöser für die zunehmende Verunsicherung des Individuums sind nach Beck auch globale Risiken wie die Bedrohung durch Atomkraft und ökologischen Kollaps, Bedrohungen, die sich dem Einfluss des Einzelnen gänzlich entziehen.

Folgen wir der Beck'schen Analyse, so wird deutlich, dass wir im Gesundheitswesen auf Menschen treffen, die nicht nur potenziell Entscheidungsfreiheit besitzen, sondern sie auch nutzen müssen, da sie letztlich die Verantwortung für die Gestaltung ihres Lebens tragen. Jedes Lebensereignis, z. B. eine Erkrankung, fordert ihnen eine neue Planungsüberlegung, u. U. eine neue Weichenstellung ab. Denn die Suppe muss er selbst auslöffeln (s. o.).

Könnte es nicht sein, dass Menschen in existentiellen Krisen, wie sie akute oder auch chronische Erkrankungen darstellen, damit überfordert sind? Ist es da nicht einfacher, wenn andere wohlmeinend und fachlich abgesichert die Entscheidung übernehmen? Erleichtert eine eindeutige medizinische Diagnose und die mit Überzeugung vertretene Therapie von den Mühen eigener Überlegungen und Zweifel? Oder anders: Ist es nicht für Menschen höchst schwierig, sich in die Obhut einer von Dominanz geprägten Einrichtung wie das Krankenhaus, das Pflegeheim oder auch des ambulanten Pflegedienstes zu begeben, wenn man bisher gewohnt war, sein Leben selbst in die Hand zu nehmen, zu wählen und zu entscheiden? Müssen da nicht alle Energien für den Widerstand mobilisiert werden? Und wie ist es mit den Pflegenden selbst? Betrifft der «Individualisierungsschub» nicht auch professionelles Handeln? Und wie gehen Pflegende mit individuellen und gesellschaftlichen Verunsicherungen selbst um?

Zeigt nicht die Beck'sche Analyse der Risikogesellschaft die Notwendigkeit, der widersprüchlichen Situation von Freiheit einerseits und Abhängigkeit andererseits gerecht zu werden, indem im interaktiven (Aus-)Handeln neue Wege einer Auseinandersetzung mit dem Kranksein und gegebenenfalls dessen Überwindung gegangen werden?

3.2 Paradoxien der Moderne

Das Paradox zwischen individueller Freiheit und zunehmender Abhängigkeit wurde bereits bei Beck dargestellt. **Van der Loo und van Reijen** entfalten diese Idee weiter und beschreiben in ihrem Buch vier Paradoxien der modernen Gesellschaft (Titel: Modernisierung – Projekt und Paradox[23]).

Die Autoren verarbeiten dazu eine Vielzahl von Denkansätzen, die sich mit sozialen und psychischen Prozessen beschäftigen und versuchen diese beiden Disziplinen zu integrieren.

Modernisierung verstehen sie als ein «Knäuel von zusammenhängenden Prozessen. Diese Prozesse haben die Gesellschaft, die Mentalität, die Persönlichkeit und die physische Umgebung einschneidend verändert und ein Übergang von der traditionellen zur modernen Welt bewirkt (van der Loo/van Reijen, 1997, S. 262).

Modernisierung stellt sich in Phänomenen dar wie: «Wachstum industrieller Komplexe, in der eine Massenproduktion von Gütern erfolgt, ... zunehmende Urbanisierung, Terrainverlust von Religion und Magie, fortschreitende Rationalisierung des Denkens und Handelns, wachsende Demokratisierung, abnehmende soziale Unterschiede, fortschreitende Individualisierung (...) und weitere wirtschaftliche, soziale, politische und kulturelle Veränderung» (van der Loo, van Reijen, 1997, S. 12).

Die Autoren filtern im Projekt der Modernisierung vier Paradoxien heraus: das Paradox der Differenzierung, der Rationalisierung, der Individualisierung und der Domestizierung. Aus diesen Paradoxien erwachsen Probleme für das Leben in modernisierten Gesellschaften, die sich auf Solidarität, Legitimität, soziale Integration und Gleichgewicht beziehen.

Ohne nun auf die sehr komplexe Beschreibung der einzelnen Paradoxien und Prozesse der modernen Gesellschaften eingehen zu können, möchte ich die für die Pflege wichtigsten Eckpunkte der von van der Loo und van Reijen dargestellten Zukunftsoptionen herauslösen.

Die zunehmende zum Teil unüberschaubare Differenzierung der Gesellschaft (z. B. Aufgabenteilung und Spezialisierung) und die gleichzeitige Globalisierung (weltweites Wissen und weltweite Abhängigkeit) «führt zu einem steigenden Bedürfnis nach emotionaler Verankerung in einer vertrauten Umgebung» (Castells, 1993, zitiert in: van der Loo/van Reijen, 1997, S. 271), zum Wachstum von Solidarität und Ausbau des informellen Sektors der Wirtschaft (wie z. B. freiwillige soziale Arbeit, Übernahme von Fürsorgeleistung innerhalb von Familien- und Freundes-

23 Die Originalausgabe erschien 1990 in den Niederlanden. Deutsche Erstausgabe 1992. Zweite aktualisierte Auflage in Deutschland 1997.

kreisen, Tauschringe, Genossenschaften) und zur Wiederbelebung ethnischen und regionalen Bewusstseins (vgl. van der Loo/van Reijen, 1997, S. 269–274).

Die zunehmende Rationalisierung (Ordnen und Rationalisieren natürlicher und sozialer Wirklichkeit) zeigt, dass Nützlichkeit zum Maßstab jedweden Handelns wird. Menschliche Beziehungen werden von Sachlichkeit und juristischen Regelungen geprägt. Als Kehrseite dieser Medaille entwickelt sich der Wunsch nach «Face-to-Face-Gemeinschaften», die keinem Handlungs- und Effizienzdruck unterliegen, und in denen Machtunterschiede weitgehend aufgehoben sind (vgl. van der Loo/van Reijen, 1997, S. 274–283).

Im Prozess der zunehmenden Individualisierung gewinnt der Mensch die Befreiung vom «Terror der Uniformität» (van der Loo/van Reijen, 1997, S. 284). Er verliert jedoch gleichzeitig handlungsleitende Orientierungen, die ihm zuvor Tradition und Religion gegeben haben (vgl. Beck, Kap. 2.1). Die Welt wird zum «Supermarkt, in dem das Individuum nach Belieben aus einem überwältigenden Angebot von Weltanschauung, Werten, Normen, Ideen und Symbolen auswählen kann» (van der Loo/van Reijen, 1997, S. 284), aber auch von der Vielzahl der Informationen und wechselnden Überzeugungen überfordert werden kann, mit der Gefahr, sich selbst und das Bewusstsein über seine Identität darin zu verlieren. Offen ist für van der Loo und van Reijen, ob der Mensch diese Unsicherheiten und Ambivalenzen wachsenden Ausmaßes bewältigen kann.[24]

Schließlich zeigt der Prozess der Domestizierung die zunehmende Beherrschung der natürlichen und biologischen Kräfte an. Diese Befreiung des Ausgeliefertseins von den Gesetzen und den Unberechenbarkeiten der Natur, deren Nutznießer wir selbstverständlich und akzeptierend sind (wie z. B. auch Nutznießer der Errungenschaften der Medizin), leitet gleichzeitig den Prozess zunehmender Abhängigkeit von den sich immer komplexer entfaltenden Technologien ein. Diese verlangen dem Menschen ein hohes Maß an gegenseitiger Abstimmung ab (zu denken ist z. B. an die Arbeit im Operationssaal oder auf der Intensivstation) und haben eine steigende soziale Kontrolle zur Folge. «Die Domestizierung der natürlichen und körperlichen Prozesse kann nicht isoliert von einer weitgehenden Beherrschung von Affekten und Emotionen betrachtet werden» (van der Loo/van Reijen, 1997, S. 221). Die Anpassung des Menschen an die Erfordernisse einer Gesellschaft, die von komplizierter Technologie durchzogen und beherrscht wird, geschieht jedoch weniger durch Machtausübung und Strafe, sondern entsteht

24 «Angesichts der Tatsache, dass es in der postmodernen Kultur keine festen Kriterien und Werte mehr gibt, an denen das Leben ausgerichtet werden könnte, besteht die Gefahr, dass nicht derjenige mit den besten Argumenten oder mit den nachstrebenswertesten Idealen, sondern der mit dem größten Mundwerk und den stärksten Ellenbogen das Sagen bekommt» (van der Loo/van Reijen, 1997, S. 292).

einerseits durch Einsicht und andererseits durch Gewöhnung an die Eigendynamik der Technologie selbst.[25] Diese Anpassungsprozesse werden im Laufe der Sozialisation in den unterschiedlichen gesellschaftlichen Institutionen eingeübt, von der Familie über die Schule bis zum Altersheim. «Die Entwicklung einer sehr komplexen technologischen Beherrschungsapparatur», so fassen van der Loo und van Reijen zusammen, «führt nicht nur zur Notwendigkeit einer Koordinierung des sozialen Handelns, sondern auch zu einem höheren Maß an Selbstdisziplin» (van der Loo, van Reijen, 1997, S. 261).

Bietet der Holismus, in dem «die natürliche und die soziale Wirklichkeit als ein Ganzes von Phänomen und Prozessen gesehen wird, die in dauernder Interaktion miteinander stehen» (van der Loo/van Reijen, 1997, S. 295), einen Ausweg aus den Paradoxien, die den Menschen in der Moderne auferlegt werden? Van der Loo und van Reijen lassen diese Frage offen, denn ihr Anliegen ist die Beschreibung gesellschaftlicher Verhältnisse und ihrer Veränderungen, die jedoch nur eine kurze Reichweite in die Zukunft besitzen.

Paradoxien, die van der Loo und van Reijen als charakteristisch für Menschen in modernen Gesellschaften beschrieben haben, bilden sich im Individuum als Verunsicherung ab, als gegensätzliche Anforderung, die nicht unter einen «Hut zu bringen» sind, als disparate Wünsche und Entscheidungsverzögerungen. Jede Entscheidung hat ein doppeltes Antlitz. Wählt z. B. die alte Dame das Altersheim als einen Ort, in dem sie medizinisch und pflegerisch gut versorgt ist, dann nimmt sie damit gleichzeitig eine ihr ungewohnte Regulierung und Kontrolle ihrer Person in Kauf. Wählt Herr B. für die Behandlung seiner Krankheit das renommierte Krankenhaus, das mit allen Raffinessen der Medizintechnologie ausgestattet ist, so begegnet ihm im Gegenzug dazu unter Umständen die Kühle des dortigen Milieus. Sind das die Alternativen? Und welche Rolle spielt darin die Pflege?

Sind gerade die Institutionen des Gesundheitswesen, in denen es nicht selten um Leben oder Tod geht, meist jedoch um bedeutende Weichenstellungen, Orte, an denen die Menschen unter Umständen den Abstand vom «Lebenskampf draußen» erwarten, ein Ort, an dem auch heftige Gefühle unzensiert ihren Platz haben, wo sie Solidarität und wenigstens vorübergehend ein Netz zugewandter Beziehung erleben? Rührt daher die oft beschriebene emotionale Überforderung der Pflegenden? Zum Beispiel dann, wenn von den Pflegenden Ersatzpartnerschaft und die Schaffung von Ersatzmilieus erwartet wird, in dem die Patienten, gerechtfertigt durch ihre Krankheit und Schwäche, ihre Selbstverantwortung abgeben? Heißt das, dass Institutionen des Sozial- und Gesundheitswesens nicht nur zu

25 So ist z. B. der Pilot eines Flugzeuges gezwungen, seinen heftigen Liebeskummer zu beherrschen und sich auf die Arbeit im Cockpit ganz und gar zu konzentrieren. Es ist für ihn eine Selbstverständlichkeit.

«Reparatureinrichtungen» werden, sondern auch zu Auffangbecken psychischer Belastungen? Gibt es auch dazu keine Alternative?

3.3 Lebenskunst – Perspektiven für die Gestaltung der Zukunft

Als Philosoph schlägt nun **Schmid** einen anderen Weg ein. Ausgehend von der gegenwärtigen Situation der Gesellschaft und den Analysen, die darüber existieren, entwirft er das Bild einer «anderen Moderne», in dem das Individuum sein Leben in die Hand nimmt, Lebenskunst entwickelt. «Unter Lebenskunst wird grundsätzlich die Möglichkeit und Anstrengung verstanden, das Leben auf reflektierte Weise zu führen und es nicht unbewusst einfach nur dahingehen zu lassen» (Schmid, 1999 a, S. 10).

Diese als andere Moderne bezeichnete Zeitspanne (die der Moderne bzw. der Postmoderne folgt) ist nicht ein abstraktes oder visionäres Zukunftsprojekt, vielmehr sind die Anzeichen der anderen Moderne bereits in den Wünschen, den Ängsten, den Handlungen der Menschen der Gegenwart aufzufinden.[26] Von der Verunsicherung der Menschen in der Gegenwart – als Kehrseite der gewonnenen Freiheit und Erlösung von einschränkenden Traditionen und Normen – war bereits in den vorangegangenen Analysen durchgehend die Rede (vgl. Kap. 3.1 und 2).

In der Philosophie der Lebenskunst, so wie sie Schmid entwirft, geht es jedoch nicht um eine neue «Sollens-Moral», in der den Menschen «die Einhaltung verbindlicher Pflichten und die strikte Befolgung von Grundsätzen» vorgeschrieben werden (Schmid, 1999 a, S. 12), nicht um eine «Anweisung zum guten Leben», sondern um eine «Auseinanderlegung all dessen, was für eine Lebensführung überhaupt von Bedeutung, optativ Möglichkeiten eröffnend» (Schmid, 1999 a, S. 10) ist.

«Jenseits von Optimismus und Pessimismus (z. B. über den Zustand der Gesellschaft oder die Situation der Individuen darin, Anm. der Autorin) kann Lebenskunst dazu dienen, die Fülle des Lebens in seiner ganzen Spannweite zu erfahren und nicht bei der Erfahrung des Nichts, das um uns her uns angähnt, stehenzubleiben» (Schmid, 1999 a, S. 13).

---

26 Anzeichen dafür ist auch, dass ausgehend von Paris in mehreren Großstädten in Europa, z. B. auch in Berlin, sogenannte philosophische Cafés entstanden sind, in denen Menschen über zentrale Lebensfragen philosophieren. Diese Art des Philosophierens hebt sich jedoch von der wissenschaftlichen, von der universitären Philosophie ab, auch wenn ihre Wurzeln dort liegen.

Als grundlegende Aspekte der reflektierten Lebenskunst bezeichnet Schmid: das Leben in Widersprüchen, die Aufmerksamkeit auf soziale und ökologische Zusammenhänge, die Möglichkeiten der Wahl, die Bedeutung des Selbstbewusstseins, die Fähigkeit zur Sorge, die Offenheit für Erfahrungen (vgl. Schmid, 1999 a, S. 88).

In den vorangegangenen soziologischen Analysen wurde bereits deutlich, dass die Entbindung des Individuums von Traditionen und allgemein gültigen Werten und Normen, die zum großen Teil auch religiös und weltanschaulich verankert waren, dazu führt, dass das Individuum gezwungen ist, über seinen Lebensweg weitgehend selbst zu entscheiden und in der Regel nicht davon ausgehen kann, dass andere ihm diese Mühe und Verantwortung abnehmen bzw. übernehmen.

Die Notwendigkeit der Entscheidung – oder bei Schmid die Möglichkeit der Wahl – als einem zentralen Aspekt der Lebenskunst ist im Zusammenhang des Themas Beratung in der Pflege von besonderem Interesse und soll deshalb im Folgenden erörtert werden. «Denn das große Problem in modernen Gesellschaften», so formuliert es Schmid, «ist nicht, dass die Lebensführung zu sehr gegängelt wurde, sondern dass sie behandelt wurde, als verstünde sie sich von selbst» (Schmid, 1999 a, S. 119). Könnte es also sein, dass es eine Aufgabe der Pflege ist, Menschen, die durch Krankheit und Behinderung aus ihrem gewohnten Lebensplan geworfen sind, bei der Entscheidungsfindung über die weitere Gestaltung ihres Lebens zu unterstützen, eine gute Wahl zu treffen? Eine ähnliche Frage wurde bereits bei der Darstellung der Pflegetheorien aufgeworfen (vgl. Kap. 2). Pflegende als professionelle Helfer also in einem lebenslangen Sozialisations- und Bildungsprozess?[27]

In Bezug auf die Möglichkeit der Wahl sieht Schmid drei Schwierigkeiten für die Menschen der Gegenwart:

1. Die Möglichkeit der Wahl wird zur Notwendigkeit, d. h. wir können nicht die Nicht-Wahl wählen, «höchstens um den Preis der Benachteiligung» (vgl. Beck, Kap. 3.1).
2. Wir sind nicht vorbereitet, nicht mit ausreichenden Fähigkeiten ausgestattet, wir sehen uns meist nicht als selbstmächtiges Individuum, das in der Lage ist, eine reflektierte Wahl zu treffen.
3. Wir müssen verzichten, denn jede Entscheidung verschließt, zumindest vorübergehend, die große Vielfalt anderer Möglichkeiten aus (vgl. Schmid, 1999 a, S. 189–190).

27 Schmid beschäftigt sich allerdings nicht mit den professionellen Helfern, sondern ganz ausschließlich mit der Situation des «privaten» Individuums. In seinem Blick ist vorrangig nur die Schule, die als Förderer der Fähigkeit, das Leben kunstvoll zu gestalten, auftreten soll (vgl. Schmid, 1999 a, S. 317–324: Lebensgestaltung als Schulfach).

Voraussetzung, um eine Wahl überhaupt treffen zu können, ist das Bewusstsein darüber, eine Wahl zu haben und ausreichend Wissen und psychische Kraft zu besitzen, eine dem eigenen Lebensweg und den Zukunftsperspektiven angemessene Entscheidung zu treffen. Diese mit Selbstmächtigkeit bezeichnete Kompetenz schließt jedoch auch die Notwendigkeit ein, die «Reichweite der eigenen Macht kennen zu lernen, ferner die Unmöglichkeit der Wahl und die eigene Macht wahrzunehmen, ein reflektiertes Verhältnis auch hierzu zu gewinnen und Kreativität aufzuwenden für die Arbeit an Bedingungen oder den Umgang mit ihnen» (Schmid, 1999 a, S. 192). Der Entscheidungsfindung unabdingbar ist eine Beratung mit sich selbst und mit anderen (vgl. Schmid, 1999 a, S. 200). Diese Beratung hat das Ziel, zur Wahl zu verhelfen und eine kluge Wahl zu treffen (vgl. Schmid, 1999 a, S. 211–214).

Ein weiterer oben genannter, für unsere Fragestellung grundlegender Aspekt der reflektierten Lebenskunst ist die Fähigkeit zur Sorge.

Eigentlich, so resümiert Schmid, steht die Sorge für andere nicht im Zentrum des Interesses der Menschen in der Moderne. Zu sehr sind sie mit ihrer «Ich-Identität in einem Selbstkult» gefangen, der die «universelle Sorglosigkeit sucht» (Schmid, 1999 a, S. 265). Aus diesem Grunde ist ein moralischer Appell zur Sorge für andere von vornherein zum Scheitern verurteilt. Schmid zeigt dagegen auf, dass «kluges Eigeninteresse eines Subjekts notwendigerweise das Interesse für andere umfasst» (Schmid, 1999 a, S. 266). Dies kann entweder aus freiem Interesse geschehen. Das Individuum schränkt in der Sorge seine eigenen Lebensmöglichkeit partiell ein, doch gleichzeitig bringt es ihm einen «Gewinn an Lebensmöglichkeiten für das Selbst mit sich, da die übernommene Aufgabe auf das Selbst zurückwirkt und zu guter Selbst-Steigerung beiträgt» (Schmid, 1999 a, S. 266). Oder aber die Sorge um den anderen geschieht aus Einsicht in die Wechselbeziehung von Sorge, da nur das eigene Engagement auf die Dauer Voraussetzung schafft, selbst Sorge zu erhalten oder bereit zu sein, sie anzunehmen.

Schmid begründet die Unverzichtbarkeit der Selbstsorge unter anderem damit, dass nur das «selbstmächtige Selbst», das aus der Selbstsorge hervorgeht, «über diejenige innere Kohärenz, die die Sorge für andere, sei es aus Klugheitsgründen oder aus freiem Interesse, zu gewährleisten vermag» verfügt (Schmid, 1999 a, S. 267). Schmid hebt damit von traditionellen Erwartungen des Helfens ab, in denen es nur um die selbstlose Sorge für andere geht (karitative Tradition).

Ziel der Sorge ist es jedoch in keinem Fall, den anderen in eine dauerhafte Abhängigkeit zu versetzen, sondern ihn zur psychischen oder physischen Selbstpflege zu befähigen (vgl. Schmid, 1999 a, S. 268; Orems Konzept der Selbstpflege). Ziel ist vielmehr, Menschen darin zu unterstützen, dem eigenen Leben Sinn zu verleihen, das Leben zu verstehen, eben auch den Sinn von Krankheiten und Schmerzen (vgl. Schmid, 1999 a, S. 293–297; S. 340–347).

Obwohl die Veröffentlichung von Schmid, wie schon erwähnt, kein Fach- oder Anleitungsbuch für Angehörige helfender Berufe ist, gibt es doch viele Anregungen, um den Akt professionellen Helfens, einschließlich der Pflege, zu reflektieren.

Wird die Pflege, dem Konzept von Schmid folgend, von einem übermäßigen Anspruch, Verantwortung für die Patienten zu übernehmen und von dem Versuch, Krankheiten mit Erfolg zu überwinden, entlastet? Oder wird sie im Gegenteil überfrachtet mit der Forderung, das ganze Leben in den Blick zu nehmen und sich nun mit der Lebenskunst der Patienten zu beschäftigen? Und wie sieht es mit der Selbstpflege der Pflegenden aus, ihrer Selbstmächtigkeit und ihrer Fähigkeit, den Weg einer reflektierten Lebenskunst zu gehen?

3.4 Schlussfolgerungen und neue Fragen

Angesichts gesellschaftlicher Umwälzungen in der Moderne (vgl. Habermas, Beck, van der Loo/van Reijen) und der Perspektive, die sich daraus für eine andere Moderne abzeichnen (Schmid), erscheint die Situation im Gesundheitswesen teilweise wie ein anachronistisches Relikt aus eigentlich vergangenen patriarchalen Zeiten.

Individualismus und Autonomie kennzeichnen die Situation des Einzelnen in der Gesellschaft, eine Entwicklung, die jedoch mit neuen Abhängigkeiten verbunden ist. Entscheidungen, die eigene Biografie betreffend, liegen zu großen Teilen bei den Menschen selbst und sie tragen Verantwortung für die Wahl, die sie treffen. Das waren zusammengefasst die Aussagen der bisherigen Analysen.

Wie ist es dann möglich, dass sich im Gesundheitswesen noch mehr oder weniger große Restbestände autoritärer Fixierungen halten und insbesondere an die Position und Rolle des Mediziners gebunden sind, aber in seinen Fußstapfen auch für andere Berufe des Gesundheitswesen noch Gültigkeit besitzen? Das Bemühen im Gesundheitswesen, kundenorientiert zu arbeiten und dabei den mündigen Patienten im Blick zu haben, ist das schon weitreichende Realität oder doch vor allem Wortgeklingel?

Könnte der Grund, dass die gesellschaftlichen Veränderungen nur mit großer Verzögerung im Gesundheitswesen ankommen, darin liegen, dass mit den Themen, die dort verhandelt werden, nicht zu spaßen ist, da es um zum Teil schwerwiegende existentielle Fragen geht und dass Patienten ohne Unterstützung überfordert sind und deshalb fast alles mit sich machen lassen?

Patienten beklagen, dass sie sich in den Einrichtungen des Gesundheitswesens alleingelassen fühlen, dass sie nicht mehr die Sicherheit und Geborgenheit erfahren, die sie früher im Krankenhaus oder im Pflegeheim erlebten oder erwarteten. Allein gelassen fühlen sie sich auch mit den im Verlauf ihres Krankseins, Älterwerdens, Behindertseins auftauchenden Ängsten und deren Bewältigung. Halt und

Beistand vermissen sie im Prozess des Sterbens. Sie mahnen ein technisch funktionales Klima und Handeln an. Verunsicherung also auch im Gesundheitswesen, nicht nur bei den Patienten, alten Menschen und Behinderten, sondern auch bei den Pflegenden, die einerseits die Adresse vieler der Klagen sind und andererseits ihre Vorstellungen von guter Pflege nicht (mehr) realisieren können, unzufrieden werden.

Gesucht wird etwas, das Anpassung und Hörigkeit auf der einen Seite und Kälte und Funktionalität auf der anderen überwindet. Kann Beratung dieses «Etwas» sein? Viele der Aussagen und Ziele der Pflegetheorien, aber auch die Entwicklung in der nachindustriellen Gesellschaft, die Auswirkungen auf das Selbstverständnis der Individuen haben – so wie es uns die soziologischen Analysen verdeutlichen – legen nahe, dass Menschen im Gesundheitswesen wie an vielen anderen Orten professionelle Unterstützung benötigen, damit sie sich der Notwendigkeit der Wahl nicht verschließen (Schmid)[28]. Aber sind die Pflegenden dafür die adäquate Adresse? Haben wir nicht dafür andere Professionen, allen voran die Psychotherapeuten, Psychologen, Seelsorger, Sozialarbeiter und Sozialpädagogen?

Bevor wir diesen Fragen nachgehen, sollte zunächst ein Blick in die alltägliche Realität der Interaktion zwischen Pflegenden und Gepflegten geworfen werden.

28 Selbstverständlich sind auch Laien (Angehörige, Freunde, etc.) wie bisher schon unterstützend. Es ist jedoch zu fragen, ob dies in jedem Falle ausreicht.

4. Alltägliche Situationen I: Beratungsbedarf im Pflegealltag

Die im Kapitel 2 eingenommene pflegetheoretische Perspektive zeigte durchgehend die Bedeutung der Beziehung. Allgemein formuliert ist das Ziel der Pflege, das Wohlbefinden der Patienten zu sichern und zu steigern und die somatischen Genesungsprozesse zu fördern. Eine gute Wahrnehmung der Situation des Patienten, die Fähigkeit, sich in seine Situation hineinzuversetzen, das eigene Fachwissen, die Erfahrungen und Kenntnisse zur Verfügung zu stellen und sie gegebenenfalls über Gespräche zu vermitteln, sind dafür Voraussetzung. In dieser Weise beratend tätig zu sein, geht von einem Bild relativ passiver Patienten und relativ aktiver Pflegender aus. Darüber hinaus liegt der Fokus der Beratung vorrangig auf der aktuellen Krankheitssituation und deren unmittelbaren Erfordernissen. Die meisten Pflegenden werden ein solches Bild von Beratung mehr oder weniger bewusst vor Augen haben und diesem auch gerecht zu werden versuchen.

Doch vor allem interaktionistische Pflegetheorien, aber auch die Modelle von Benner und Käppeli versuchen ein umfassenderes Bild von Beratung und Pflege. Diese beziehen die Lebenswelt und den Alltag der PatientInnen handlungsleitend in ihre Pflegehandlungen ein, sehen die Pflege eingebunden in den Prozess persönlichen Wachstums, bzw. der Persönlichkeitsentwicklung und stellen Pflegende und Gepflegte in die Position gleichberechtigter Dialogpartner.

Eine solche Entwicklung ist auf dem Hintergrund der vorgestellten soziologischen und philosophischen Analysen folgerichtig. Der Mensch, also auch die Patientin, sieht sich gezwungen, ist bereit oder wünscht es dezidiert, die Entscheidung über ihr Leben selbst zu treffen. Diese Fähigkeit ist an einen lebenslangen Sozialisationsprozess gebunden und wird im Austausch mit anderen erlernt.

Die pflegerische Antwort in Lehrbüchern der Pflege und anderen Publikationen darauf ist der «mündige Patient», die «patientenorientierte Pflege». Viele Pflegende werden eine solche Vorstellung für sich in Anspruch nehmen.

Wie sehen nun die alltäglichen Situationen in der Pflege aus? Und in welcher Weise begegnen Pflegende ihren PatientInnen?

Im Alltag der Pflege gibt es unzählige Situationen, die nach Gesprächen oder auch Beratungen verlangen. Werden diese Anlässe wahrgenommen? Welche Ziele werden verfolgt?

4.1 Szenen aus dem Alltag[29]

Anmeldung im Pflegeheim

Frau Mechler, etwa 75 Jahre alt, hat sich schon vor einigen Jahren in einem Alten- und Pflegeheim ihres Wohnortes angemeldet. Sie ist verwitwet. Sie wohnt etwa 50 Kilometer entfernt von der Familie ihres Sohnes. Der Sturz in der Wohnung, der lange Aufenthalt im Krankenhaus und in der Rehabilitationsklinik haben ihre Situation so verändert, dass trotz Unterstützung eines ambulanten Pflegedienstes ihre tägliche Versorgung unsicher geworden ist. Zunehmende Gedächtnisschwierigkeiten machen ihr zusätzlich das Leben schwer, ebenso ihre Ängste in der Nacht. Die Befürchtung eines erneuten Sturzes beschäftigt sie, die Unterbringung in einem Pflegeheim erscheint ihr sicherer und entlastend. So entschließt sich Frau Mechler zum Umzug ins Heim. Ihre Kinder sind ebenfalls erleichtert, da sie sehr besorgt sind, und unterstützen den Schritt.

Es wird ein Termin im Heim vereinbart, um das genaue Vorgehen zu besprechen. Ihre Schwiegertochter begleitet sie.

Frau Abel, die Pflegedienstleiterin, empfängt sie in ihrem Büro. Frau Mechler ist der Pflegedienstleitung nicht persönlich bekannt. Sie hat sich jedoch die knappen Daten, die in den Unterlagen zu finden sind, angeschaut. Frau Mechler kennt das Heim kaum. Sie weiß vom guten Ruf des Hauses. Sie hat vor Jahren dort einige Male eine Bekannte aus der Nachbarschaft besucht. Diese ist jedoch inzwischen verstorben.

Frau Abel fragt Frau Mechler nach den Motiven für ihre gegenwärtige Entscheidung. Sie berichtet im oben beschriebenen Sinne. Sie ist jedoch etwas aufgeregt, so dass die Schwiegertochter häufig ergänzt. Frau Abel überreicht nun beiden Frauen den neuen Prospekt des Heimes und erläutert die Einrichtung mit allen Vorzügen, die sie zu bieten hat. Frau Mechler wird während des Berichtes der Pflegedienstleitung ziemlich nervös und wirft ab und zu ins Gespräch: «... aber so viele fremde Menschen ... ich brauche Diät ... wissen Sie, ich habe eine so schlechte Verdauung ... werde ich auch einen Balkon haben? ... ich werde meinen Garten sehr vermissen, auch wenn ich ihn in den letzten Jahren nicht mehr recht pflegen konnte ... Zweibettzimmer, ja ich weiß ... aber wer wird noch im Zimmer sein? Ich habe so einen schlechten Schlaf.»

---

29 Die Szenen sind, wenn nicht anders gekennzeichnet, aus der Supervision mit Pflegenden und aus der Studie «Fremde Welt Pflegeheim» (Koch-Straube 1997) entnommen.

Frau Abel versucht sie zu beruhigen, indem sie ihr versichert, dass sie unter den vielen anderen Menschen sicher bald Freunde findet, dass sie sich sicher bald wohl fühlen wird in ihrem neuen Zuhause, und dass für eine gute Pflege von freundlichen Schwestern und die richtige Diät auf alle Fälle gesorgt ist. Die Schwiegertochter pflichtet Frau Abel bei und macht ihre Schwiegermutter auf den schönen Garten draußen aufmerksam und das insgesamt so freundliche Ambiente des Hauses. Frau Mechler wird schweigsam. Ihr Blick wirkt abwesend.

Den weiteren Ablauf und die Formalitäten bespricht Frau Abel nun vorwiegend mit der Schwiegertochter. Sie vergewissert sich jedoch bezüglich der Richtigkeit der Geburtsdaten und des Wohnortes bei Frau Mechler selbst. Die Frage nach ihren Hobbys bringt Frau Mechler wieder ins Gespräch. Sie erzählt von ihrer Liebe zu Blumen, und dass sie gerne Musik hört. Früher hat sie viel Handarbeiten gemacht, gestrickt vor allem, das aber fällt ihr zunehmend schwerer. Die Pflegedienstleiterin weist sie auf die Singgruppe und die Beschäftigungstherapie hin, in der sie sicher viele Anregungen erhalten wird. Diese finden einmal pro Woche statt und sie ist herzlich eingeladen, auch jetzt schon, vor ihrem Einzug daran teilzunehmen.

«Sie waren doch früher Lehrerin. Da können Sie sich doch in den Heimbeirat wählen lassen.» Frau Abel erzählt von den Aufgaben des Heimbeirates und dass es gar nicht so einfach ist, aktive Bewohner dafür zu finden. Doch Frau Mechler scheint nicht mehr zuzuhören. Und so wendet sich Frau Abel wieder der Schwiegertochter zu, um das Gespräch allmählich abzuschließen. Zuletzt bietet Frau Abel noch einen kurzen Rundgang durchs Haus an, Speisesaal, Aufenthaltsräume, Raum der Beschäftigungstherapie, Teeküche auf einer Etage und ein Zweibettzimmer. Frau Mechler lobt das schöne Badezimmer. Die Pflegedienstleiterin verabschiedet sich im Foyer von den beiden Frauen und empfiehlt ihnen einen Spaziergang durch den Garten, «wo doch heute endlich die Sonne wieder so schön scheint … Ich freue mich auf Sie, Frau Mechler. Machen Sie sich keine Sorgen, wir regeln alles in Ihrem Sinne. Es wird sicher gut werden».

Frau Abel geht in ihr Büro zurück. Sie spürt, dass das Gespräch irgendwie nicht gut gelaufen ist. Sie fragt sich, ob Frau Mechler wirklich bereit ist, ins Heim zu gehen … Aber laufen die Gespräche nicht meistens so? Frau Mechler hat ja noch nicht unterschrieben, warum eigentlich nicht … Sie kann ja noch einen Rückzieher machen … Im Büro läutet das Telefon, eine Anfrage des Sozialdienstes im Krankenhaus wegen dringend notwendiger Heimaufnahme einer Patientin.

Warum ist Frau Abel mit dem Gesprächsverlauf nicht recht zufrieden?
Was hat sich bei diesem Gespräch als vorrangiges Ziel herausgeschält?
Wie hat sich Frau Mechler wohl gefühlt?
Welche Gedanken sind ihr durch den Kopf gegangen, haben sie vom Gespräch abgelenkt?

Und die Schwiegertochter? Was könnte sie beschäftigt haben, als die beiden Frauen das Haus verließen?

Wie wird es Frau Mechler in den Tagen ihres Umzugs gehen, wie in den ersten Monaten? Und danach?

Blinddarmoperation

Frau Zimmermann, Anfang 20, liegt im Krankenhaus. Sie ist eine hübsche, attraktive Frau, sie wirkt freundlich. Heute jedoch beansprucht sie übermäßig die Pflegenden. Verlangt nach diesem und jenem. Sie klagt über Schmerzen und darüber, dass sie ihren Freund telefonisch nicht erreichen kann. Schließlich bleibt Frau Fiweg, eine der älteren Krankenschwestern, ein wenig länger bei ihr und fragt sie: «Was ist eigentlich mit Ihnen los?» Frau Zimmermann erschrickt ein wenig und sagt dann schließlich: «Wissen Sie, ich war noch nie im Krankenhaus und morgen die Operation ...»

«Fühlen Sie sich hier nicht wohl?» fragt Frau Fiweg.

«Doch, doch ... alle sind sehr freundlich zu mir ... nur, ich habe eine Freundin, die ist Krankenschwester. Und was die mir manchmal für Horrorgeschichten aus dem Krankenhaus erzählt ... Wie ist das eigentlich mit der Operation? Ich kenne das ja nur aus dem Fernsehen. Und das sieht immer schrecklich aus.»

Verständlicherweise hat sie Angst, denkt Frau Fiweg, so jung und unerfahren mit Krankheiten. Sie antwortet ihr: «So eine Blinddarmoperation ist ja eine Kleinigkeit, die werden Sie, so jung und so gesund wie Sie sind, gut überstehen. Bald werden Sie die Schmerzen los sein. Sie werden wieder tanzen oder was immer Ihnen Spaß macht, tun.»

«Ja, darauf freue ich mich auch, endlich wieder ... aber ...»

«Heute Abend kommt noch einmal der Arzt und die Anästhesistin, sie werden mit Ihnen über die OP sprechen. Die können Sie genau fragen, wie alles abläuft.»

«Gut», antwortet Frau Zimmermann, «ich werd's schon überleben.»

Wenig ist über Frau Zimmermann bekannt. Und eine Blinddarm-OP ist in der Regel ja wirklich eine Kleinigkeit.

Weiß Frau Fiweg jetzt mehr über Frau Zimmermann? Ist es ihr gelungen, sich in die Situation von ihrer Patientin hineinzuversetzen? Ist es wirklich nur die Angst vor der Operation, die Frau Zimmermann beschäftigt?

Mit welchem Ziel führt Frau Fiweg das Gespräch? Ist es ihr gelungen, dieses Ziel zu erreichen?

Was könnte Frau Zimmermann noch außer der Angst vor der Operation beschäftigen? Ist diese Angst gar nicht die wesentlichste Beunruhigung?

Angst vor der Entlassung

Herr Paul: «Ich werde ja bald entlassen. Wie soll das nur zu Hause weitergehen? Mit diesem künstlichen Darmausgang. Meine Frau wird sich vor mir fürchten.»

Schwester Sigrid: «Sie lernen ja hier, die Versorgung selbst zu übernehmen, und können das ja schon ganz gut.»

Herr Paul: «Aber das stinkt doch immer so. Und der ganze Kram, der da im Bad rumfährt. Ich fühle mich so behindert in allem. Das ist doch kein Leben mehr!»

Schwester Sigrid: «Im Krankenhaus kriegt man schnell so trübe Gedanken. Aber draußen gibt's doch viele Ablenkungen. Ihre Arbeit, Ihre Familie ... Sie werden sich viel besser fühlen und die medizinische Prognose ist doch sehr gut. Das haben Ihnen doch die Ärzte bestätigt.»

Herr Paul: «Ja, das ist wunderbar. Ich hatte ja solche Angst, dass ich nicht mehr auf die Beine käme.»

Schwester Sigrid: «Na, sehen Sie.»

Eine kleine Pause.

Herr Paul: «Meine Frau, das war so schön früher. Die Reisen miteinander (...)» Herr Paul erzählt länger. Schwester Sigrid setzt sich zu ihm und hört ihm aufmerksam zu. Schließlich in einer Redepause unterbricht sie ihn.

Schwester Sigrid: «Sie haben so viel Schönes erlebt, da würden sich andere die Finger danach schlecken. Langsam werden Sie sich an Ihre veränderte Situation gewöhnen und bestimmt wieder schöne Reisen machen.»

Herr Paul: «Ja, hoffen wir's.»

Schwester Sigrid hat sich viel Zeit genommen. Herr Paul hat eine aufmerksame Zuhörerin gefunden. Welche Wirkung hat diese Zuwendung von Schwester Sigrid auf Herrn Paul?

Herr Paul konnte eine Erinnerungsreise in die Zeit unternehmen, in der er sich noch als vollwertiger Mensch fühlte. Was ist mit seinen Befürchtungen vor dem Leben außerhalb des Krankenhauses?

Die alte Frau, die nicht gut versorgt ist

Ambulanter Pflegedienst in einer ländlichen Gegend mit weit verstreuten Bauernhöfen. Frau Zimmer betreut einmal in der Woche eine alte Bäuerin, die auf dem Altenteil ihres Hofes wohnt. Ihre Tochter und der Schwiegersohn haben den Hof vor Jahren übernommen. Ein neunjähriger Sohn gehört auch zur Familie.

Frau Zimmer trägt die Situation in einer Supervision vor. Sie beschreibt, wie schwer es ihr jedes Mal fällt, nach B. zu fahren, weil sie sich dort in einer aussichtslosen Lage befindet, eigentlich nichts an der schlimmen Situation, die sie jedes Mal dort findet, ändern kann.

Sie beschreibt die alte Bäuerin als eine nicht besonders freundliche und redselige Frau, die sich dennoch bei jedem Besuch über ihre Tochter heftig beklagt.

Ihr Hauptvorwurf ist, dass sie nicht genug zu essen bekommt. In der Tat lässt auch die Körperpflege zu wünschen übrig und gekleidet ist sie eher schlampig.

Frau Zimmer ist empört über die Tochter, empfindet wachsende Wut ihr gegenüber. Immer wieder nimmt sie sich vor, die Tochter anzusprechen. Doch diese verschwindet meistens, wenn Frau Zimmer auftaucht. Auch der Schwiegersohn ist selten zu sehen. Nur der Junge spielt manchmal in der Nähe seiner Großmutter. Er macht auf Frau Zimmer einen etwas verlorenen Eindruck.

Über Monate bleibt die verfahrene Situation unverändert. Frau Zimmer würde am liebsten den «Fall» abgeben. Sie hat den Eindruck, grundsätzlich nichts an der Situation der alten Bäuerin verbessern zu können. Daran ändert auch nichts, dass sie ihr jedes Mal etwas zu essen mitbringt. Ihr Unbehagen und ihre Wut steigern sich. Manchmal kann sie aus diesem Grunde nachts nicht mehr schlafen.

Es kommt weder mit der alten Frau noch mit ihrer Familie ein Gespräch zustande. Die Situation wird trotz großen Unbehagens durchgehalten.

Warum wagt Frau Zimmer kein Gespräch? Und was hindert sie daran?

Was geht wohl in der alten Bäuerin vor?

Und wie fühlt sich die Tochter, wenn der ambulante Dienst kommt? Wie betrachten der Schwiegersohn und der kleine Junge vermutlich die Situation?

Tagesklinik

Frau Reinhardt, etwa 55 Jahre alt, leidet an Depressionen. Heute ist sie besonders schlecht drauf. Sie sitzt fast «leblos» in einem abgeschabten Sessel (ihr bevorzugter Platz), lässt sich zu keiner Aktivität motivieren. Nicht mal beim gemeinsamen Morgenlied, an dem sie sich sonst gerne beteiligt, ist sie dabei. Zwischendurch hört man sie mit einem ganz leisen Stimmchen wimmern. Alle Versuche, sie ein wenig aufzumuntern, sind vergeblich. Schließlich setzt sich der Altenpfleger, Herr Winter, zu ihr. Er schweigt eine Weile, bis Frau Reinhardt den Kopf ein wenig hebt und ihren Nachbarn anschaut. Sie wirkt auf ihn wie ein kleines, hilfloses Kind.

Herr Winter: «Sie murmeln etwas vor sich hin, doch leider kann ich nichts verstehen.»

Frau Reinhardt schaut noch einmal zu Herrn Winter auf und sagt nach einer Weile: «Ach, wissen Sie» und verstummt wieder.

Herr Winter: «Ja, ich weiß nicht, was Sie beschäftigt, und ich weiß auch nicht, ob Sie mir davon erzählen wollen.»

Frau Reinhardt starrt vor sich hin und spricht scheinbar ins Leere: «Ich bin so besorgt, wie meine Untersuchungsergebnisse sein werden. Ich war doch beim Arzt. Ich weiß gar nicht, was ich machen soll.»

Herr Winter: «Was meint denn der Arzt?»

Frau Reinhardt: «Der weiß es ja auch noch nicht, aber er ist sich ziemlich sicher, dass es nichts Schlimmes ist.»

Herr Winter: «Wie gut. Dann brauchen Sie sich doch auch nicht zu grämen.»

Frau Reinhardt: «Trotzdem. Das Warten ist das Schlimmste. Ich fühle mich doch ohnehin oft so kraftlos. Was wird nur aus mir werden?»

Herr Winter: «Lassen Sie doch den Kopf nicht so hängen, es ist gar nicht gut, sich Sorgen zu machen, wo Sie noch fast gar nichts wissen und es doch gut aussieht.»

Frau Reinhardt: «Ach, ich bin doch so schwach ... Sie, junger Mann, haben gut reden.»

Herrn Winter gelingt es, mit Frau Reinhardt ins Gespräch zu kommen.

Welche Wirkung hat das Gespräch auf Frau Reinhardt? Wird sie ihren Sessel verlassen und sich den anderen Gästen bald anschließen?

Mit welchem Ziel hat Herr Winter das Gespräch begonnen? Und was konnte er ausrichten? Wie war der Kontakt zu Frau Reinhardt? Kann Herr Winter mit dem Gespräch zufrieden sein, oder hat er vielleicht das Gefühl, etwas verpasst zu haben?

Die schlimme Diagnose

Herr Siebold, 53 Jahre alt, erfuhr vor wenigen Tagen die Diagnose Magenkrebs. Frau Herbst, die Krankenschwester, betritt das Einzelzimmer, in dem Herr Siebold liegt, und begrüßt ihn freundlich. Herr Siebold antwortet nicht. Er liegt mit dem Gesicht zur Wand. Er rührt sich nicht. Frau Herbst tritt näher an das Bett heran. Sie hört ein leises Stöhnen.

Frau Herbst: «Herr Siebold, wie geht es Ihnen?»

Keine Reaktion.

Frau Herbst: «Nun drehen Sie sich doch mal um, ich, Schwester Anne, bin wieder da.» Sie berührt ihn vorsichtig an der Schulter.

Keine Reaktion.

Frau Herbst: «Bitte schauen Sie mich an, ich möchte Ihnen doch helfen.»

Herr Siebold wendet sein Gesicht zur Decke und sagt mit niedergeschlagener Stimme: «Niemand kann mir helfen. Ich bin verloren.»

Frau Herbst: «Doch doch. Wir tun doch alles, was wir können für Sie. Sie dürfen nicht aufgeben. Bald ist ja Ihre Operation, darauf sollten Sie sich konzentrieren.»

Herr Siebold: «Ach», er dreht sich wieder zur Wand.

Frau Herbst, nach einer Weile: «Ich schaue nachher noch einmal bei Ihnen rein. Vielleicht können wir dann darüber sprechen, wie es weitergeht mit Ihnen.»

Will Herr Siebold alleine sein? Möchte er keine Gespräche mit Frau Herbst führen?

Was bringt Herr Siebold durch seine Gesten und die wenigen Worte zum Ausdruck? Was könnte Herrn Siebold gerade beschäftigen? Was könnte ihn daran gehindert haben, sich auf das Gesprächsangebot von Frau Herbst einzulassen?

Welche Gedanken gehen Frau Herbst beim Verlassen des Zimmers durch den Kopf? Welche Gefühle begleiten sie?

Trunkenheit im Pflegeheim

Frau Senefeld, Bewohnerin eines Pflegeheims, ist eine stille Frau. Sie läuft mit zwei Krücken schwerfällig, aber immerhin kommt sie alleine voran, den Kopf meist nach unten gesenkt. Sie ist von Trauer, dass ihre Tochter vor ihr gestorben ist, ganz erfüllt. Sie klagt und weint oft darüber. Mit ganz leiser, heiserer Stimme fleht sie ihren Herrgott an, dass er sie bald holen möge.

Übergabe. Es wird berichtet, dass Frau Senefeld gestern betrunken war. «Also wegen gestern, ich habe mit Frau Senefeld ganz deutlich gesprochen, dass wenn sie ihren Weinkonsum nicht selber unter Kontrolle hat, wir, das Personal, das übernehmen müssen und ihr den Wein zuteilen. Sie konnte sich an nichts erinnern … ‹Soll ich mit Ihnen Deutsch reden? Sie waren gestern sternhagelbesoffen und haben in Ihr Zimmer gekotzt!› Ich habe ihr gesagt, dass wir den Wein wegschließen und ihr zwei Gläser Schorle am Tag anbieten. Sie hat sich einverstanden erklärt.» Die anderen MitarbeiterInnen stimmen der Regelung zu. «Aber nur Schorle. Da muss man hart durchgreifen.» Die Verwandten seien auch schon informiert worden. Die Tochter bringe nichts mit, sie habe auch schon Wein abtransportiert. Sie wolle sich drum kümmern, wo das Netz löchrig ist. Die MitarbeiterInnen sind empört über das Fehlverhalten von Frau Senefeld.

Was hat die Pflegekraft bewegt, in dieser Weise mit Frau Senefeld zu sprechen? Welches Ziel verfolgte die Pflegekraft? Wie hat Frau Senefeld dieses Gespräch vermutlich empfunden?

Gäbe es Alternativen?

Nachtwache im Pflegeheim

Frau Senefeld klingelt in dieser Nacht mindestens 20-mal. Jedes Mal erklärt sie mit kleiner, jammernder Stimme, dass sie nicht schlafen könne. Jedes Mal wird sie von Herbert wieder im Bett nach oben gezogen, werden die Kissen zurechtgerückt oder wird das Fenster mehr oder weniger geöffnet. Diese oder andere hilflos erscheinenden Maßnahmen werden mit dem Satz begleitet: «So, Frau Senefeld, jetzt wird's schon gehen.» Und Frau Senefeld bedankt sich mit leiser, trauriger Stimme.

Herbert: «Die Frau Senefeld hat eigentlich nichts (diese Einschätzung bezieht sich auf den körperlichen Bereich, sie hat keine Schmerzen, keinen Hunger, keinen Durst, …); sie will einen nur immer wieder sehen, will, dass man sich um sie kümmert – in manchen Nächten geht das 50-mal.»

Was motiviert Herbert, die Handlung für Frau Senefeld bis zu 50-mal pro Nacht durchzuführen?

Wie geht Herbert mit seiner Vermutung um, dass Frau Senefeld nur wünscht, dass sich jemand um sie kümmert?

Gäbe es auch hier Alternativen?

Der alte Mann, der schweigt

Eigentlich könnte Herr Holz (82 Jahre alt) sprechen, aber er ist schon seit einigen Jahren gänzlich verstummt. Er braucht zu allen Tätigkeiten Hilfestellungen, selbst zum Essen, Waschen und Stehen. Er ist inkontinent. Eigentlich reagiert er nur, wenn er beim Waschen, Einlagen wechseln oder Anziehen «angepackt» wird, ganz besonders aber, wenn es den Intimbereich betrifft. Dann wehrt er diese Berührung mit erstaunlich viel Körperkraft ab, schlägt nicht selten um sich. So entwickelt sich das tägliche Waschen häufig zum Machtkampf zwischen ihm und den Pflegenden. Trotz seiner Kräfte bleibt Herr Holz stets der Verlierer. Ansonst aber wirkt Herr Holz wie eine starre, unbewegliche Marionette, keiner Ansprache zugänglich. Alle Mitarbeiterinnen fragen sich, was Herrn Holz noch am Leben hält. Manche, wie Annette, versuchen dennoch den Kontakt zu ihm aufzunehmen, ihn beim Essenreichen anzusprechen, ihm zu erklären, was gerade geschieht. Aber das immerwährende «Herr Holz!» erreicht ihn nicht: keine Reaktion. Das Einzige, wonach er spontan greift, ist das Essen. «Ließe man ihn beim Essen alleine gewähren, so gäbe es eine unglaubliche Sauerei.» Aus diesem Grunde wird er immer «gefüttert». Morgens und mittags wird er aus seinem Bett geholt und sitzt dann lange Zeit schief im Rollstuhl, schläft oder döst meistens in den Kissen, mit denen sein Rollstuhl ausgepolstert ist.

4.2 Verpasste Chancen?

Die Szenen aus dem Alltag der Pflege aus der Perspektive der Pflegenden geschildert, hinterlassen einen Eindruck von verpassten Chancen.

Patienten, alte Menschen und Pflegende der Szenen spüren vermutlich – auch wenn dies ihnen nicht immer deutlich bewusst sein mag –, dass die Kontakte an der Oberfläche bleiben, dass an den Kern der Situation nicht gerührt wurde.

Pflegende registrieren vielleicht ihre Befürchtung vor dem nächsten Schritt, der zum eigentlichen Thema führen könnte, weil dann sofort die beunruhigende Frage auftaucht: Was dann? Was geschieht, wenn ich mich näher auf den Patienten, den alten Menschen einlasse? Werde ich mit den Fragen, den Ängsten, die hinter der abwehrenden Geste lauern oder hinter den eigentlich unüberhörbaren Appellen fertig? Und wie? Habe ich genügend Zeit? Bin ich der Problematik überhaupt gewachsen? Ist das überhaupt mein «Job» als Pflegende? Bin ich dafür ausgebildet? Gibt es da nicht berufenere AnsprechpartnerInnen, die Angehörigen zum Beispiel oder die Ärztin, die Psychologin, der Sozialarbeiter …?

Und welche Wünsche und Vorstellungen von Pflege artikulieren Patienten jenseits aller theoretischen Konzepte?

Aufschluss dafür geben uns Forschungen zum Erleben chronisch Kranker und alter Menschen (Moers et al., 1999; Nestler et al., 2000; Koch-Straube, 1997). «Es ist der Alltag, mit dem sich Pflegebedürftige und ihre Angehörigen primär auseinander setzen und auseinander setzen müssen» (Moers et al., 1999, S. 16), mit dem Alltag, der sie außerhalb der Institution des Gesundheitswesens erwartet oder mit dem Alltag, der innerhalb der Institutionen seine Gestalt finden muss. Es sind Fragen nach der Zukunft, verbunden mit Befürchtungen, Ängsten und Hoffnungen. Es sind Zweifel am Verlauf des eigenen Lebens und am Sinn des Lebens. Und es ist die Frage, ob die eigene Kraft oder die der Angehörigen oder Freunde ausreicht, um den Herausforderungen der Krankheit überhaupt gewachsen zu sein. Es sind also vielfach Situationen hohen psychischen und physischen Stresses und heftiger Emotionen.Sie werden als «Chaos im Kopf» oder als Lähmungen und Lethargie erlebt.

Mit welchen Erwartungen lassen sich Kranke, Behinderte, alte Menschen in solchen Zeiten der Turbulenzen, der Ungewissheit oder der Leere auf die Beziehung zu Pflegenden ein?

Fierdag (1999) untersucht die Erwartungen von Krebspatienten an Handlungen und Einstellungen der Pflegenden und arbeitet drei Grundmuster der Erwartungen heraus, die mit «Erleichterung, Zugewandtheit und Zuverlässigkeit» bezeichnet werden. Innerhalb dieser Grundmuster werden als emotionale Erleichterung Zuhören, Gespräche, Zuwendung, Aufmuntern genannt. Der Wunsch nach Zugewandtheit drückt sich in Merkmalen wie Selbstbestimmung, Respektieren, Aufmerksamkeit, Beachtung, Mitgefühl und Zuneigung aus (Fierdag, 1999, S. 134).

Das heißt: neben den Wünschen nach praktischen Unterstützungen, nach der Zuverlässigkeit des Kontaktes und der Handlung, aber auch nach Befähigung durch Anleitung und Lehren, spielen die Art und Weise des Kontaktes bzw. der Gestaltung der Beziehung zwischen Pflegenden und Gepflegten auf der Basis der Respektierung der Selbstbestimmung eine bedeutende Rolle.[30] Es sind also die psychosozialen Aspekte, die im Verbund mit somatischen in den Wünschen krebskranker Patientinnen und Patienten zum Ausdruck kommen. Fierdag bezeichnet die Erwartungen der PatientInnen zusammenfassend als den Wunsch nach pflegekundiger Sorge, in Unterscheidung des üblichen Begriffes der pflegerischen Versorgung.[31]

---

30 Eine ausführliche Darstellung der Anliegen krebskranker Menschen an pflegekundige Sorge findet sich im angegebenen Aufsatz von Andreas Fierdag S. 134–154.

31 Vgl. Schnepp, Wilfried (1996): Pflegekundige Sorge. In: Pflege und Gesellschaft, 1 (2): 13–16.

In der pflegekundigen Sorge wird der Pflegebedürftige «nicht nur versorgt in dem Sinne, dass ihm Pflege verabreicht wird, sondern es wird auch für ihn gesorgt» (Fierdag, 1999, S. 124). Das Wort «für» (im Originaltext hervorgehoben) ist jedoch verräterisch, da es den Pflegebedürftigen zum Objekt der Pflege werden lässt. Konsequent formuliert Fierdag (1999, S. 124): «Der krebskranke Mensch ist Gegenstand pflegekundiger Sorge.» Damit entsteht der Verdacht, dass pflegekundige Sorge nicht als ein Prozess verstanden wird, der sich aus dem Kontakt, dem Diskurs, dem Aushandlungsprozess mit den Patienten entwickelt und immer wieder variiert und überprüft werden muss.

Nichtsdestotrotz beschreibt Tacke aufgrund einer Forschung im Bereich der professionellen Pflege von Menschen mit Aphasie als Kern pflegerischer Unterstützung das «Wiederaufrichten des Ich». Dazu sind im Bereich der Wahrnehmung Da-Sein, Aufnehmen von Kommunikation, einfühlendes Verstehen, Entgegenbringen von Zutrauen erforderlich. Im Bereich der Unterstützung sind Schützen, Ermöglichen von Austausch, Sorgen, Begleiten und Fördern hilfreiche Verhaltensmuster der Pflegenden (Tacke, 1999, S. 210). Und sie schließt sich Ebner an, dass «mit der rein medizinischen Wiederherstellung, in der die Betroffenen zum (Be-) Handlungsobjekt werden, kaum Voraussetzungen dafür geschaffen werden (sich selbst wiederzufinden), denn von der körperlichen Schädigung wurde die Persönlichkeit des Versehrten umfassender betroffen, als dies die äußerlich-körperlichen [...] Beeinträchtigungen zum Ausdruck bringen» (Ebner et al., zitiert in Tacke, 1999, S. 215–216).

Die Ziele pflegerischen Handelns sind offensichtlich hoch gesteckt. In der Ausführung deuten sich jedoch Verhaltensmuster an, die sich noch an traditionellen Formen pflegerischer Fürsorge orientieren, in denen das Verhältnis von Definitionsmacht und Abhängigkeit zuungunsten der Pflegebedürftigen ausfällt. Eine solche Diskrepanz zwischen Zielen und Handeln ist auch den meisten Pflegetheorien (vgl. Kap. 2) und der Praxis professioneller Pflege eigen.

Im Altenpflegeheim entsteht ein Milieu der Versorgung, das die Belange des Körpers einschließlich seiner Beeinträchtigungen und wiederkehrender Verunreinigungen in einer Weise ins Zentrum des Geschehens stellt, dass die psychosozialen Belange weit in den Schatten rückt und Biografie und Zukunftsperspektive auf die unmittelbare Gegenwart zusammenschrumpfen lässt. Die Pflegebedürftigen reagieren auf diese Verluste weitgehend mit psychischer Abwesenheit und mit dem Rückzug in innere Welten. Trotzdem sind die Wünsche nach kontinuierlichem Kontakt und nach Begleitung in der Bewältigung von Ängsten, Sorgen, Zweifeln bei den Fragen nach der Schuld, nach dem Sinn des Lebens und nach der Zukunft unüberhörbar. PflegeheimbewohnerInnen klagen – wenn auch meist sehr verhalten – die Wahrnehmung ihrer Persönlichkeit, ihrer Kompetenzen an und wehren sich dagegen, das ihnen vorgehaltene Bild, das vorwiegend von Krankheit und Behinderung geprägt ist, in ihr Selbstbild zu übernehmen (Koch-Straube, 1997).

Patientinnen, Patienten und alte Menschen – nicht nur Pflegetheorien und Pflegemodelle – haben also Vorstellungen von der Pflege insgesamt und von der Beziehung zwischen Pflegenden und Gepflegten im Besonderen, denen ein Verständnis bio-psycho-sozialer Zusammenhänge von Krankheit und Heilung zugrunde liegt. Sie signalisieren, dass sie sich als Patienten, als Menschen mit Behinderung, als alte Menschen, die der Pflege bedürfen, nicht dauerhaft oder vollständig Verantwortung und Entscheidungen über ihr Leben aus der Hand nehmen lassen wollen. Sie wünschen sich Unterstützung und Begleitung bei der Suche nach den für sie angemessenen Wegen, wenn ihre eigene Kraft dafür nicht ausreicht.

Sie erwarten eine Pflege, die sich im Gegensatz zu den alltäglichen Realitäten in der Pflege «nicht allein als abgrenzbare Kompensation eines Defizits oder therapeutischen Einzelbeitrages zur Gesundheit darstellt, sondern darüber hinaus als etwas viel ‹Alltäglicheres›, aber dennoch Wichtiges: zur Wiedergewinnung und zum Erhalt von Alltagskompetenz beizutragen. Alltagskompetenz erweist sich als grundlegende Bedingung, als ‹conditio sine qua non› der Krankheitsbewältigung, zu der freilich spezifische somatische, psychische und soziale Aspekte hinzutreten, zu der professionelle Pflege weitere Beiträge leisten kann ... (Es sind also) Konzepte zum Verstehen und Umgang mit der jeweiligen Situation, zum Aufbau neuer Identität und auch neuer, veränderter Handlungsroutinen, zum Schutz der persönlichen Integrität der Patienten, zum Erhalt biographisch erworbener Identität über notwendige Transitionen hinweg usw. und die entsprechenden pflegerischen Interventionen zu entwickeln» (Moers et al., 1999, S. 21).

Beratung gehört zu den pflegerischen Interventionen, die Pflegende erlernen können und müssen, wenn sie diesem sich verändernden Aufgabenprofil gerecht werden wollen.[32]

32 Selbstverständlich gibt es viele gelingende Gesprächs- und Beratungssituationen in der Pflege. Diese sind jedoch eher aus der persönlichen Alltagskompetenz der Pflegenden gewachsen und weniger aus systematischer Analyse und Reflexion von Pflegesituationen und einer professionellen Beherrschung von notwendigen Techniken.

5. Beratung in der Pflege

> Zur Pflege braucht es mehr als ein gutes Herz und eine gesunde Konstitution, verbunden mit der Willfährigkeit, Anordnungen geschwind und zuverlässig auszuführen. (Schröck, 1989, zitiert in: Hulskers, 1997, S. 81)

Den Patienten, den alten Menschen im Prozess der Heilung, des Älter-Werdens hilfreich zu sein, heißt, ihnen auch beratend zur Seite zu stehen. Jedoch ist zu bedenken, ob Beratung nur als eine neue, zusätzliche Aufgabe der Pflegenden verstanden werden soll, oder ob sie nicht auch oder vor allem eine das Pflegehandeln durchdringendes Geschehen ist und für Patienten, für alte Menschen ein kontinuierliches Angebot.

Frau Zimmermann (vgl. Kap. 4) die am Blinddarm operiert wird, braucht, um ihr Wohlbefinden zu steigern, selbstverständlich körperbezogene Pflege in Vorbereitung der bevorstehenden Operation. Sie benötigt auch Informationen über den Verlauf der Operation und ein offenes Ohr für ihre Befürchtungen, Ängste, die allein durch Information nicht überwunden werden können. Nur ein offenes Ohr? Frau Zimmermann braucht vermutlich keine Beratungssitzung bei einem Psychologen, einem Psychotherapeuten oder einer Krankenschwester mit therapeutischer Zusatzqualifikation, jedenfalls nicht in dieser beschriebenen Situation. Aber was braucht sie dann?

5.1 Was ist Beratung?

Ganz bewusst wurde bisher Beratung nicht definiert, sondern ein allgemeines Verständnis von Beratung vorausgesetzt. Das ist auf Dauer problematisch, da Beratung ein multifunktionaler und schillernder Begriff ist, der im Alltag vom Verkauf eines Kühlschrankes in einem Warenhaus bis zur Beratung eines Ehepaares in der Familienberatungsstelle reicht. Selbst im privaten Raum z. B. bei der Wahl der Bekleidung lassen wir uns unter Umständen von Freundinnen beraten. Aber in der Pflege wollen wir weder Gesundheit, Altersfreuden oder gute Verbände verkaufen noch Eheprobleme lösen oder die Frage nach grauem oder schwarzem Anzug als eine spezifische professionelle Tätigkeit annehmen.

Die in Kapitel 2 und 3 zusammengetragenen wesentlichen Aspekten aus Pflegetheorien und aus soziologischen und philosophischen Analysen gaben jedoch bereits eine erste Orientierung, was unter Beratung verstanden werden kann, bzw. welchen Zielen sie dient: dialogische Kommunikation, Achtung vor der Einzigkeit der Würde des Menschen, Wahrnehmen der Kompetenz der Pflegebedürftigen, Förderung der Ressourcen, Respekt vor der Selbstbestimmung, Wahl ermöglichen, Umweltbedingungen einbeziehen, vom biografischen Gewordensein und den Zukunftsperspektiven ausgehen. Und dies alles geschieht im Kontext einer professionellen Tätigkeit, die zu den helfenden Berufen zählt.

Professionelle Beratung setzt ein oder ist erforderlich, wenn die individuelle Kompetenz oder das informelle Hilfenetz für die Lösung oder die Bewältigung einer krisenhaften Situation nicht mehr ausreicht oder überfordert ist. Professionelle Beratung ist also eine die allgemein menschliche Fähigkeit zur Unterstützung, zur Hilfe, zum Beistand erweiternde Tätigkeit und ist ihr nachgeordnet. Potter (1996, S. 1) definiert in Anlehnung an Roylance et al. und Johnes Beratung als «einen Versuch, das Verhalten, das Denken und die Gefühle eine Person zu verändern auf der Basis einer therapeutischen Begegnung. Der Berater kann den Klienten befähigen, seine Gefühle und Gedanken bezüglich einer Erfahrung oder einer Situation in einer vertraulichen Atmosphäre zu erkunden und zu verstehen».[33] Die British Association of Counselling (BAC) beschreibt Beratung folgendermaßen:

> Das übergeordnete Ziel der Beratung ist es, dem Klienten eine befriedigendere und erfülltere Lebensweise zu ermöglichen. Der Begriff Beratung umfasst das Arbeiten mit Individuen, Paaren oder Gruppen, die oft, aber nicht immer als ‹Klienten› bezeichnet werden. Die Ziele der jeweiligen Beratungsbeziehungen variieren je nach den Bedürfnissen der Klienten. Beratung beschäftigt sich mit Entwicklungsprozessen und kann darin spezifische Probleme ansprechen und lösen, Klienten darin unterstützen, Entscheidungen zu treffen, Krisen zu bewältigen, Einsicht und Wissen zu gewinnen, innere Konflikte zu bearbeiten, Beziehungen zu anderen zu verbessern. Die Rolle des Beraters ist es, die Arbeit des Klienten dergestalt zu erleichtern, dass die Werte des Klienten seine persönlichen Ressourcen und die Fähigkeit zur Selbstbestimmung respektiert werden. (BAC, The code of ethics and practice for counsellers, 1993, zitiert in: Tschudin, 1998, S. 30)[34]

Einfacher erscheint es Tschudin festzulegen, was Beratung nicht ist: «Ratschläge geben, Informationen geben, trainieren, disziplinieren, leiten, empfehlen, über-

33 Übersetzung aus dem Englischen: Koch-Straube.

34 Übersetzung aus dem Englischen: Koch-Straube.

zeugen bzw. überreden, instruieren, analysieren» (Tschudin, 1998, S. 33).[35] Aus der Sicht eines traditionellen Verständnisses von Beratung (in der Pflege) wäre noch Beruhigen, Trösten, Beschwichtigen anzuführen. Alle diese Aktivitäten sind nicht Beratung, können jedoch gegebenenfalls zur Beratung führen, manche von ihnen, wie z. B. Informieren oder Beruhigen haben einen begrenzten Stellenwert innerhalb der Beratung.

Diese Versuche, Beratung zu definieren, sind nicht pflegespezifisch. Sie erscheinen personenzentriert in der Weise, dass sie von der Vorstellung ausgehen, dass problematische Situationen entschärft oder gelöst werden, indem das Individuum seine Sichtweisen, Einstellungen und Gefühle verändert und individuelle Coping-Strategien entwickelt.

Thiersch fokussiert aus dem Kontext sozialer Arbeit heraus stärker auf die Veränderung der Umfeldbedingungen:

> Soziale Beratung meint Beratung als Hilfe in den sozialen Strukturen, in denen Menschen leben, in der Lebenswelt. Soziale Beratung also ist eine Beratung, die ausgeht von den Problemen in den Verhältnissen, so wie sie die Menschen selbst erfahren und erleben, die ausgeht vor allem von der Gemengelage von Problemen und Ressourcen, von Belastungen und Stärken im Feld. Soziale Beratung insistiert in dieser Gemengelage ebenso auf dem Respekt vor der Selbstzuständigkeit der Menschen in ihren Verhältnissen – auf ihrer Fähigkeit zur Alltagsbewältigung, zur Improvisation, zur Phantasie, zur insistierenden Energie – wie auf die Möglichkeiten, die Optionen für ein gelingendes Leben, also ein Leben, in dem Menschen sich gegenseitig anerkennen und so die Chance haben, sich als Subjekt ihrer Lebenspraxis zu erfahren. (Thiersch, 1997, S. 99)

In den unterschiedlichen Definitionen deutet sich die Spannweite zwischen psychologischer Beratung einerseits, die auf nicht-direktive Verhaltensmodifikation abzielt (vgl. Fröhlich, 1994, in: Sickendiek, 1999, S. 16) und sozialer Beratung andererseits, die die in der Lebenswelt des Klienten auftauchenden Schwierigkeiten bearbeitet, «weit über die Hilfe bei der Bewältigung psychischer Probleme und die Verarbeitung von Lebenserfahrungen hinausgeht» (Sickendiek, a. a. O., S. 18) und die Klärung und Überwindung von materiellen Problemen und sozialen Benachteiligungen einschließt.

Zwischen diesen beiden Polen kann die psychosoziale Beratung angesiedelt werden. Sie versteht sich als Unterstützung zur Lösung von Problemen, die «im sozialen Leben wahrnehmbar sind (und dort entstehen?), die aber emotional persönlich erlebt werden» (Großmaß, 1997, zitiert in: Sickendiek, 1999, S. 19). Der Fokus liegt auf der Aufklärung und Reflexion der Diskrepanzen zwischen gesellschaftlich-sozialen Bedingungen und Anforderungen einerseits und den subjekti-

35 Übersetzung aus dem Englischen: Koch-Straube.

ven Bedürfnissen und Fähigkeiten andererseits, begleitet von der Unterstützung bei der Aktivierung individueller und Umweltressourcen für die Problemüberwindung. Psychosoziale Beratung zielt also stark auf die Aktivierung des Individuums und die Förderung seiner Fähigkeit, sein Leben im interaktiven Austausch mit seiner Umwelt zu gestalten und gegebenenfalls zu verbessern.

Doch mit diesen Definitionen und deren zum Teil schwierigen Binnendifferenzierung (psychische Beratung, soziale Beratung, psychosoziale Beratung) sind für eine Beschreibung des Feldes «pflegerischer Beratung» oder «Beratung in der Pflege» oder «Pflegeberatung» nur Anhaltspunkte gegeben, eine «Heimat» kann sie dort nicht finden.

Beratung – Therapie – Alltagsberatung – Erziehung

Bevor wir jedoch die Pflege in der Beratungslandschaft verorten oder Beratung im Bereich der Pflege, ist es notwendig, Beratung von Therapie einerseits und von Alltagsberatung bzw. hilfreichen Gesprächen im nichtprofessionellen Zusammenhang andererseits zu unterscheiden.

Die Abgrenzung zwischen Beratung und Therapie ist nicht einfach, da beide eine institutionell verankerte Hilfeleistung darstellen, die zielorientiert und methodengeleitet den Prozess der Intervention gestaltet. Die Grenzen bezüglich Klientel, Zielen und Methoden sind fließend. In der Therapie werden eher Menschen mit deutlichen Erlebens- und Verhaltensstörungen, die in der Persönlichkeitsstruktur verankert sind, behandelt. In der Beratung geht es eher um begrenzte Problemsituationen einer ansonsten «gesunden» Persönlichkeit, die in der Überwindung oder Bewältigung dieser Probleme unterstützt wird. Beratung zielt stärker als Therapie auf die Veränderung der Umweltbedingungen des Individuums und seiner Interaktionen darin und weniger auf die Auflösung innerpsychischer Konflikte.

Beide, Therapie und Beratung, haben das Ziel und die Möglichkeit (nicht Gewissheit), das Wohlbefinden, die Liebes- und Arbeitsfähigkeit des Klienten zu fördern oder wiederherzustellen. Voraussetzung dafür ist jedoch die Einwilligung des Klienten und seine aktive Teilnahme im Prozess der Intervention.

Alltagsberatungen dagegen geschehen eher situativ und ungeplant. Sie drücken sich sowohl im Ratgeben von Freunden oder Bankangestellten, Barkeepern, Taxifahrern als auch in hilfreichen Gesprächen unter vertrauten Menschen außerhalb eines professionellen und institutionellen Rahmens aus. Sie dienen dem Austausch von Erfahrungen, von Ratschlägen, von nützlichen Informationen. Sie sind nicht selten von der unreflektierten subjektiven Sichtweise und den Interessen des Ratgebenden geprägt. Sie fokussieren nicht ausschließlich auf die Situation des Ratsuchenden und provozieren dadurch oft seinen Widerstand («du hast gut reden, bei dir ist das ja alles ganz anders»). Auch wenn ihre Wirksamkeit begrenzt ist, ist Alltagsberatung aus unserem Leben nicht wegzudenken. Sie hat kontinuierlichen und wohltuenden Einfluss auf die Gestaltung des Alltags mit allen seinen Unsicherheiten und unlösbar erscheinenden Konflikten. Sie vermittelt das entlastende Gefühl, mit dem Problem nicht alleine zu sein.

Alltagsberatung finden wir jedoch nicht nur im privaten Raum. Sie gehört zum Verhaltensrepertoire der Angehörigen aller sozialer und pädagogischer Berufe wie Lehrer, Erzieher, Ärzte und so auch der professionell Pflegenden. Auch an diesem Ort ist Alltagsberatung von Bedeutung, sie vermittelt Anteilnahme, Trost und Zugewandtheit. Sie birgt jedoch die Gefahr in sich, den Patienten letztlich in seiner spezifischen Problematik nicht zu erreichen und das eigene Unvermögen, eine schwierige Situation nicht lösen zu können, zu vertuschen («ich habe mich doch zu ihm gesetzt und mit ihm geredet, doch er ist einfach in sein Leid verliebt»). Alltagsberatung, besser hilfeorientierte Alltagsgespräche, sollten nicht mit Beratung verwechselt werden, die zielorientiert und methodisch professionell gestaltet werden muss. Dennoch ist es möglich und wünschenswert, dass beiläufig entstandene Gespräche im professionellen Rahmen sich zu Beratung entwickeln, vorausgesetzt, dass beide Parteien darüber eine dezidierte oder auch unausgesprochene, jedoch bewusste Einigung erzielen.

Letztlich können alle drei, Therapie, Beratung und Alltagsberatung, therapeutisch wirksam werden, eine entscheidende Veränderung in einer problematischen Situation oder die Lösung eines Konfliktes herbeiführen. Im Falle der Alltagsberatung geschieht das jedoch eher zufällig.

Unerlässlich erscheint mir noch, Beratung von Erziehung zu trennen, gerade weil eine solche Verwechslung im Bereich des Gesundheitswesens häufig zu beobachten ist. Der Umgang mit alten Menschen, z. B. im Pflegeheim, ist überwiegend von erzieherischen Elementen geprägt. Die BewohnerInnen sollen an den Alltag des Heimes und seine organisatorischen Erfordernisse angepasst werden und ein möglichst unauffälliges, störungsfreies Verhalten an den Tag legen (vgl. Koch-Straube, 1997). Von Gesundheitserziehung, Patientenschulung[36] oder Patientenedukation[37] ist in weiteren Bereichen des Gesundheitswesens die Rede. Hier geht es darum, das Verhalten des Menschen an die Erfordernisse seiner Krankheit anzupassen (und auch an die Erfordernisse eines begrenzten finanziellen und zeitlichen Budgets im Gesundheitswesen), weitgehend ohne Berücksichtigung seiner spezifischen Persönlichkeit, seiner psychosozialen Lebenslage und seiner materiellen Voraussetzungen.

---

36 vgl. Petermann 1997, Canobbio 1998, Klug-Redmann 1996

37 vgl. Abt-Zegelin 2000. Das aus den USA übernommene Modell der Patientenedukation nimmt für sich in Anspruch, auch beratend tätig zu sein. Der Schwerpunkt liegt jedoch auf medizinisch-(selbst-)pflegerischer Information und Schulung, die eng an das Krankheitsgeschehen gebunden ist (vgl. London, 2003; Abt-Zegelin, 2007).

Im Gegensatz zur Beratung wird in der Erziehung das Ziel individuumübergreifend für eine Gruppe von Menschen festgelegt (die Schüler sollen die Kulturtechniken erlernen, das Kind soll lernen, höflich zu sein, die Diabetikerin soll ein angemessenes Ernährungsverhalten einüben). Selbstverschuldetes Nichterreichen des Ziels wird mit Sanktionen belegt (Wiederholung der Klasse, Strafen, Abbruch der Behandlung bzw. der Schulung).

Erziehung (also intentionales Einwirken auf Menschen), orientiert an den Werten, Normen und Erfordernissen der Gesellschaft oder der Institution, ist unabdingbar. Sie ist jedoch nicht Beratung. Und sie findet dann ihre Grenzen, wenn das Unbehagen und der Widerstand des Adressaten den gedachten Erfolg verhindert oder wenn die Würde des Menschen und seine Identität verletzt werden.

Zusammenfassend kann mit Belardi formuliert werden: «Ursachen für Beratungsbedürftigkeit sind lebenspraktische, soziale, seelische, körperliche und wirtschaftliche Schwierigkeiten. Beraten und Helfen sind einerseits allgemein menschliche Handlungen. Andererseits ist Beratung neben Aktivitäten wie Erziehen, Betreuen, Organisieren, Intervenieren oder Beschaffen» professionelle Tätigkeit. «Da Beratung sowohl eine allgemein menschliche als auch professionelle Handlung ist, kann sie eher ‹alltagsnah› oder auch ‹alltagsdistanziert› vonstatten gehen» (Belardi, 1996, S. 32[38]). Das Kontinuum von alltagsnah zu alltagsdistanziert ist auch innerhalb der Beratung von Bedeutung und besonders für die Diskussion der Beratung in der Pflege von Interesse.

Soziale Konstellationen in der Beratung

Bei der Benutzung des Begriffes Beratung denken wir üblicherweise zunächst an die Einzelberatung, an den Kontakt zwischen einem Berater und einem Klienten. Beratung bezieht sich jedoch auch auf andere Konstellationen wie z. B. Gruppenberatung, Familienberatung bzw. Beratung sozialer Netzwerke, Beratung von Selbsthilfegruppen und anderen Institutionen und schließlich Supervision einschließlich kollegialer Beratung (vgl. Sickendiek et al., 1999, S. 83–111).

«Soziale Konstellationen von Beratung, die über die Einzelberatung hinausgehen, sind Ausdruck einer grundlegend kontextuellen Orientierung von Beratung, geprägt von der Annahme, dass nicht nur die einzelne Person Ansprechpartner der Beratung ist, sondern dass der soziale Kontext, in dem ein Problem eingebettet ist, ebenfalls Gegenstand von Beratung wird» (Sickendiek, a. a. O., S. 83). Dies gilt im besonderen Maße für die soziale und psychosoziale Beratung, da sie individuelle Probleme nicht als ein Persönlichkeitsdefizit betrachtet, sondern eingebunden in den Alltag und die Lebenswelt des Einzelnen. Dort liegen auch die Veränderungspotenziale, zu denen Beratung Zugang schaffen kann.

---

38 Unterscheidung alltagsnah und alltagsdistanziert findet sich bei Thiersch (1978, S. 9).

So ist für Frau Mechler, die ins Altenpflegeheim übersiedeln will und doch offensichtlich Bedenken über diesen Schritt zeigt, eine Beratung zusammen mit ihren Angehörigen sinnvoll. Denn auch die Schwiegertochter, der Sohn oder andere nahe Verwandte und Freunde haben bei der Entscheidung ihre «Karten im Spiel», die bisher nicht ausgesprochen wurden und Frau Mechlers Ambivalenzen mitbewirken können. Die Schwiegertochter könnte z. B. schon lange diesen Tag herbeigesehnt haben, weil sie die Hauptverantwortliche in der Versorgung von Frau Mechler ist und viel Zeit dafür investieren muss. Der Sohn dagegen kann sich nicht mit dem Gedanken anfreunden, seine Mutter unter all den gebrechlichen und verwirrten Menschen zu wissen, und sieht sich mit dem Urteil konfrontiert, seine Mutter «ins Heim abgeschoben» zu haben.

In der Gruppenberatung finden sich Menschen, die in der Regel nicht miteinander vertraut oder bekannt sind, unter einer spezifischen Thematik zusammen (z. B. Gruppenberatung für Stoma-Träger oder für pflegende Angehörige). Der Fokus einer solchen Beratung liegt jedoch nicht vorrangig in der Information und Anleitung der Gruppenmitglieder wie bei Patientenschulungen, sondern in der Aufarbeitung der psychosozialen Probleme, die durch die Krankheit bzw. deren Folgen entstehen. Der Vorteil der Gruppenarbeit liegt im Synergieeffekt, der durch die wechselseitige Wahrnehmung der Darstellung und der Bewältigungsschritte der Probleme entsteht.

Die Beratung von Selbsthilfegruppen und anderen Institutionen wie z. B. Altenheim, ambulante Pflegedienste zielt vorrangig auf deren Organisation (Strukturen, Arbeitsabläufe und Verteilung, Führungsstile). Sie wird angefordert, wenn Konflikte und andere Störungen die Arbeitsabläufe beeinträchtigen oder wenn bei der Einführung von Innovationen und bedeutenden strukturellen Veränderungen solche zu erwarten sind. Letztlich zielt Organisationsberatung auf den Erhalt oder die Steigerung der Effizienz einer Einrichtung. (Organisationsberatung wurde infolge der Einführung der Pflegeversicherung z. B. in Alten- und Pflegeheimen und in ambulanten Diensten verstärkt eingesetzt.)

Supervision schließlich ist eine berufsbezogene Beratungsform, sie dient der Reflexion der beruflichen Position und Rolle und der Aufarbeitung von Problemen und Konflikten, die darin entstehen. Sie wird als Einzel-, Team- oder Gruppensupervision angeboten. (Teamsupervision wird nicht selten im Rahmen der Organisationsberatung notwendig.)

Kollegiale Beratung, «die Supervision ohne SupervisorIn», dient der kollegialen Erörterung von Problemen des Berufsalltags z. B. im Umgang mit einzelnen Klienten/Patienten/Bewohnern oder in der Neuregelung von Arbeitsabläufen, in denen Wissen und Erfahrung der TeilnehmerInnen lösungsorientiert zusammengetragen und diskutiert werden. Kollegiale Beratung dient, wie die Supervision auch, der emotionalen Entlastung von MitarbeiterInnen in Arbeitsfeldern, in denen sie kontinuierlich mit Krisen, Problemen und Gefühlen anderer konfrontiert werden. Kollegiale Beratung findet ihre Grenzen, wenn das Arbeitsteam beständig von Arbeitsdruck und Problemen überlastet ist oder wenn Team- oder institutionsinterne Konflikte das Arbeitsvermögen erheblich stören. Kollegiale Beratung kann durch Supervision eingeleitet, gelernt oder unterstützt werden.

Beratung, die kleine Schwester der Therapie?

Obwohl unterschiedliche Beratungsansätze (wie z. B. systemische Beratung, Gestaltberatung, klientenzentrierte Beratung, analytisch orientierte Beratung) aus therapeutischen Schulen hervorgegangen oder dort verankert sind, kann Beratung nicht als die kleine Therapie oder gar als minderwertig oder weniger bedeutsam angesehen werden.[39] Beratung ist nicht Minimalversion von Therapie, sie stellt nicht die Ersatzlösung für eine nicht mögliche Therapie dar (z. B. weil Therapie nicht gewollt ist oder kein Therapieplatz frei ist). Beratung kann gleichwohl zu einer Therapie überleiten.

Beratung hat im Laufe ihrer Geschichte ihr eigenes Profil entwickelt[40]. Das geschieht nicht in völliger Abgrenzung von der Therapie, jedoch in eigenen Schwerpunktsetzungen, die der Situation ihres Klientels entsprechen. Dies sind Menschen, die psychisch gesund sind, d. h. deren Persönlichkeit nicht erheblich beeinträchtigt ist.[41] Menschen geraten im Verlauf ihres Lebens in Krisen (z. B. an den Übergängen des Lebens wie Pubertät, Heirat, Geburt eines Kindes, Scheidung, Verwitwung, Sterben, aber auch infolge von Krankheiten, Unfällen, Arbeitsplatzverlust). Nicht alle werden daran psychisch krank, nicht alle können jedoch diese Krisen aus eigener Kraft überwinden. Sie benötigen Unterstützung, um die Gefahr abzuwenden, dem Chaos der Bedrohungen und Gefühle nicht dauerhaft ausgeliefert zu sein und daran zu zerbrechen.

---

39 Am deutlichsten hebt das sozial-ökologische Beratungskonzept vom Hintergrund therapeutischer Schulen ab, das im Bereich der Sozialpädagogik erprobt wird. Es basiert auf Ansätzen der soziologischen und psychologischen Ökologie (Meinhold, 1988, S. 253-287. Der sozial-ökologische Beratungsansatz ist zusammenfassend beschrieben in: Sickendiek et al., 1999).

40 Diese Entwicklung erscheint mir in den USA deutlicher vollzogen zu sein. In Deutschland stehen die Bemühungen um eine Abkoppelung von der Therapie eher im Anfangsstadium (vgl. Nestmann, 1997). Mit der Gründung der «Deutschen Gesellschaft für Beratung» im Jahr 2004 ist jedoch ein wichtiger Schritt in diese Richtung vollzogen worden.

41 Psychische Gesundheit ist ebenfalls wie die physische Gesundheit nicht von Krankheit abzugrenzen, sondern bewegt sich auf einem Kontinuum. Ihre Festsetzung hängt von vielen Faktoren ab, von gesellschaftlichen, wissenschaftlich-fachlichen, von sozialen und individuellen Normen und Einschätzungen.

Beratung ist also professionelle Begleitung in Krisen und unlösbar erscheinenden Lebensfragen und nicht die Arbeit an tief in der Biographie verwurzelten Persönlichkeitsstrukturen. Drei Merkmale sind nach Nestmann in der Beratung von zentraler Bedeutung: Prävention, Entwicklungsförderung und Heilung (Nestmann, 1997, S. 174).

Beratung orientiert sich an der Thematik, die der Klient vorgegeben hat und an den Zielen, die Berater und Klient gemeinsam vereinbaren. Die Beratung vollzieht sich in relativ kurzen und überschaubaren Zeiträumen. Sie arbeitet weniger mit den Defiziten der Klienten, sondern mit seinen Stärken und Kompetenzen. Der Prozess der Beratung ist in den Lebenskontext des Klienten eingebunden und arbeitet flexibel mit den «Unterstützungsangeboten», die in der Lebenswelt der Klienten sichtbar werden. Methodenvielfalt anstelle einer einseitigen Orientierung an einer psychotherapeutischen Schule sind kennzeichnend, ebenso der Einsatz kreativer Medien (wie malen, Tonarbeiten, Texte schreiben, Rollenspiele). Der Klient ist kontinuierlich aufgefordert und eingeladen, aktiv am Prozess der Veränderung teilzunehmen und die Verantwortung dafür zu übernehmen. In der Beratung kann probehalber und modellhaft Verhalten eingeübt werden, das außerhalb des Beratungskontextes für die Überwindung der Problematik sinnvoll ist. Beratung ist also ein «proaktiver, ganzheitlicher Prozess, der Menschen hilft, zu lernen, Lebensprobleme zu bewältigen und der gesunde Entwicklung fördert. Es ist ein zwischenmenschlicher Prozess unter Beteiligung eines professionellen Helfers, einer professionellen Helferin mit einer erforderlichen akademischen Ausbildung und mit Beratungserfahrung (der Berater/die Beraterin), der die wissenschaftlich geprüften Methoden einsetzt und mit Individuen, Familien, Gruppen, Organisationen oder Systemen einer Gemeinde arbeitet, die Beistand/Hilfe suchen (der Klient/die Klientin). Der Prozess beinhaltet, den Klienten/die Klientin instandzusetzen, sich für erreichbare Ziele zu entscheiden und persönliche und Umgebungsressourcen zu erkennen, zu entwickeln und zu nutzen, um diese Ziele zu erreichen» (Hershenson, Power, Waldo, zitiert in: Nestmann, 1997, S. 173).

Wenn wir die hier dargestellten Ziele und Aufgaben von Beratung auf die Gespräche aus dem Alltag der Pflege beziehen (vgl. Kap. 4), so können wir unschwer erkennen, dass eine entfaltetere Beratungskompetenz eher in der Lage gewesen wäre, die schwierigen Situationen aufzulösen. Beide Seiten, Pflegende und Gepflegte, hätten eine größere Entlastung oder Befriedigung empfunden.

Pflegende fühlen sich zu einer so gestalteten Beratung in der Regel noch nicht in der Lage oder rechnen sie nicht ihrer professionellen Rolle zu. Sie reagieren eher «aus dem Bauch heraus» – was nicht grundsätzlich falsch ist – und setzen ihre allgemein menschliche Fähigkeit, sich anderen helfend zuzuwenden, ein. Sie trösten, sie lenken vom Problem ab oder versuchen es zu entschärfen, sie ermuntern oder reden gut zu. Wenn gar nichts mehr hilft, wenden sie sich praktischen Tätigkeiten zu oder brechen den Kontakt ab.

In der Tat ist auch in der deutschsprachigen Beratungsliteratur die Pflege nicht im Fokus möglicher Anwendungsgebiete. Sie bezieht sich vielmehr einerseits auf psychologische Beratung, deren Kompetenz auf der Basis eines Psychologiestudiums entwickelt wurde, und im klinischen Bereich und in Beratungsstellen eingesetzt wird. Auf der anderen Seite wird dem Berufsfeld der Sozialarbeit/Sozialpädagogik und der Schulpädagogik ein Beratungsauftrag im Rahmen ihrer Tätigkeiten zugesprochen und entsprechende Konzepte entwickelt. Nur am Rande finden medizinische Berufe Erwähnung (vgl. Brunner, 1990; Nestmann et al., 1997; Sickendiek et al., 1999).

Vereinzelte Aufsätze zum Thema Pflege und Beratung sind in wissenschaftlichen und Fachzeitschriften veröffentlicht. Nur wenige haben sich von der Vorstellung, dass sich Beratung vor allem in Patientenschulung und -information erschöpft, verabschiedet (vgl. Knelange/Schieron, 2000). Übersetzungen aus dem Amerikanischen und Englischen[42] vermitteln einen ersten Eindruck, welche Wege die Pflege beschreiten muss, um einen für ihr Fachgebiet angemessenen Beratungsansatz zu entwickeln.

Spätestens mit dem Beginn der Akademisierung der Pflege in der Bundesrepublik ist die Zeit gekommen, nun auch hier Beratungsansätze für die Pflege zu konzipieren. Solche Beratungsansätze dürfen jedoch nicht im Hochschulbereich aufgehoben werden, sondern müssen alle Sektoren der Pflege durchdringen.

5.2 Die Chance der Pflege

Wenn wir an die Tradition der Pflege anknüpfen und den Erfordernissen des Lebens in der Moderne gerecht werden wollen, so besteht kein Zweifel, dass Beratung integraler Bestandteil der Pflege sein muss.

Worin könnte nun die Besonderheit der Pflege innerhalb der Beratungslandschaft liegen?

Beratung ist eine «professionelle Unterstützungsleistung, die in einem gemeinsamen Prozess der Orientierung, Planung, Entscheidung und Handlung versucht, bio-psycho-soziale Ressourcen von Personen und sozialökologische und -ökonomische Ressourcen von Umweltsystemen (soziale Beziehungen und Netzwerke; Organisation und Institutionen; gebaute und natürliche Umwelt) zu entdecken,

---

42 Die meiner Einschätzung nach stärksten Anregungen finden sich in der Veröffentlichung von Verena Tschudin, Counselling Skills for Nurses, Erstausgabe 1982, 4. Ausgabe 1995, Nachdruck 1998, London. Sie zielt in diesem Buch ausschließlich auf die Pflege und beschreibt, welche Kompetenzen Pflegenden entwickeln müssen, um Beratung in der Pflege zu übernehmen.

zu fördern, zu erhalten und aufeinander zu beziehen. Ziel psychosozialer Beratung ist es, Entfaltung von Einzelnen in formellen und informellen sozialen Systemen zu ermöglichen, selbstbestimmtes und selbst kontrolliertes Gestalten von Alltag und Leben, die Bearbeitung ihrer Anforderungen und die Nutzung ihrer Entwicklungschancen zu sichern sowie Belastungen und Krisen zu verhindern, möglichst früh anzugehen sowie deren Folgen für Personen und Systeme konstruktiv zu bewältigen» (Nestmann, 1997, S. 33–34).

In dieser, die bisher aufgezeigten Aspekte der Beratung zusammenfassenden Definition wird noch einmal deutlich, dass ihre Wurzeln nicht allein in psychotherapeutischen Schulen, sondern dezidiert auch in den Sozialwissenschaften[43] zu suchen sind. Was ist jedoch mit den Naturwissenschaften, der Medizin, deren Spuren ja auch von der Pflege genutzt werden?

Es wird im Folgenden die Frage sein, ob auch für die Beratung in der Pflege die Ziele, Reichweite und Methoden, wie sie im Bereich der sozialen Arbeit und der psychologischen Beratung konzipiert wurden, zutreffen, ob sie ausreichen, ob andere Schwerpunkte gesetzt werden müssen oder ob eine pflegespezifische Felderschließung erforderlich ist.

Ein kleiner Fingerzeig taucht in der Definition von Nestmann überraschenderweise auf. Dort ist von bio-psycho-sozialen Ressourcen die Rede, nicht jedoch nicht von bio-psycho-sozialer Beratung.

Das «bio-» in der Beratung

Anders als in der Beratungstätigkeit innerhalb der Sozialarbeit/Sozialpädagogik, steht ganz eindeutig im Mittelpunkt der Pflege der Mensch, der akut, lebensbedrohlich oder chronisch krank ist. Krankheiten und die damit verbundenen körperlichen Veränderungen und Schmerzen sind das dominante Geschehen in der Interaktion zwischen Pflegenden und Gepflegten. Und dieser Umstand hat die Pflege im Zuge ihrer wachsenden Abhängigkeit von der Medizin (medizinischer Assistenzberuf) dazu «verführt», die Krankheit und ihre Behandlung in den Mittelpunkt ihres Handelns zu stellen, und nicht das Kranksein mit allen seinen Folgen für Körper, Geist und Seele.[44] Bereits in einer ganz alltäglichen Begegnung wird deutlich, wie sehr die Krankheitsfixierung in der Interaktion von Pflegenden und Gepflegten verwurzelt ist und wie von beiden Seiten daran festgehalten wird. Es ist z. B. die (morgendliche) Frage: Wie geht es Ihnen denn heute? Mit großer Wahrscheinlichkeit kommt wie erwartet eine somatische Zustandsbeschreibung.

---

43 vgl. Thiersch 1997

44 Ich bin immer wieder erstaunt über das enorme medizinische Wissen, das sich Pflegende im Laufe ihrer Berufstätigkeit aneignen und die im Verhältnis dazu geringen sozialwissenschaftlichen Kenntnisse, vor allem der Psychologie und Soziologie.

Wir könnten auch formulieren: Der Körper mit allen seinen Unzulänglichkeiten, akuten Funktionsstörungen, seine Sensation steht im Zentrum der Pflege.[45]

Aber was ist der Körper? Ein höchst komplexer und komplizierter Organismus? Eine Maschine, die erstaunlich gut funktioniert und dennoch immer wieder reparaturbedürftig ist oder deren Teilfunktionen ganz ausfallen, mit Folgen für die anderen Teile des Organismus. Das ist die eine Sichtweise, eine streng naturwissenschaftliche, der sich die moderne Medizin verschrieben hat und dabei hervorragende Leistung vollbracht hat. Doch ist der Körper nicht reine Materie, nicht Haut und Knochen, Muskel- und Bindegewebe, Herz und Nerven, er ist Träger von Empfindungen der unterschiedlichsten Art. Die Berührung der Materie Körper löst bei einem Patienten, dessen Arm neu verbunden werden soll, neben der Erkenntnis, dass etwas für die Heilung der Wunde getan wird, Erschrecken über die Berührung durch einen relativ fremden Menschen oder auch zärtliche, sehnsüchtige Gefühle aus. Und unsere Sprache ist reich ausgestattet mit körperbezogenen Formulierungen, die einen psychischen Zustand beschreiben. Mir läuft es eiskalt den Buckel runter. Ich habe die Nase oder die Schnauze voll. Ladet mir doch nicht alles auf meine Schulter. Mir ist eine Laus über die Leber gelaufen, … Als eine «stille Erkenntnis» ist uns dieses Wissen um den unauflösbaren Zusammenhang von Körper, Geist und Seele also nicht verloren gegangen.

In diesem Wissen sind der Holismus begründet und die Versuche, ganzheitliche Pflege zu konzipieren und zu realisieren. Die holistische Sichtweise kontrastiert scharf gegen die naturwissenschaftliche und betrachtet den Menschen als Leib-Geist-Seele-Subjekt. Im Leibbegriff ist die Trägerschaft des Körpers ausgedrückt und damit die Verbindung zu den anderen Dimensionen des Menschen. Und: Der Mensch ist nicht Objekt von medizinischen und von Pflege unterstützten Reparaturleistungen, sondern Subjekt. Wir pflegen nicht Körper und therapieren seine Krankheit, sondern Menschen, die krank sind, und wir gestalten diese Beziehung, indem sich Subjekte gegenüberstehen.[46] In der Pflege werden nicht Körper versorgt, gereinigt, verbunden, gesalbt, sondern Leiber. Der Leib ist Träger nicht nur aller momentaner Empfindungen, sondern auch der Erinnerungen. Er bringt die psychische Verfasstheit, Haltungen (auch das ein körperbezogener psychologischer Begriff) und Einstellungen zum Ausdruck (z. B. in der Art des Ganges, in den Zeichnungen des Gesichtes, im Zucken der Füße). Sie graben sich bildlich gesprochen in den Körper ein. Das heißt: Mit der Berührung des Leibes erreichen wir den Menschen in vielfältiger Weise, wecken Erinnerungen oder Hoffnungen,

45 vgl. Koch-Straube (1997, Kap. 5): Die Dominanz des Körpers

46 Weniger technisch-soziologisch ausgedrückt: Levinas spricht von Beziehungen zwischen dem Gesicht des Selbst und dem Antlitz des anderen (Lévinas, 1989). Oder Martin Buber, der das Wesen der Ich-Du-Beziehungen beschreibt (Buber, 1992).

Ängste ... Wir tasten Vorstellungen über das Leben, über die Welt an. Davon bleiben diejenigen, von denen aus professionellen Gründen die Initiative zur Berührung ausgeht, nicht unberührt. Und das bezeichnen wir nüchtern formuliert mit Interaktion.

Diese aus dem Bereich der sogenannten nichtexakten Wissenschaften – Psychologie und Philosophie – gewonnenen Erkenntnisse, die sich in psychotherapeutischen Prozessen widerspiegeln, werden inzwischen von der Neurobiologie bestätigt. Ergebnisse der Hirnforschung zeigen, dass z. B. physischer und psychischer Stress nachweisbare neuroendokrine Reaktionen verursacht, die unter bestimmten Bedingungen Struktur und Funktion neuronaler Verschaltungen im zentralen Nervensystem relativ dauerhaft verändern. In Konsequenz dieser Veränderung schreibt Hüther: «Die Entwicklung eines Menschen ist zu jedem Zeitpunkt einzigartig. Er trägt seine Geschichte von Erfahrungen in sich und zusätzlich in Form der von seinen Eltern ererbten Programme, auch noch die Geschichte seiner Vorfahren ...», denn «unser Gehirn kann nicht nur äußerst subtile Veränderungen des sozialen Beziehungsgeflechtes, in dem wir leben, wahrnehmen. Besonders einschneidende Erlebnisse mit anderen Menschen werden über lange Zeit gespeichert, deshalb kann auch die Erinnerung an eine erlebte Erniedrigung, an ein schweres Versagen, an eine Vergewaltigung unseres Willens zu einer fortgesetzten oder bei geringfügigen Anlässen immer wieder aufflammenden und unkontrollierten Belastung werden» (Hüther, 1999, S. 50 und 41).

Im Kontakt[47] zwischen Pflegenden und Gepflegten, in dem eben nicht Materie behandelt wird, sondern in dem zwei Menschen sich berühren mit ihren einzigartigen Erfahrungen und Zukunftsvisionen, sehe ich die besondere Chance und Notwendigkeit zur Beratung in der Pflege durch Pflegende. Dieser Kontakt entsteht ja nicht zu einem beliebigen Zeitpunkt, sondern in einer Phase akuter Erkrankung oder chronischer Belastungen, in der Stress und Angst erlebt werden und vielerlei Versuche, diese Belastungen zu überwinden. Es ist eine Phase hoher Irritation und Sensibilität, in der ein Teil der Erlebens- und Verhaltensmuster vorübergehend oder dauerhaft unbrauchbar geworden sind und neue erst entwickelt werden müssen.

Pflegende berühren pflegend – um es noch einmal in wenigen Worten zu sagen – einen Menschen, verstanden als Leib-Geist-Seele-Subjekt in seinem jeweiligen sozioökologischen Kontext und im zeitlichen Kontinuum seines Lebens (vgl. Rahm, 1990, S. 175).

Hier begegnen uns wiederum die Sichtweisen des Holismus, von dem Stemmer (1999) unter anderen mit Recht sagt, dass er ein unerfüllbarer Anspruch darstellt.

---

47 Kontakt, lat. contactus: Berührung, Ansteckung; tactio – Berühren, Betasten; Gefühlssinn. Lateinisch-deutsches Schulwörterbuch, Leipzig 1887

So erleben wir auch, wenn wir in Theorie und Praxis nach ganzheitlichen Pflegekonzepten suchen, eine Addition von körperlichen, geistigen und psychischen Faktoren, also nicht die Integration, sondern die Trennung.[48] Doch müssen wir meiner Ansicht nach das «Pferd anders herum aufzäumen». Wenn wir erkennen, dass die Ganzheitlichkeit des Menschen seine Wirklichkeit ist, wenn wir also keinen Gedanken «fassen», kein Gefühl «haben» können, ohne dass es dafür eine Bewegung, ein Korrelat im Körper gibt und umgekehrt, dann müssen wir uns dieser Erkenntnis öffnen, sie in unser Bewusstsein aufnehmen und unser Handeln davon leiten lassen.

Holistische Pflege ist also nicht als ein erreichbares Ziel oder Zustand, sondern als eine Orientierung möglich. Es ist schon viel, wenn uns das gelingt. Das Wissen und die Erfahrungen der Pflegenden verbünden sich in jeder Pflege eines Menschen mit dessen Lebenssituation mit allen seinen Dimensionen und schaffen in diesem Kontakt eine jeweils einmalige pflegerische Kreation. Aus diesem Grunde kann ganzheitliche Pflege letztlich nicht in Konzepte gefasst werden. Pflegemodelle oder Pflegekonzepte sind jedoch notwendige Halteseile oder Krücken, die holistische Orientierung nicht aus dem Auge zu verlieren und einen Handlungsrahmen zu schaffen.

Beratung, verstanden als zielgerichteter und interaktiver Kontakt, ist integraler Bestandteil der professionellen Pflege. Sie ist Ausdruck eines ganzheitlichen Verständnisses von Pflege, trägt ganz wesentlich zur Subjektgestaltung der Interaktion zwischen Pflegenden und Gepflegten bei.[49]

Der besondere Auftrag der Pflege, beratend tätig zu sein, ergibt sich also aus dem Kontakt zum Leib des Menschen in einer existentiell bedeutsamen Problem- oder Krisensituation.

Weitere Aspekte dieses hervorragenden Kontaktes stützen diese Argumentation. Pflegende begegnen dem Patienten, dem Klienten in hoher Dichte und/oder langer Dauer, abhängig von der Institution, in der die Pflege sich vollzieht. Dichte und Dauer beziehen sich nicht nur auf die Zeit (Rund-um-die-Uhr-Pflege oder langer Aufenthalt im Krankenhaus oder Pflegeheim bzw. lange Pflegeverhältnisse in der ambulanten Pflege), sondern auch auf die Beziehung und die Kenntnisse der Lebenssituation der Klienten. Pflegende wissen «tendenziell mehr über deren

48 Ein Beispiel dazu: In einem Prospekt eines Altenheimes steht, dass in diesem Haus ganzheitlich gepflegt wird. Zur Begründung wird angeführt, dass neben guter pflegerischer und medizinischer Betreuung vielfache Angebote bestehen, die den Geist wachhalten und die Seele ermuntern. Ein anderes Beispiel: Übergabe. «Erst einmal erledigen wir die morgendliche Körperwäsche möglichst zügig, dann haben wir später vielleicht etwas Zeit, mit Herrn X oder Frau Y zu reden».

49 Ob das zutrifft und in welchem Ausmaß hängt natürlich von dem jeweiligen Beratungskonzept ab.

tägliche Lebensprozesse und -muster und verstehen deshalb ihre gelebten Erfahrungen und gesundheitspflegerischen Bedürfnisse eventuell auch besser» (Meleis, 1999, S. 168).

In der Pflege ist die Kommunikation nicht «nur symbolisch präsent» (Großmaß, 1997), sondern trägt – verknüpft mit vielerlei ganz praktischen Hilfeleistungen und Anregungen – zur Verbesserung der Situation des Patienten bei. Beratung in der Pflege hat somit eine physisch-materielle Verankerung und eine große Nähe zum Alltag und seinen praktischen Problemen und Veränderungsnotwendigkeiten, ganz besonders in der ambulanten Pflege.[50]

«Die Fragen (der Patienten in einer Feldstudie, Ergänzung der Autorin), die gestellt wurden, waren spezifisch und drehten sich um die Bewältigung von Alltagsproblemen, und Patienten und Schwester kamen ganz natürlich auch darauf zu sprechen, inwieweit der Patient seine neue Situation gefühlsmäßig annimmt und sich darauf eingestellt hatte» (Benner, 1994, S. 164).

Das heißt: Der Kontakt auf der Ebene praktischer Hilfeleistungen erleichtert den Zugang zur Unterstützung im psychosozialen Bereich wie z. B. die Verarbeitung von Krankheit, die Schwierigkeit im sozialen Umfeld, der Veränderungen des Selbstbildes, der Zukunftsängste.

Für die Pflegenden allerdings bedeutet die «Chance der Pflege» eine besondere Herausforderung. Denn die umfassenden Erfahrungen mit den Patienten, die Dauer und Kontinuität des Kontaktes und damit die u. U. hohe emotionale Dichte bedürfen einer sorgfältigen Regulierung von Distanz und Nähe zum Schutze beider Seiten. Dass es schwierig ist, diese Balance zu halten, kennen alle Pflegenden. Benner drückt es folgendermaßen aus: «Meine Vermutung ist, dass diese Pflegenden gerade deshalb, weil sie sich emotional stärker auf ihre Patienten einlassen, besser in der Lage sind, ihre eigenen Ressourcen sowie die der Patienten, deren Angehörigen und des Umfeldes zu mobilisieren. Ich nehme an, dass die Wahrung von Distanz, die Schwestern und Pfleger in der Situation ein wenig vor dem Schmerz schützt, ihnen jedoch auch die Chance nimmt, die Ressourcen und Möglichkeiten zu nutzen, die erst durch Engagement und Teilhabe an den persönlichen Interpretationen und Bewältigungsversuchen des Patienten und seiner Angehörigen zugänglich gemacht werden» (Benner, 1994, S. 163).

Ein reflektierter Umgang mit Distanz und Nähe ist eine der Kompetenzen, die Pflegende (nicht nur) für beratende Tätigkeiten erwerben müssen.

«Wissen ist Macht»

Diese Redewendung hat im Gesundheitswesen Tradition. Und diese Macht beruht auf Aneignung und Zuschreibung. Die kritische Bezeichnung der Ärzte als «Halb-

50 vgl. Alltagsnähe: Thiersch in Kap. 5.1

götter in Weiß» zeugt von dieser Macht. Sind die Pflegenden die kleinen Göttinnen in Weiß? Pflegende werden diesen Titel niemals in Anspruch nehmen, zu sehr sehen sie sich in Abhängigkeit von den Ärzten, als dass sie ihre eigene Macht erkennen. Im Krankenhaus und von diesen Erfahrungen abgeleitet auch in anderen Institutionen des Gesundheitswesens, wenn auch in abgeschwächterer Form, hat die Redewendung «Wissen ist Macht» nach wie vor uneingeschränkte Gültigkeit. Im Krankenhaus ist eine Fülle hochspezialisierten medizinischen Wissens und Erfahrungen versammelt. Zu dieser verdichteten Kompetenz können Nichtprofessionelle nur geringen Zugang haben. Dies und die insgesamt kühle und sachliche Atmosphäre, die technisch hoch entwickelten Apparaturen bewirken, dass sich auch selbstbewusste Bürgerinnen und Bürger ihrer Ohnmacht bewusst werden und unfähig werden, qualifizierten und wirkungsvollen Widerstand zu leisten und eigene Entscheidungen zu treffen.

Schwestern und Pfleger sind Teil dieses Systems. Auch sie handeln ausgestattet mit ihrem Wissen und ihren Erfahrungen zum Besten der Patienten und setzen ihren Ehrgeiz ein, Genesungsprozesse möglichst schnell und gut zu unterstützen. Mehr oder weniger unterdrückter Unmut oder Unzufriedenheit von Patienten wird mit der Redewendung «wir wollen doch nur ihr Bestes» begegnet. Aber sind die PatientInnen bei der Entscheidung für dieses Beste beteiligt?

Professionelles, rational und logisch begründbares Wissen birgt eine große Versuchung in sich, die Selbstmächtigkeit und Selbstsorge des Patienten zu beschneiden oder gar aufzuheben. Doch die Selbstmächtigkeit des Menschen, seine subjektiven Gesundheits- und Krankheitsvorstellungen, seine Ideen darüber, wie dem eigenen Leben Sinn zu verleihen sei, sehen wir als ein Baustein von Beratung an. Das fachliche Wissen und die Erfahrung sind die anderen wesentlichen Bausteine in der professionellen Interaktion zwischen Pflegenden und Gepflegten. Der Ausgang, das Ergebnis der Interaktion muss jedoch grundsätzlich von Offenheit geprägt sein. Darüber hinaus zeigt sich die Professionalität der Pflegenden darin, die Selbstmächtigkeit der Patienten zu stützen oder deren Wiederherstellung zu fördern. Das geschieht durch Weitergabe von Wissen, aber auch in der Wahrnehmung und Offenlegung von Wünschen, Kompetenzen und Ressourcen der Patienten, die im Verlaufe der Krankheitserfahrung u. U. selbst für den Patienten verschüttet erscheinen.

Beratung ist ein Arbeitsbündnis, das weder institutionell und fachlich legitimierte Manipulation rechtfertigt, noch Gleichgültigkeit zulässt (wenn er meinen guten Rat nicht annimmt, dann soll er doch machen, was er will). Beratung bedeutet die schwierige, aber auch spannende Arbeit des Aushandelns und die Entdeckung der vielfältigen Weisen, das Leben auch mit Krankheiten und Behinderungen zu gestalten. Beratung ist Lernen für beide Seiten.

Auch eine auf Gleichberechtigung der PartnerInnen beruhende Beratung ist wie die ganzheitliche Pflege kein erreichbarer Zustand, sondern ein Bemühen, im vielfältigen Spiel der Kräfte und Einflüsse auf den Beratungsprozess bis an die Grenzen des Möglichen zu gehen. Es gibt im Gesundheitswesen, in der Pflege viele Situationen, in denen es weder möglich, nötig oder angeraten erscheint, beratend tätig zu sein, z. B. in Notfallsituationen.

Doch selbst bei einem verwirrten Menschen oder einem sich verschließenden Patienten können wir Kontakte aufnehmen, die den dialogischen Charakter der Beratung besitzen.

Frau Senefeld (vgl. Kap. 4) murmelt den ganzen Tag vor sich hin: Warum ist meine Tochter vor mir gestorben? Alle Versuche, Frau Senefeld von diesem Gedanken und der Trauer abzulenken, haben nichts bewirkt. Die Kenntnisse über die Biografie von Frau Senefeld helfen auch nicht weiter. So murmelt und jammert Frau Senefeld Tag für Tag weiter. Warum hat niemand der Pflegenden sie selbst danach gefragt, nach ihrer Tochter, nach den Erinnerungen an sie?

Pflegende fühlen sich von den vielen Geschichten der Menschen überfordert. Die Angst, von den Leiden und Konflikten, die sie u. U. in sich bergen, selbst überwältigt zu werden, ist einer der Gründe, warum Pflegende lieber Distanz halten. Leichter erscheint es, sich zum Beispiel an die in der Pflegedokumentation verzeichneten Daten zu halten, die genug Spielraum lassen, sich «ungestört» einen Reim auf das seltsame Verhalten von Frau Senefeld zu machen. So wird jedoch die Chance vertan, dass sich im Dialog mit der Bewohnerin die Hintergründe des Problems erschließen und Ressourcen und Kompetenzen gemeinsam entdeckt werden können.

Der Gleichberechtigung der Partner in der Beratung sind auch Grenzen gesetzt, weil die Macht des Wissens, die sozialen, kulturellen, ethnischen Unterschiede und die Differenzen in den Fähigkeiten, sich selbst zu vertreten, nicht gänzlich aus der Welt zu schaffen sind. Diesen Unterschieden Rechnung zu tragen und gleichzeitig bis an die Grenzen des Möglichen zu gelangen, unterstützt zugleich die Entwicklung zur wachsenden Selbstbestimmung der Klienten.

Die Pflege einer alten Frau aus der Türkei, die, bevor sie nach Deutschland kam, auf dem Lande lebte und in Deutschland ihren Lebensunterhalt verdiente, indem sie am Abend Büros putzte, ist eine solche Arbeit an der Grenze, eine große Herausforderung. Sie ist möglich, wenn das Verhalten, die Einstellungen, die Gefühle von Frau Yilmaz wahrgenommen werden und im Dialog zurückgespiegelt werden, wenn der Austausch über das bisher gelebte Leben und die Zukunftserwartung versucht wird und die ethnischen und kulturellen Unterschiede in Geschichten vermittelt werden und somit ein dialogisch vermitteltes und korrigierbares Bild von der Lebenswirklichkeit (einschließlich der subjektiven Vorstellung von Krankheit, Gesundheit, Alter, Sterben) entsteht. Aber sind solche Grenzgänge nur bei Menschen wie Frau Yilmaz, deren Herkunft in einer anderen Kultur liegt, notwendig? Sind nicht alle Menschen, denen wir in der Pflege begegnen, uns fremd? Und müssen wir nicht mit allen den Weg der gemeinsamen Erkundung gehen?

Wie eine entfaltete Interaktion, ein solcher Prozess des Aushandelns möglich ist, dafür geben Beratungstheorien und -methoden Hilfestellung. Beraten kann erlernt werden. Es erfordert nicht allein die Einübung von Methoden, die Aneignung von spezifischem Wissen vor allem aus den Bereichen der Psychologie und Soziologie, sondern auch die grundsätzliche Bereitschaft, die Selbstmächtigkeit und Einmaligkeit des anderen zu achten und mit ihm in einen Dialog zu treten.

5.3 Information – Anleitung – Beratung

Im allgemeinen Verständnis gehört Beratung schon immer zu den Aufgaben der Pflegenden. Sie informieren Patienten über Verläufe von Krankheiten, über Pflegehandlungen, über Möglichkeiten, Schmerzen zu lindern, sie führen sie in die organisatorischen Belange der Institution ein, sie leisten Übersetzungen aus der medizinischen Fachsprache.

Sie leiten Patienten/alte Menschen an, wie sie sich wieder selbst waschen können, welche Tricks dafür hilfreich sind, wie sie wieder auf die Beine kommen, selbst Verbände wechseln, und sie trainieren es mit ihnen.

Sie wenden sich aufmerksam ihren Patienten zu, begegnen ihnen mit Verständnis, teilen ihre Sorgen, trösten sie, sprechen ihnen Mut zu, geben Anregungen und Ratschläge.

Informieren, Anleiten, Aufmerksam-Sein sind wichtige und für die Patienten höchst hilfreiche Tätigkeiten.

Frau Zimmermann benötigt die Information über den Operationsverlauf, um sich mit diesem Wissen ausgestattet, nicht mehr so hilflos und ausgeliefert zu fühlen. Herr Paul braucht Anleitung, um die Stoma-Versorgung selbst zu übernehmen, damit er unabhängig von der Versorgung durch andere wird, z. B. auch von der Ehefrau, und sich wieder als «ganzer Mensch» fühlt. Und Frau Senefeld wird eine gewisse Erleichterung spüren, wenn die an ihr vorbeigehende Schwester stehen bleibt, sie auf ihrem Weg durch den Flur begleitet, ihr zuhört und sie spürt, dass die Schwester ihren Schmerz verstehen kann.

Doch machen Informationen, Anleitungen und aufmerksames Zuhören nicht Beratung aus. Sie können Anteile eines Beratungsprozesses sein, sie erschöpfen sich jedoch nicht darin. Was fehlt, ist – das ist aus den vorangegangenen Versuchen, das Feld und die Ziele von Beratung in der Pflege abzustecken, abzuleiten – die explizite und geplante Einbettung des kognitiven Verstehens von Krankheit und Behinderung in ihre emotionalen und sozialen Dimensionen und Entwicklungschancen.

Frau Zimmermann wird gut über den Operationsverlauf informiert, doch ihre anhaltende Unruhe macht deutlich, dass dieses Informationsdefizit nicht ihre einzige Sorge ist. Es treibt sie vielleicht die Sorge oder Gewissheit um, dass ihr jugendlicher und makelloser Körper nach der Operation durch die Narbe hässlich entstellt ist. (Und sie kann den Freund nicht erreichen!) Und der älteren Schwester kann sie solche Sorgen auch nicht so «mir nichts, dir nichts» sagen. Sie würde sich schämen.

Herr Paul ist sehr dankbar für die Anleitung, die er vom Krankenpfleger erhält. Aber zunehmend beobachten die Pflegenden Phasen, in denen er apathisch ist und nicht zuzuhören scheint. Die Gedanken an die Rückkehr in die «eigenen vier Wände», die anfangs noch beflügelten, scheinen ihn zu belasten? Das Training allein hilft offensichtlich darüber nicht hinweg.

Über Frau Senefelds Gesicht huscht ein Lächeln, doch dann versinkt sie wieder und zieht sich in ihre Trauer zurück. Und die begleitende Schwester steht diesem Geschehen hilflos gegenüber.

Es sind die Gefühle, die in diesen Situationen von den Patienten bzw. der Pflegeheimbewohnerin nicht aus- und von den Pflegenden nicht angesprochen werden. Sie drücken sich meist nur in der Art und Weise zu sprechen oder in der Körpersprache aus und werden von den Pflegenden entweder nicht wahrgenommen oder zur Seite geschoben in der Hoffnung, dass die «handfesten» Tätigkeiten wie Informieren, Anleiten oder andere Pflegehandlungen ausreichen und die Zuwendung allein Entlastung schafft.

Die Emotionen bestimmen jedoch Kognitionen und Handlungsmöglichkeiten ganz entscheidend. Herr Paul wird unter Umständen seine Selbstpflege nicht oder nur unzureichend lernen oder übernehmen, solange das dahinterliegende emotionale Problem nicht bewusst und ausgesprochen wird, bewältigt oder wenigstens in handhabbare Bahnen gelenkt ist.[51] Herr Paul weiß selbst nicht, warum er immer wieder so mutlos ist (und der Pfleger denkt zu Recht: Wenn er das nicht weiß, wie soll ich das dann wissen). Nach der Entlassung aus dem Krankenhaus gibt es rund um die Stoma-Versorgung verdeckte und offene Konflikte mit seiner Ehefrau z. B. darum, ob und wie weit Herr Paul die Versorgung selbst übernehmen kann, ob alles richtig gemacht ist. An der Entstehung dieser Auseinandersetzung konnte auch die Tatsache nichts ändern, dass Frau Paul ebenfalls informiert und angeleitet wurde.

Ein beratender Zugang zu Herrn Paul hätte in dieser Situation wie in vielen anderen auch die Chance, die inneren und äußeren Konflikte aufzulösen und das Wohlbefinden von Herrn Paul zu steigern, seine Kompetenzen, auch schwierige Situationen zu bewältigen, zu aktivieren.

Patientenschulung, die institutionalisierte und regelhafte Form von Anleitung und Information, wie sie z. B. für Menschen mit klar umschriebenen chronischen

---

51 In der sozialpsychologischen Forschung gibt es überzeugende Experimente über den Zusammenhang von Kognition, Emotion und Verhalten (vgl. u. a. Hovland et al., 1969).

Krankheiten angeboten wird, verfehlt aus diesem Grunde oft ihre Wirkung. Eine vorrangig die Einsichtsfähigkeit des Patienten voraussetzendes Programm, in seinem Aufbau weitgehend festgelegt und logisch aufgebaut, wird vor einer Gruppe von Menschen ausgebreitet. Doch im Schulungsraum sitzen Menschen, deren Erkrankung in so unterschiedliche Weise in ihr Leben eingebettet ist, dass sie die ihnen angebotenen wichtigen Informationen meist nur kurzfristig oder oberflächlich aufnehmen können. Denn mit dem, was die Krankheit und die Folgen für sie subjektiv bedeutet, bleiben sie allein und für die Entscheidungen, die sie treffen müssen, reichen allgemeine wissenschaftlich gesicherte Informationen nicht aus. Natürlich wird es unter den ZuhörerInnen Menschen geben, deren inneres psychisches Programm mit dem von außen angebotenen Informationsprogramm relativ gut korrespondiert. Sie werden von dieser Schulung profitieren. Für die anderen, die in der Fülle der Informationen angesichts der Veränderungen und Gefühle, die sie bei sich selbst erleben, keine Orientierung finden, ist Beratung angezeigt: Beratung, die zu einer klugen reflektierten Wahl verhilft. Drohungen und Ängste vor einer möglichen Wiedererkrankung oder Verschlechterung haben in der Regel keine entscheidende oder dauerhafte Wirkung, zu sehr wiegt das Gewicht lieb gewonnener Gewohnheiten oder der Widerstand gegen notwendige Veränderungen, die die Lebensqualität in inakzeptabler oder unerträglicher Weise beeinträchtigen.[52]

In einer Beratung können dagegen Verlust und Gewinn reflektiert werden und mögliche Widerstände gegen unvermeidbare oder sinnvolle Veränderungen überwunden werden, weil ungeahnte, bisher von den Turbulenzen der Erkrankung verdeckte Perspektiven offen gelegt werden.

Interventionen, die Emotionen und deren irritierende Wirkungen nicht außer acht lassen, geschehen in der Pflege eher zufällig und intuitiv und sind der menschlichen Fähigkeit zu verdanken, das richtige Wort am richtigen Platz zu sagen.

Information und Anleitung von Patienten können nicht nur wichtige Anteile der Beratung darstellen. Sie können – und das zeigen ja gerade die Beispiele aus diesem Kapitel – zu dezidierten Beratungsprozessen überleiten. Die angefragte oder gegebene Information kann der Einstieg in eine umfassendere Problemstellung sein und die Anleitung bis über die Grenzen des bisher Vorstellbaren führen. Den Kontakt auf der sachlichen und praktischen Ebene herzustellen, ist meist leichter oder deckt erst allmählich die dahinterliegenden Unsicherheiten, Ängste, Zweifel usw. auf.

Auf Seiten der Pflegenden ist die Wahrnehmung von Irritationen und Diskrepanzen im Verhalten der Patienten und die Bereitschaft, diese anzusprechen,

52 Sonst müssten ja alle Raucher schlagartig das Rauchen und alle Alkoholiker das Trinken aufgeben, denn Informationen und Warnungen über die Folgen gibt es genug.

Voraussetzung (z. B. Diskrepanzen zwischen verbalen Äußerungen und körpersprachlichen Signalen; Verspannungen und andere Anzeichen des Körpers, die auf Belastung hinweisen). Notwendig ist es auch, den eigenen Irritationen nachzugehen, die eigenen Gefühle des Unbehagens zu realisieren, denn sie führen nicht selten zum Verstehen des Problems.

«Neue Mischformen zwischen Betreuung, Pflege und Beratung als Lernangebote für die Patienten werden bald zur selbstverständlichen Kompetenz des Pflegepersonals gehören», so beschreibt Giesecke (2001) die Zukunft der Pflege, und es ist zu ergänzen, dass dies im Sinne eines konsequenten dialogischen Verständnisses von Interaktion auch ein Lernprozess für die Pflegenden sein wird.

Bisher haben wir vorwiegend die Integration von Beratung in alltägliche Formen pflegerischen Handelns diskutiert. Das ist meines Erachtens auch der wichtigste Ort und die «vornehmste» Aufgabe der Pflegenden. Trotzdem sind andere Formen denkbar und notwendigerweise zu entwickeln und zu optimieren. So reicht die Palette vom beratenden Gespräch, das sich im Zusammenhang einer Pflegehandlung ergibt, bis hin zu formalisierten Beratungsangeboten mit vereinbartem Turnus und Zahl der Sitzungen, die Patienten angeboten werden oder die sie aufsuchen.[53]

In den traditionellen Institutionen wie Krankenhaus, Altenpflegeheim, Tageskliniken, Rehabilitationseinrichtungen werden im unterschiedlichen Ausmaße Beratungen angeboten, meist jedoch übernehmen diese Aufgaben Angehörige anderer Berufsgruppen (z. B. Sozialarbeiter/Sozialpädagogen im Krankenhaussozialdienst oder im Sozialdienst im Pflegeheim). In anderen neueren Einrichtungen des Gesundheitswesens wie z. B. Pflegebüros oder Informationsbüros für Pflegebedürftige und deren Angehörige sind gelegentlich Pflegende zu finden. Im Rahmen des Pflegeversicherungsgesetzes spielt die Beratung eine besondere Rolle, da sie dort als Pflichtberatung für Leistungsempfänger konzipiert ist. Pflegende

---

53 Tschudin (1990) unterscheidet zwischen Personen, die man professionelle Berater nennt, weil sie ausdrücklich als Berater angestellt sind. Personen, bei denen Beratung ein legitimer, allgemein anerkannter aber untergeordneter Teil ihrer Tätigkeit ist, diese nennt Tschudin Berater. Und schließlich Personen, die bei ihrer normalen Tätigkeit beratende Funktion ausüben, möglicherweise sogar ohne sie als solche wahrzunehmen; dies bezeichnet Tschudin als Tätigkeit, die beratend wirkt (Tschudin, 1990, S. 14); Sickendiek unterscheidet im professionellen Bereich halbformalisierte Beratung «als genuinen Anteil unterschiedlicher sozialpädagogischer und psychosozialer Berufe und weiterer sozialer, psychologischer, medizinischer oder juristischer Tätigkeiten, in der die Betreffenden als Professionelle angesprochen sind» und «ausgewiesene und stark formalisierte Beratung von professionellen BeraterInnen mit ausgewiesener Beratungskompetenz in Beratungsstellen, Sprechstunden usw. wie z. B. psychosozialen, Frauen- oder Familienberatungsstellen» (Sickendiek, 1999, S. 23).

haben den Auftrag dafür erhalten. Pflegeorientiertes Case-Management und Pflegeüberleitung sind ohne beratende Gespräche nicht denkbar. Die Beratung und Anleitung von Angehörigen zählt auch außerhalb des Pflegeversicherungsgesetzes zu den oft «nebenbei» erledigten Aufgaben von Pflegenden. Beratungen für Angehörige – in Form von Einzel- und Gruppenarbeit – wird auch von den Wohlfahrtsverbänden, der Alzheimergesellschaft oder von anderen freien Initiativen angeboten. Auch hier sind Pflegende integriert bzw. sind die Initiatoren solcher Einrichtungen.

Die nach dem Vorbild der Health Resource Center in den USA in der BRD eröffneten Patienteninformationszentren sind eine neue Entwicklung. Sie bieten institutionsübergreifend Information, Schulung und Beratung an.

Dieser ausschnitthafte Blick auf die Orte der Beratung zeigt deutlich, dass Bedarf und Angebot im Gesundheitswesen im Steigen begriffen sind.[54]

Die bisherigen Realisierungen sind jedoch noch weitgehend an Information, an Schulung bzw. Patientenedukation und Vermittlung von Hilfen gebunden, also stark kognitiv und praktisch orientiert und blenden ein ganzheitliches Beratungsverständnis aus.[55]

---

54 Nestmann schreibt mit Blick auf die USA: «Die späten achtziger und frühen neunziger Jahre sind insbesondere geprägt durch Beratung im Gesundheitswesen, die auf die Förderung von Gesundheit, Gesundheitsverhalten und gesunden Lebensverhältnissen zielt, die im Leben aller Menschen aller Altersstufen von Bedeutung sind» (Nestmann, 1997, S. 165). Auch in der Bundesrepublik prognostiziert man inzwischen, dass der Gesundheitssektor einer der am stärksten anwachsenden wirtschaftlichen Sektoren sein wird.

55 Während einer Tagung des Instituts für Pflegewissenschaft der Universität Witten/Herdecke zum Thema Patienten/Familienedukation (am 28. Februar 2000) wurde das Konzept der Patientenedukation und Beispiele ihrer Realisierung vorgestellt. Der Zusammenhang von Krankheitsgeschehen, Gesundheitserfahrungen und Emotionen, die diese begleiten, wurde durchaus gesehen. Jedoch wurden Gefühle wie Angst und Panik vor allem als Störungen für die Effizienz der Patientenedukation eingestuft, die durch Krisenintervention möglichst schnell beseitigt werden müssen. So definierte Evers auf dieser Tagung Patientenedukation als interpersonale Pflegeintervention zur Entwicklung und Veränderung von Konzepten und Verhaltensabsichten, die dauerhaft ausreichen. Der Fokus der Patientenedukation liegt also auf Wissen, Fähigkeiten und Verhalten. Die Einbettung des Krankheitsgeschehens und der Heilung des Klienten in seinem psychosozialen Zusammenhang mit dem Ziel, Entwicklungsprozesse anzustoßen und zu begleiten, ist nicht im Blick (vgl. Abt-Zegelin, 2007). Eine entsprechende Beurteilung kann auch auf das Trajectory Work bzw. Krankheitsverlaufmodell von Corbin und Strauss angewendet werden. Es ist ein medizin-orientiertes Bewältigungsmodell, das bei der Versorgung älterer und chronisch kranker Menschen eingesetzt wird (Thomas, 1998).

Die Pflege hat bisher Beratungen von Patienten, alten Menschen und Menschen mit Behinderung, die über Information, Anleitung und Schulung hinausreichen, für sich nur in geringem Maße in Anspruch genommen und dieses Feld anderen Berufsgruppen überlassen.

Neuorientierungen in der Pflege, die von gesellschaftlichen und gesundheitspolitischen Veränderungen angestoßen und in der Auseinandersetzung mit Erfahrungen aus dem Ausland und in der Akademisierung der Pflege auch in der BRD zum Ausdruck kommen, machen es möglich, dass Pflegende im Feld ihrer zentralen Aufgabe klientennah beratend tätig sind und die Kompetenz dafür entwickeln. Kooperation mit anderen Berufsgruppen, die beratend tätig sind, werden an der Grenze eigener Kompetenz sinnvoll und notwendig sein, wenn sich der Fokus des Beratungsthemas z. B. auf die Folgen sozialer Benachteiligung verschiebt und die Kompetenzen der Sozialarbeit gefragt sind, oder wenn sich die Problematik als eine psychotherapeutisch zu behandelnde entwickelt.

Wären für Frau Mechler, die ins Pflegeheim umgezogen ist (vgl. Kap. 4) allein weitere Informationen über die Regelungen und die Angebote im Heim nützlich, um sich besser zurechtzufinden? Genügte allein das Toilettentraining, das die Pflegenden begonnen haben, da Frau Mechler seit dem Einzug ins Pflegeheim inkontinent ist? Können so Verluste bewältigt und Unsicherheiten und Ängste überwunden werden?

Kontinuierliche Beratung durch die Pflegenden ist hilfreich und wäre auch in dieser Situation dringend nötig. Es könnte möglich sein, das Leiden von Frau Mechler zu mildern, die Eingewöhnung an das Leben ins Heim zu erleichtern oder zu der Entscheidung zu kommen, dass das Heim nicht der angemessene Aufenthaltsort für Frau Mechler ist. Unter Umständen könnte sich auch herausstellen, dass ein psychotherapeutischer Zugang zu Frau Mechler unerlässlich ist, um tief greifendere Störungen zu bearbeiten. Aber bis zu dem Zeitpunkt, an dem Beratung und Therapie in Pflegeheimen selbstverständlich angeboten werden, ist noch ein weiter Weg. Stattdessen wird auf die Probleme von alten Menschen in den Heimen mit Anpassungstraining reagiert (vgl. Koch-Straube, 1997).

5.4 Der Auftrag der Pflege: Leiborientierte Beratung

Beratung im Bereich der Sozialarbeit/Sozialpädagogik wird mit dem Kennzeichen «psychosozial» ausgestattet (vgl. Definition von Nestmann, Kap. 5.1).

Im Zentrum der Beratung steht das Individuum mit seinen psychischen, sozialen (einschließlich materiellen) Belastungen und Einschränkungen, die in der Auseinandersetzung mit sozialen Lebens- und Umweltbedingungen entstehen können. Das Unterstützungsrepertoire konzentriert sich auf Interventionen in diesem Bereich. Der Jugendliche, der kontinuierlich die Schule schwänzt, die allein erziehende erwerbstätige Mutter, die mit der Erziehung ihrer Kinder überfordert ist, der Arbeitslose, der Gefahr läuft, in die Obdachlosigkeit abzudriften, sind unter vielen anderen sozialen Situationen die Bereiche, mit denen sich Sozialarbeit/Sozialpädagogik beschäftigt. Solche schwierigen Situationen sind nicht selten mit gesundheitlichen Beeinträchtigungen verbunden, diese bilden jedoch in der Regel nicht den Ausgangspunkt für Interventionen von Sozialarbeit/Sozialpädagogik. Selbst die MitarbeiterInnen im Sozialdienst des Krankenhauses beschäftigen sich nur am Rande mit den Krankheiten der Patienten, sondern vorrangig mit den sozialen und materiellen Bedingungen, unter denen z. B. eine Entlassung möglich ist.

Ausgangspunkt der pflegerischen Interventionen sind dagegen die gesundheitlichen Einschränkungen der Patienten, der alten Menschen, die in einem ganzheitlichen Verständnis, Konflikte und Beeinträchtigungen in allen Dimensionen menschlichen Seins einschließen können.

Das Ziel der pflegerischen Beratung ist daher nicht die «Entfaltung des einzelnen in formellen und informellen sozialen Systemen» (vgl. Nestmann, Kap. 5.1), sondern Heilung[56]. Indem wir Heilung nicht als Reparaturleistung am Körper der Menschen verstehen, sondern als ein ganzheitliches leiborientiertes Geschehen (vgl. Kap. 5.2), werden Pflegende in der Beratung – ob sie diesen Faden aufnehmen oder nicht – mit der psychosozialen Situation ihrer Klientel konfrontiert.

Ob Sozialarbeit/Sozialpädagogik oder Pflege, letztlich haben beide Berufsgruppen mit dem Menschen in seiner Ganzheit zu tun. Jedoch sind Sozialarbeit/Sozialpädagogik einerseits und Pflege andererseits mit unterschiedlich dominanten oder unterschiedlich dominant erscheinenden oder angebotenen Problemlagen konfrontiert. Das hat Folgen für die Ziele, die Art und Weise der Intervention.[57]

---

56 Die Einführung des Begriffes Heilung ist nicht ganz unproblematisch, da «Heilung» landläufig auch mit den rein physischen Veränderungen verbunden wird, z. B. die Wunde soll heilen. So äußert sich eine Mutter bezüglich ihrer Tochter (vgl. Kap. 9.2): «Die sollen die heile machen, und wenn sie heile ist, sollen sie sie mir wieder nach Hause bringen.» In unserem Diskussionszusammenhang (und in Anlehnung an eine historische, frühere Vorstellung von Heilung, vgl. Kap. 1) wird Heilung als ein ganzheitlicher Prozess der Veränderung mit dem Ziel, ein den Körper, die Seele, den Geist integrierendes Wohlbefinden zu optimieren (vgl. Kap. 2.1, 2.5).

57 Pflege und Sozialarbeit/Sozialpädagogik zäumen die Situation des Menschen, der der Unterstützung bedarf, also von zwei unterschiedlichen Seiten auf. Ob diese Unterscheidung nur der kartesianischen Trennung von Körper, Geist und Seele entspringt, oder ob wir Menschen grundsätzlich überfordert sind, den Menschen anders als in getrennten Dimensionen wahrnehmen können und sie dann mit Mühe zusammenzudenken und zu fühlen versuchen, ist eine interessante Frage.

Die Chance der Pflege ist, so sahen wir (vgl. Kap. 5.1), dass der Körper, anders als in anderen Sparten der Beratung, «mitgeliefert» wird, sich geradezu mit allen seinen Beeinträchtigungen und krankhaften Veränderungen – nicht selten in sensationeller Weise – in den Vordergrund drängt und sich als Leib präsentiert, so wir bereit sind, diesen wahrzunehmen.

Die Chance der Pflege wird zum Auftrag der Pflege, eine leiborientierte Wahrnehmung und Beratung der Patienten zu übernehmen.

Die pflegerische Antwort auf diese Anfrage wird in dem Begriff «pflegekundige Sorge» aufgenommen (Schnepp, 1996).[58]

Ähnlich wie die Unterscheidung zwischen *care* und *nursing* im Englischen bietet die Einführung des Sorgebegriffes die Chance, die Trennung von handwerklich-therapeutischen Interventionen von beratenden zu überwinden (erst die Einreibung, die Spritze, das Waschen, dann das Gespräch bzw. die Beachtung anderer Bedürfnisse des Patienten).

In der Zuwendung des Pflegenden zum Patienten, Behinderten, alten Menschen, in der pflegekundigen Sorge verschmelzen körper- und medizinorientierte Handlung mit der Wahrnehmung seiner psychosozialen Situation und den Reaktionen darauf. Eine «Veränderung des Gewichts von körperbezogenen gegenüber beratenden und anleitenden Tätigkeiten» (Müller-Mundt et al., 2000, S. 50) ist jedoch nicht gemeint. Eine solche Perspektive zementiert die Trennung unterschiedlicher Dimensionen der Sorge. Entscheidend ist, dass Pflegende in ihrem Handeln grundsätzlich von der Vorstellung bestimmt werden, dass «die Beziehung des Menschen mit der Welt und den Dingen in dieser Welt, so wie die Beziehung zu sich selbst auf Sorge basiert» (Schnepp, 1996, S. 13). Das heißt für die Pflege: In jeder Intervention – selbst wenn sie äußerlich betrachtet als «nur» handwerklich-pflegerisch erscheint – sind Pflegende und Gepflegte wechselseitig mit ihren subjektiven Wirklichkeiten konfrontiert und mit den sozialen, gesellschaftlichen und kulturellen Kontexten, in denen sie verankert sind und sich wandeln.

Schmerz

Am Beispiel des Schmerzes lässt sich die Doppelgesichtigkeit der Pflege bzw. die Leiborientierung der Beratung in der Pflege besonders gut verdeutlichen. Der Schmerz begleitet viele Erkrankungen. Vielfach legt er den Menschen so in Be-

58 «Die Konzeption der grundlegenden Sorge geht zurück auf die Philosophin Aspasia, die zeitgleich mit Sokrates im 5. Jh. vor unserer Zeitrechnung in Athen lebte, und von der Sokrates ‹die Sorge› erst übernahm, die ebenso sehr dem Selbst wie anderen und der gesamten Gesellschaft gilt, in deren Umfeld ein individuelles Leben nur zu verwirklichen ist» (Schmid, 1999 b, S. 43). In der Neuzeit wird der Begriff der Sorge von Martin Heidegger aufgegriffen (vgl. Fagermoen, 1999, S. 212).

schlag, dass er wie gelähmt ist, sich selbst nicht mehr zu helfen weiß und ihm jede Perspektive auf die «Zeit danach» verloren geht. Die Fixierung auf den Schmerz steigert das Schmerzempfinden unter Umständen zu einem für Außenstehende unverständlichen Ausmaß. Der Patient benötigt die Unterstützung der Pflegenden. Der Griff in den reich bestückten Bauchladen der pharmazeutischen Industrie ist die einfachste und in manchen Fällen auch notwendige Hilfestellung. Doch mit physiologischen Prozessen oder körperlichen Störungen kann das Auftreten des Schmerzes oder seine Dauer oder Heftigkeit nicht immer geklärt werden. Der Schmerz oder sein Ausmaß kann auch Ausdruck emotionaler Konflikte oder psychosozialer Probleme sein: die Angst vor den Folgen der Operation, die erlebte Einsamkeit im Heim, die Sorgen um die schlecht versorgten Kinder zu Hause, ungelöste schwelende Konflikte mit dem Partner, der Partnerin, die Angst vor dem Sterben ... Indem die Schwester der Patientin das von ihr gewünschte schmerzstillende Medikament überreicht, hat sie **ein** Element pflegekundiger Sorge absolviert. Die Entscheidung, das Medikament zu geben, ist jedoch nur dann ein Teil pflegekundiger Sorge, wenn sie auf der Basis einer bio-psycho-sozialen Reflexion der Situation der Patientin gefällt wird und ggf. andere Formen der Unterstützung nach sich zieht. Eine ganze Palette von nicht medizinischen bzw. pharmakologischen Unterstützungsleistungen haben die Pflegenden anzubieten. Sie reichen vom Kontakt zur Seele des Menschen durch Vertrauen schaffende, Verständnis und Einfühlung vermittelnde Gesten und Worte bis hin zu einer Beratung, die der Patientin hilft, die Sprache ihrer Schmerzen zu entschlüsseln und an erprobte physische, psychische und soziale Ressourcen zur Bewältigung des Krankseins oder anderer Irritationen anzuknüpfen oder neue zu entdecken. Die Ressourcen aus dem Nebel des Schmerzempfindens herauszuheben, sie zu aktivieren, ist Aufgabe einer leiborientierten Beratung von Pflegenden.

> Die Pflege hat, verglichen mit spezialisierten Therapien, eine generalistische Aufgabe, indem sie den Patienten oder Klienten in seinem Alltag begleitet und ihm hilft, diesen entsprechend seinen physischen, emotionalen, intellektuellen, spirituellen und sozialen Bedürfnissen im Rahmen einer ihm angemessen erscheinenden Lebensweise zu gestalten. (Schröck, 1996, S. 725)

Es geht in der Pflege um die Wiedergewinnung der Sensibilität für ein Berühren aus Berührtsein und ein Berührtsein aus Berührung (Eisler, 1991, S. 102), eine Sensibilität, die das technische Berühren von Körpern – einschließlich der unreflektierten Vergabe von Medikamenten oder anderen Hilfsmitteln – als vorrangige oder gar ausschließliche Hilfeleistung überwindet.

> In der Konzentration auf den (physischen) Körper hat die Leiblichkeit des Menschen keinen Raum. Sein Leib, ‹der sich selbst erlebt und seine Erlebnisse speichern kann, der also ein Bild, eine innere Repräsentation hat von sich selbst und seiner Welt› (Rahm et al., 1995, S. 77) gerät aus dem Blickfeld. Es ist nicht so, dass die Pflegenden

keinerlei Bewusstsein von der Ganzheitlichkeit menschlichen Lebens hätten und die ‹bloßen Körper› pflegen. Es scheint vielmehr, dass die Allgegenwart und Dominanz von Krankheiten und Behinderungen, die kulturell-gesellschaftlich verankerten Bilder von Alter und von Krankheit, das Bedürfnis, Erfolge der Arbeit und der Anstrengungen sichtbar werden zu lassen und der Erledigungsdruck zu einem additiven Konzept menschlichen Lebens führt, bei dem die Versorgung von Körpern mit seinen unterschiedlichen eingeschränkten und defekten Funktionen die Oberhand hat. (Koch-Straube, 1997, S. 232–233)

Sterben

Krankheiten und anhaltende Schmerzen sind einschneidende Erfahrungen im Leben eines Menschen und konfrontieren ihn mit der Endlichkeit des Lebens. Eine Pflege, die an körperbezogene Gesundheitsziele gekettet ist, ist nicht in der Lage, den Patienten in seiner Auseinandersetzung mit dem Sterben zu begleiten und zu unterstützen. Selbst in Altenpflegeheimen, dort, wo die Menschen aufgrund ihres hohen Alters dem Tode nahe sind, gelten die Anstrengungen der Pflegenden vorrangig dem Kampf gegen meist unheilbare Krankheiten und der Reinhaltung der Körper.[59] Der Schmerz, das Leben lassen zu müssen, bedarf der leiborientierten Beratung nicht nur in der akuten Phase des Sterbens, sondern zu allen Zeiten, in denen Menschen sich mit ihrer Endlichkeit konfrontiert sehen und darin mit ihren eigenen psychischen, spirituellen und sozialen Ressourcen vorübergehend oder langfristig überfordert sind.[60]

Physische Schmerzen, psychisches Leiden und die Weise, dem eigenen Tod zu begegnen, sind subjektiv und einmalig. Trotz professionellen Wissens und langjähriger Erfahrung können wir nur Zugang zu diesen inneren Räumen finden, wenn wir uns empfangsbereit gegenüber den Leiden und den Schmerzen zeigen (eine dialogische Atmosphäre schaffen), uns von ihnen berühren lassen und den Menschen in seinem Gewordensein, in seinem Da-Sein und in seinen Perspektiven wahrnehmen und akzeptieren. Professionelles Wissen, Erfahrungen und Techniken der Gesprächsführung und Beratung sind wichtige Orientierungen und Wegweiser auf dem Weg zum Verstehen. Sie reichen jedoch nicht aus, da sie isoliert angewandt, den Menschen in seiner Einzigartigkeit verfehlen und verletzen.

---

59 Diese Anstrengungen sind wie ein Kampf gegen Windmühlen, der nicht nur die alten Menschen schädigt, sondern auch die Pflegenden selbst. Fortwährende Enttäuschungen, die körperbezogenen Gesundheitsziele nicht zu erreichen, führen zu Stress und Beeinträchtigungen im Selbstwertgefühl der Pflegenden (vgl. Koch-Straube, 1997, Kap. 5).

60 An der Arbeit von Hospizen kann beobachtet und gelernt werden, wie pflegekundige Sorge, die leiborientierte Beratung einschließt, gestaltet werden kann (vgl. Student, 1994; Heller et al., 2000; Heimerl, 2005; Knipping, 2006).

«Heilen auf der Basis der Einheit von Körper, Geist und Seele bedeutet nicht Instandsetzung eines defekten Körpers, sondern

- Integration – auch der schmerzhaften Lebensereignisse – in das eigene Selbstbild
- Raum für Artikulation von gestauten, krank machenden Erfahrungen und Gefühlen
- Gewahrwerden des Todes als Element des Lebens
- Leben in einer Atmosphäre von Vertrauen und Hoffnung
- Eingebundensein in ein tragendes, Solidarität schaffendes soziales Netz.» (Koch-Straube, 1997, S. 350)

Leiborientierte Pflege kann zum Prozess der Heilung beitragen als ein Moment unter vielen anderen Einflussfaktoren.

Intuition

Eine wesentliche Rolle in der leiborientierten Beratung spielt die Intuition. Intuition meint nicht das undefinierbare «Gefühl rein aus dem Bauch», das das Handeln in der Pflege wie in anderen (sozialen) Berufen bestimmen kann und aus diesem Grunde als unprofessionell verpönt wird. Intuition entsteht vielmehr aus dem Ineinanderfließen von Wissen, Erfahrungen, Können und dem ganzheitlichen atmosphärischen Erfassen einer konkreten Situation. Wir nutzen zur Beurteilung einer Pflegesituation nicht nur die Analyse einzelner Daten, die wir mit unseren Sinnen erfassen können, wie z. B. das schmerzverzerrte Gesicht, die verspannte Nackenmuskulatur, das unordentliche Zimmer, der strenge Geruch, der dem Körper entströmt, sondern wir werden von der unsteuerbaren Synthese solcher Daten unserer Wahrnehmungen der Atmosphäre einer Szene beeinflusst. Diese vorsprachliche Form des Verstehens beschreibt Schütz als «Einleibung, als angeborene Fähigkeit des Leibes, sich über seine Grenze hinaus zu erweitern und den anderen in die Vorgänge der eigenen Leiblichkeit mit einzubeziehen, bzw. in denen des anderen mit aufzugehen» (Schütz, in: Rahm et al., 1995, S. 131). «Das Atmosphärische ist also auch das ‹Zwischen›, das ‹Dritte neben Ich und Du› (Merleau-Ponty, Waldenfels), das wir gemeinsam erzeugen wie ein Energiefeld, das uns als Situation vorgegeben ist und uns in den Bann zieht» (Merleau-Ponty, Waldenfels, in: Rahm et al., 1995, S. 131).

Seit der Entdeckung der Spiegelneuronen in der neurobiologischen Forschung ist das Phänomen der Intuition erklärbar und damit aus der Grauzone unserer Ahnungen und Vermutungen heraus gehoben. Denn «die Spiegelresonanz ist die neurologische Basis für spontanes, intuitives Verstehen (…). Sie ist nicht nur in der Lage, bei der in Beobachterposition befindlichen Person Vorstellungen anzuregen, Gedanken und Gefühle hervorzurufen, sie kann unter bestimmten Voraussetzungen auch den biologischen Körperzustand verändern» (Bauer, 2005, S. 56).

Ohne die Fähigkeit zum atmosphärischen Erfassen und Intuition wäre pflegerisches Handeln einschließlich der Beratung ein regelgerechtes, aber kühles und wenig erfolgversprechendes Handeln. Intuitivem Handeln geht nicht immer eine gründliche und langwierige Analyse aller Einflussfaktoren voraus, sondern es entwickelt sich oft spontan – in der Pflege oft unerlässlich. Eine intuitive Entscheidung oder Handlung ist jedoch im Nachhinein der Reflexion zugänglich. Eine solche Reflexion optimiert die Fähigkeit zu intuitivem Handeln, denn «intuitives Handeln muss, wenn es professionelles, situationsgerechtes Handeln sein soll, von unbewusstem, durch Übertragungsphänomene oder biographisch bzw. soziokulturell bedingten Vorurteilen beeinflusstem Handeln unterschieden werden» (Günnewig, 1997, S. 298). Intuition ist erlernbar und kennzeichnet im Konzept von Benner die höchste Stufe pflegerischen Expertentums, in der der/die Pflegende nicht mehr nur «auf analytische Prinzipien (Regeln, Richtlinien, Maxime) angewiesen ist, um aus seinem Verständnis der Situation eine angemessene Handlung abzuleiten. Mit ihrem großen Erfahrungsschatz sind Pflegeexpertinnen und -experten in der Lage, jede Situation intuitiv zu erfassen und direkt auf den Kern des Problems vorzustoßen, ohne viel Zeit mit der Betrachtung unfruchtbarer Alternativdiagnosen und -lösungen zu verlieren» (Benner, 1994, S. 50).

Auf diesem Wege kann pflegekundige Sorge, jede (leiborientierte) Beratung zu einem Kunstwerk werden, in dem professionell Erlerntes und Kreativität in der Gestaltung von Situationen Eingang finden (vgl. Günnewig, 1997, S. 301).

Offenheit

Leiborienrierte Beratung von Patienten, alten Menschen, Behinderten kann in Krankenhäusern, in der ambulanten Betreuung, in den Einrichtungen der Alten- und Behindertenhilfe jederzeit und ohne speziellen Auftrag geschehen. Das ist ein Vorteil, da Beratung situations- oder problemnah und häufig auch in großer zeitlicher Dichte gestaltet werden kann (vgl. Kap. 5.2). Das heißt jedoch nicht, dass alle Menschen, die uns in der Pflege begegnen, mit Beratung überzogen werden und Beratung zum Zaubermittel wird, das alle anderen Bereiche der Pflege in den Schatten stellt. Es geht in der Pflege auch weniger darum, Beratung explizit als Medium der Unterstützung der Heilungsprozesse einzusetzen oder gar zu verordnen (darin unterscheidet sie sich von Konzepten wie der Patientenschulung). Beratung ist ein Angebot, das Freiwilligkeit und Entscheidung des Klienten voraussetzt. Sprechstunden, in denen Pflegende Beratung z. B. in einem dafür ausgewiesenen Raum anbieten, ist der eine Weg, den Angebotscharakter der Beratung zu signalisieren und Freiwilligkeit zu gewährleisten. Doch für viele der Klienten wird dieser Schritt noch zu ungewohnt und zu groß sein. Der bedeutendere Weg ist, das Beratungsangebot kontinuierlich an das Pflegehandeln zu binden. Eine solche implizite Beratung entsteht nicht voraussetzungslos. Notwendig ist es, dass zwischen Pflegenden und Gepflegten, aber auch in der Institution insgesamt, eine Atmosphäre entsteht, die dem Klienten signalisiert, hier bin ich nicht nur mit meinen körperlichen Problemen gut aufgehoben und werde professionell versorgt, sondern auch mit meinen psychischen Reaktionen, mit meinen Ängsten, Sorgen, meinem Erleben von Stress, mit meiner Verwirrung, mit meinen Freuden und Hoffnungen.

Pflegende signalisieren das Angebot zur Beratung, indem sie ihre Beobachtungen der Situation nicht ausschließlich für sich (oder die Pflegedokumentation) speichern, sondern dem Klienten zurückspielen. Sie signalisieren es, indem sie Interesse nicht vorrangig an den Krankheiten und ihren Symptomen zeigen, sondern an der Lebenssituation des Patienten insgesamt, indem sie mehr Fragen stellen als Antworten geben, indem sie Entscheidungen gemeinsam mit den Klienten fällen und indem sie ihre eigenen Gefühle nicht hinter einer Maske distanzierter Freundlichkeit oder Abwehr verstecken. Es sind Komponenten einer interpersonalen Kompetenz, die Fosbinder (1994) folgendermaßen kennzeichnet: «translating, getting to know you, establishing trust and going the extra mile» (vgl. Schnepp, 1996, S. 14).

Eine selbstverständlich an die professionelle Rolle gebundene Offenheit bietet dem Patienten Anknüpfungspunkte, seinen Fragen, seinen Gedanken und Gefühlen, die ihn beschäftigen oder überwältigen, zum Ausdruck zu verhelfen, in der Hoffnung und Erwartung, in einem professionellen Gespräch Orientierung und Klärung zu finden.

Eine Atmosphäre zu schaffen, die Beratung möglich macht, ist Voraussetzung, jedoch nicht «Garantie» dafür, dass Beratung zu jeder Zeit und in jeder Situation möglich oder sinnvoll ist. Die Grenzen der Beratung liegen beim Klienten selbst, bei den Pflegenden und den institutionellen Bedingungen (vgl. Kap. 10).

Pflege ist – ob wir zustimmen oder nicht – Leibpflege, nicht Körperpflege. Jede Berührung des anderen – mit Blicken, Worten, Händen – vermittelt dem Berührenden Informationen über den Leib, die Lebensgeschichte, die gegenwärtige Verfassung und die Zukunftsbilder des berührten Menschen. Diesen Botschaften kann niemand wirklich entgehen, selbst nicht mit dem Versuch, den Körper als abtrennbaren Teil des Menschen, als Materie zu betrachten. In Gefühlen wie Ekel und Scham (vgl. Sowinski, 1994), aber auch Erschrecken und Zuneigung findet ein wahrnehmender Durchbruch zum Verständnis des Leibes eines Menschen statt. Die zum eigenen Schutz errichteten Barrieren gegen den Leib und seine Zumutungen werden erschüttert, auch wenn dieser Vorgang nicht bewusst wahrgenommen wird. Ein beständiges Barrierebauen gegen und Abdrängen von Gefühlen, Wahrnehmungen und unangenehmen Gedanken, das die Pflege häufig begleitet, verbraucht viel Energie. Auf der Skala zwischen notwendigem Schutz vor psychischer Überlastung einerseits und grenzenloser Zuwendung andererseits bedarf es einer Balance, die zu finden nicht ohne Weiteres gelingt. Sie ist jedoch für die Gesunderhaltung und Heilung von Pflegenden und Gepflegten und das professionelle Handeln unerlässlich.

6. Alltägliche Situationen II: Innere Dialoge

Die Kontakte zwischen Pflegenden und Gepflegten sind nicht nur von Pflegehandlungen und Dialogen gekennzeichnet, die von den GesprächspartnerInnen und auch von Außenstehenden wahrgenommen werden können. Vielmehr unterliegen den «offiziellen» Äußerungen innere Dialoge. Sie sind in schwierigen Situationen besonders deutlich zu spüren. Ihr emotionaler Gehalt drückt sich nicht selten – vom Sprechenden meist unbemerkt – in der nonverbalen Sprache aus. Starke Gefühle, innere Konflikte können darüber hinaus auch für den Außenstehenden nahezu unsichtbar als Körperempfindungen wahrgenommen werden, wie z. B. der Kloß im Hals, das Herzklopfen, das Wegsacken der Beine …

Oft schenken wir solchen Signalen bei uns selbst oder bei unserem Gegenüber im Vollzug der Arbeit keine oder nur geringe Beachtung. In der Reflexion einer Situation aber können sie wieder auftauchen und geben wichtige Hinweise für das Verstehen einer Situation.

In den Szenen aus dem Alltag (vgl. Kap. 4.1) waren Splitter eines solchen Nach-Denkens und Nach-Empfindens bereits angedeutet. Im Folgenden soll noch einmal an drei der Szenen erinnert und der Versuch unternommen werden, mögliche innere Dialoge nachzuvollziehen.

Die schlimme Diagnose (vgl. S. 59)

Frau Herbst, die Pflegende, geht in das Zimmer von Herrn Siebold. Herr Siebold liegt im Bett und ist gerade etwas eingedämmert.

Frau Herbst	**Herr Siebold**
Frau Herbst zögert, anzuklopfen und die Klinke hinunterzudrücken. Sie spürt deutlich, wie schwer es ihr fällt, das Zimmer zu betreten. *Magenkrebs und noch so jung!* *Schrecklich!* *Die Prognose – wer weiß das?*	
	Herr Siebold wird vom Klopfen aus seinem Dämmerzustand herausgerissen. *Wer ist denn das schon wieder. Können die mich nicht in Ruhe lassen? Ich bin so müde.*
Der ist ja ganz in sich verkrochen. – Soll ich nicht besser wieder rausgehen? Aber ich muss ja ab und an nach ihm schauen. *Wie komme ich nur an ihn heran?*	*Ach, Schwester Anne, die ist ja ganz nett. Aber die kann mir auch nicht helfen. – Die Operation und was wird danach sein? – Sterben wäre eine Lösung, aber nicht diese Qualen erleiden. – Um meine Frau und meine Tochter mache ich mir Sorgen – Noch nicht Sterben, noch nicht.*
Frau Herbst spricht Herrn Siebold an und berührt ihn an der Schulter	Herr Siebold reagiert nicht.
Ich hatte doch immer einen ganz guten Kontakt zu ihm. – Was ist nur vorgefallen? *Was mache ich nur? Natürlich ist es ein Schock, so eine Diagnose. – Wenn ich so etwas hätte, oh Gott!* Sie spürt ein flaues Gefühl im Magen.	*Ich bin ganz durcheinander, ich finde mich nicht zurecht.* *Mir kommen die Tränen. – Ich muss sie runterschlucken.* *Ich sehe eine schwarze Wand vor mir.* *Möchte mich fallen lassen, vergessen. –* *Ich darf mich doch nicht so gehen lassen.*
Frau Herbst spricht Herrn Siebold an, fordert ihn auf, sich umzudrehen. *Das ist nicht recht. Gerade um ihm bemühen wir uns doch alle sehr. – Er tut mir so leid. Er ist doch so ein netter Mann.*	*Helfen, helfen – wie denn? Sie meint es ja gut, aber …* Herr Siebold spricht kurz aus, was ihn bewegt. «Ja, die Operation. Und was ist danach?»
Frau Herbst widerspricht Herrn Siebold. «Anderen auf der Station geht es viel schlechter.»	

Frau Herbst	Herr Siebold
Jetzt will er wohl nicht mit mir sprechen. – Ich halte das nicht aus, diese Trostlosigkeit.	Herr Siebold dreht sich wieder zur Wand. *Ich will doch nur vergessen.*
Frau Herbst kündigt an, dass sie weggeht, aber später noch einmal hereinschauen wird. *So den Kopf hängen lassen. – Es ist doch nicht aussichtslos.*	*Könnte sie nur bei mir bleiben. – Allein mit meinen Gedanken ist's noch schlimmer … Aber die Schwestern hier haben so wenig Zeit.*
Frau Herbst verlässt das Zimmer.	*Wie bekomme ich nur einen klaren Kopf? Ich bin immer noch so müde.*

Die inneren Dialoge könnten so oder auch ganz anders gelaufen sein.

Dieses Beispiel macht deutlich, dass Frau Herbst zu Herrn Siebold nur minimalen Zugang findet. Sie versteht zwar seine Situation als Ganzes, empfindet Mitgefühl, aber sie findet keinen Anknüpfungspunkt zu dem Zustand, in dem sich Herr Siebold in diesem Augenblick befindet.

Frau Herbst hat eine Vorstellung, einen Wunsch, wie Herr Siebold auf ihre freundliche Ansprache reagieren soll: gesprächsbereit und beruhigt durch ihren Zuspruch. Aber es läuft nicht so. Sie wird hilflos. Zuletzt macht sich ein leichter Unmut in ihr breit. Mit welchen Gedanken und Gefühlen wird sie das nächste Mal das Zimmer betreten?

Angst vor der Entlassung (vgl. S. 57)

Herr Paul und Schwester Sigrid sprechen über die Entlassung. Herr Paul äußert Befürchtungen bezüglich des künstlichen Darmausgangs.

Schwester Sigrid	Herr Paul
Herr Paul hat ja noch Glück gehabt. – Er wird sich schon daran gewöhnen und seine Frau auch.	*Hier im Krankenhaus habe ich mich ja schon ein wenig daran gewöhnt, aber zu Hause, die wunderschöne Wohnung. – Wir haben sie gerade renoviert … Und Ilse ist doch so etepetete. Und im Bett, wie soll das gehen? – Ob Ilse noch mit mir schlafen will. – Will ich das jetzt noch? Ich schäme mich.*
Ich muss ihn unbedingt auf andere Gedanken bringen.	

Schwester Sigrid	**Herr Paul**
Schwester Sigrid macht ihn auf die gute Prognose aufmerksam.	*Ja, das stimmt ja. Ich darf nicht undankbar sein. – Wie schön war das Leben mit Ilse bisher.*
Oh, wie gut, er kommt von seinen trüben Gedanken und Zweifeln weg. *Ich fühle mich ganz erleichtert.* Schwester Sigrid verstärkt seine guten Erinnerungen.	Herr Paul erzählt von früheren Reisen. Seine Stimmung hellt sich etwas auf. *Wie schöne Erinnerungen!* *Ja, das war einmal. – Ich kann's mir nicht wieder vorstellen. Ilse redet mir ja auch immer gut zu – aber ich sehe doch in ihrem Gesicht, wie unangenehm ihr die ganze Sache ist, vor Tagen, als sie meinen Bauch anschaute.* *Und die Arbeit, werde ich wirklich wieder so leistungsfähig sein wie früher? – An mir hängt doch so viel Verantwortung.*

Schwester Sigrid hat sich viel Zeit genommen. Jetzt, kurz vor der Entlassung, will sie Herrn Paul offensichtlich Mut einflößen. Ihr gelingt es auch, dass er sich an bessere Zeiten erinnert, sich seiner Ressourcen außerhalb des Krankenhauses bewusst wird. Das Erinnern räumt die Ängste und Zweifel jedoch nicht gänzlich aus der Welt. Sie werden unter Umständen sogar noch verstärkt, nämlich dann, wenn die Diskrepanz zwischen dem vor der Erkrankung Erlebten und der Situation in der Gegenwart und deren rationale und emotionale Einschätzung sehr groß ist.

Der alte Mann, der schweigt (vgl. S. 61)

In der Dienstbesprechung wurde Anette Krause für die Morgenpflege bei Herrn Holz eingeteilt.

Pflegerin Anette	**Herr Holz**
Anette macht sich auf den Weg zum Zimmer von Herrn Holz.	
O je, diesmal bin ich wieder dran die schlimmste Arbeit und das noch am frühen Morgen!	
Sie greift nach der Klinke des Zimmers von Herrn Holz und holt tief Luft.	

Pflegerin Anette	Herr Holz
	Herr Holz liegt im Bett mit dem Gesicht zur Wand und rührt sich nicht.
	Jetzt kommen die schon wieder und machen an mir herum. Die sollen mich doch endlich in Ruhe lassen.
«Guten Morgen, Herr Holz!»	Keine Reaktion.
Anette beginnt schweren Herzens mit der Körperpflege und versucht Herrn Holz mit eindringlichen Worten zur Mitarbeit zu bewegen.	Herr Holz schlägt um sich, ohne seine Pflegerin auch nur eines Blickes zu würdigen.
Warum wehrt er sich nur immer gegen fast alles, was man für ihn tut? Es muss doch sein. Verdammt noch mal, das macht mir doch auch keinen Spaß.	Sie tut mir so weh, ich will das nicht. Sie soll gefälligst abhauen, … wie bin ich überhaupt in diese Anstalt geraten, wer hat mir das angetan?
Ich schaffe es heute nicht alleine, muss Jessika zu Hilfe rufen. (Jessika kommt und hilft.)	Jetzt überfallen sie mich zu zweit…, zwei Frauen…
	Weg von meinem Pimmel!
Ach, das hilft auch nicht weiter. Ich spüre, dass das alles sehr unangenehm ist für Herrn Holz. Aber was sollen wir denn machen?	Und diese Scheiße in der Hose. Ekelhaft.
Wir können ihn doch nicht in seinem Dreck liegen lassen. Wenn er doch wenigstens seinen Mund aufmachen würde.	Ich will hier raus, weit weg,…

So wie die Pflegerin Anette, versuchen auch die anderen MitarbeiterInnen mit ihren Mitteln einen Ausweg aus dieser schwierigen Situation zu finden. Aber es gelingt nicht. Sie fühlen sich mit ihrem «Latein» am Ende. Auch in den Übergaben sind die Auseinandersetzungen mit Herrn Holz häufig ein Rätsel aufgebendes Thema: ohne spürbaren Erfolg. Inzwischen haben sie resigniert und versuchen die Situation so gut wie möglich und irgendwie durchzustehen.

Die drei Szenen, denen mögliche innere Dialoge unterlegt wurden, zeigen deutlich, (1) dass Menschen im Kontakt, im Gespräch sich verfehlen, partiell oder gänzlich aneinander «vorbei reden» können. Das ist eine häufige Erfahrung und nicht ungewöhnlich. (2) In wichtigen Situationen werden solche Kontakte oder Gespräche auf beiden Seiten mit unguten Gefühlen begleitet. (3) Das Gespräch führt nicht weiter, der Kontakt bricht ab. In der professionellen Beratung jedoch geht es darum, schwierige Situationen auflösen und Entscheidungen treffen zu helfen, einen Schritt weiterzukommen, Belastungen zu minimieren ... Dazu ist es erforderlich, nicht nur auf die Oberfläche der Aussagen zu reagieren, sondern auch auf die Botschaften hinter den Botschaften zu achten, sie ans Tageslicht zu bringen. Die Botschaften hinter den Botschaften, die sie begleitenden Gedanken, Gefühle und Empfindungen drücken sich – wie schon angedeutet – in der nonverbalen Sprache aus, in der Mimik, den Gesten, in der Haltung, in der Atmung, in der Stimme, in Veränderungen der Haut, im Zittern oder Erstarren des Körpers ... Sie offenbaren sich darüber hinaus in den Zwischentönen des Redeflusses, in den Ach und Wehs, im «naja», in den bestärkenden, einschränkenden oder widersprechenden kleinen Worten wie z. B. aber, immer, schon wieder ... und in den Pausen. Gerade diese Signale helfen zu verstehen, wie eine Aussage noch anders zu verstehen ist. (4) Sie bieten die Chance, die Beziehung zu optimieren und Gespräche zu gestalten, die weiterführen.

7. Beratungstheorien

Die Ergebnisse der Analyse von Pflegetheorien und Modellen, die Betrachtung der gesellschaftlichen Verhältnisse der Gegenwart und nicht zuletzt die komplexe Lebenssituation von Menschen, die akut oder chronisch erkrankt sind, offenbaren die Notwendigkeit und den Wunsch von Menschen, im Prozess ihres Krankseins, ihrer Heilung, ihres Sterbens professionelle Begleitung zu erfahren (vgl. Görres, 1996, S. 64–65; Nestler et al., 2000). Zwischen den eingeschränkten Möglichkeiten und Kompetenzen der Pflegenden, beratend tätig zu sein einerseits und den Erwartungen von Patienten, alten Menschen und Menschen mit Behinderung andererseits klafft eine tiefe Kluft (vgl. auch Kap. 4, 6, 9).

Im Kontrast zu dieser Realität schreibt Görres:

> Zukünftiges Pflegehandeln umfasst den Umgang mit vielschichtigen interpersonellen, strukturellen, soziokulturellen und ökonomischen Ursachen und Folgeproblemen. [...] Pflegekräfte müssen sich neben fachlichen Handlungskompetenzen auch kommunikative, interpretative, strategische und problemlösende Kompetenzen erwerben und diese auch anwenden können. (Görres, 1996, S. 66–67)

Es liegt auf der Hand, diesen Mangel nicht nur wahrzunehmen, sondern ihn als Herausforderung für die Professionalisierung der Pflege zu verstehen und Themen und Aufgaben der Pflege konzeptionell neu zu bestimmen.

Die Chance der Pflege – so sahen wir – ergibt sich aus der Besonderheit der Begegnung mit ihren Klienten, die durch Mehrdimensionalität und Intensität gekennzeichnet ist (vgl. Kap. 5.4). Leiborientierte Pflege zieht eine leiborientierte Beratung nach sich. Oder besser: Leiborientierte Beratung ist integraler Bestandteil der Pflege.

Im Bereich der Psychologie, der Sozialarbeit und Sozialpädagogik existieren bereits unterschiedliche Beratungskonzepte, deren Eignung für die spezifische Situation der Pflege bzw. ihres Klientels überprüft werden kann. Denn für eine Beratung im Feld der Pflege muss «das Rad nicht neu erfunden», müssen jedoch auch bestehende Konzepte nicht wahllos übernommen werden.

Zunächst wird jedes Beratungskonzept, das im psychosozialen Bereich angesiedelt ist, den Anspruch erheben, auch für die Erfordernisse der Pflege geeignet zu sein und versuchen, diesen Nachweis zu erbringen. Bisher sind Pflegende als Akteure in den verschiedenen Beratungskonzepten jedoch nicht oder nur randständig von Bedeutung.

Jedes der Beratungskonzepte setzt unterschiedliche Schwerpunkte bezüglich Menschenbild, Veränderung von Verhalten und Ziele von Beratung. Trotzdem sind Überschneidungen in den Konzepten der verschiedenen Beratungsschulen zu beobachten. Welches der Konzepte erscheint geeignet, die Besonderheiten der Pflege aufzunehmen und die Sorge um den (alten) Menschen in seinem (chronischen) Kranksein, Behindertsein und in seiner Auseinandersetzung mit dem Älterwerden, um das Element der Beratung zu bereichern?

Die prüfende Reflexion der verschiedenen Beratungskonzepte sollte von den zentralen Aspekten der Pflege gesteuert sein: Leiblichkeit des Menschen, Leben zwischen Kranksein und Gesundsein, Lebenswelt und Kontextbezug, Biografieorientierung, Beziehung zwischen Pflegenden und Gepflegten.

Im Folgenden sollen nun einige Beratungskonzepte kurz vorgestellt werden. Ein Beratungskonzept, die «Integrative Beratung», wird ausführlich beschrieben, da dort eine große Nähe zwischen einer Pflege, die sich als Sorge versteht, und den Merkmalen dieses Beratungskonzeptes festzustellen ist.

7.1 Psychologische Beratungskonzepte

Humanistische Konzepte

In Theorie und Praxis der Pflege (vgl. Kap. 2) werden, mehr oder weniger deutlich erkennbar, unterschiedliche Therapie- bzw. Beratungskonzepte genutzt. Im Vordergrund stehen Verfahren, die aus der Humanistischen Psychologie entwickelt wurden. Sie entstanden als Reaktion auf Psychoanalyse und Verhaltenstherapie und werden als «dritte Kraft» im «Konzert» der Psychotherapien angesehen. Viele Verfahren befinden sich unter diesem Dach z. B. die Gesprächspsychotherapie, die Gestalttherapie, die Transaktionsanalyse, das Psychodrama.

Trotz aller Unterschiede einigt die Verfahren der Humanistischen Psychologie die Vorstellung, dass der Mensch im Grunde gut und seelisch gesund ist, und dass er alle Potenziale in sich trägt, ein erfülltes und befriedigendes Leben zu führen. Unvermeidbar wird jedoch im Laufe des Lebens, das Wachstum zu einer reifen Persönlichkeit von negativen Erfahrungen (wie Aggression, Enttäuschungen, Vernachlässigung) gestört. Psychotherapie kann auf der Basis einer offenen und vertrauensvollen, gleichberechtigten Begegnung zwischen Klient und Therapeut/Berater die Blockaden lösen und die Selbstheilungskräfte des Individuums freisetzen. Die humanistischen Therapieverfahren sehen den Menschen in seiner Ganzheitlichkeit, also als eine untrennbare Einheit von Körper, Geist und Seele.

Das bekannteste und verbreitetste Verfahren im Bereich der sozialen Arbeit, einschließlich der Pflege, ist die klientenzentrierte Gesprächspsychotherapie bzw. die nicht-direktive Beratung.

In der Ausbildung zur Kranken- und Altenpflegerin bildet sie häufig den Hintergrund für das Training in Gesprächsführung. Rogers (1902–1987), der Begründer der Gesprächspsychotherapie, wies nach, dass die Wirkung der Therapie/Beratung weniger auf der Anwendung spezifischer Techniken beruht, sondern vielmehr auf der Art der Beziehung zwischen Klient und Berater/Therapeut. Aufgrund dieser Erkenntnis entwickelte er Basisvariablen für eine förderliche therapeutische Grundhaltung: Echtheit, Akzeptanz, einfühlendes Verstehen. Mit Echtheit ist eine offene und ehrliche Haltung gemeint, in der BeraterInnen ihre eigenen Gefühle und Gedanken nicht hinter einer distanzierenden Therapeutenmaske verstecken. Anteil nehmend und akzeptierend sollen die BeraterInnen den von den Klienten geäußerten Schwierigkeiten und Problemen begegnen und sie weder bewerten noch verurteilen. Die Klienten sollen eine unbedingte Wertschätzung erfahren und in ihrer Ganzheitlichkeit und Potenzialität als gesunde Menschen akzeptiert werden. BeraterInnen sollen sich schließlich in die Situation ihres Klienten einfühlen und diese verstehen.

Solchermaßen begleitet und darin unterstützt, die eigenen Gedanken, Gefühle und Empfindungen zu äußern, finden Klienten zur Klarheit über ihre Situation und ihre Wege zur Überwindung ihrer Probleme.

Die Grundhaltungen Echtheit, Akzeptanz, einfühlendes Verstehen können als Basis für hilfreiche Beziehungen auch außerhalb therapeutischer Verfahren angesehen werden und werden so auch als eine Richtschnur für den Kontakt zwischen Pflegenden und Gepflegten eingeführt (vgl. Tschudin, 1998).

Als Instrumentarium für eine Intervention jedoch reichen sie in vielen Situationen nicht aus. Gendlin, ein Mitarbeiter Rogers, ergänzte die Basisvariablen um Intervention (*focusing*), die die Aufmerksamkeit des Klienten auf die das Problem begleitenden Gefühle und das innere Erleben im Hier und Jetzt richten soll und dadurch, besser als ein ausschließlich gedankliches Bearbeiten, Veränderungen bewirkt (vgl. Kriz, 1985, S. 210–212).

Aus heutiger Perspektive erscheint das Konzept der Gesprächspsychotherapie auch aus anderen Gründen unzureichend. Beim Klienten setzt es ein hohes Maß verbaler Fähigkeiten voraus und die Bereitschaft, sich auf diesem Wege mit seiner Lebenssituation auseinander zu setzen. Der Therapeut begleitet ihn in diesen Reflexionen, bestärkt ihn darin. Die Umweltbedingungen und deren Einfluss auf die Situation des Klienten spielen in diesem Prozess keine explizite Rolle, ebenso wenig wie die inneren und äußeren Ressourcen des Klienten. Aus diesem Grunde erfuhr das Konzept weitere Wandlungen (vgl. Weinberger, 1994; Pallasch, 1995).

Auf der Basis der Gesprächspsychotherapie entwickelte unter anderem Pallasch für den Bereich der sozialen Arbeit ein pädagogisches Gesprächstrainingskonzept, in dem der Berater sehr viel aktiver in den Prozess eingreift und auch nicht zurückschreckt, den Klienten mit den Ambivalenzen und Widersprüchen seines Denkens, Fühlens und Handelns zu konfrontieren (Pallasch, 1995).

Ebenso entwickelte Tschudin im Rahmen des klientenzentrierten Beratungskonzeptes für die Pflege ein Verlaufsmodell der Beratung, das sich auf vier Fragen stützt, die sich auf das Geschehen, dessen Bedeutung, auf das Ziel und die Weise, wie das Ziel zu erreichen ist, beziehen (vgl. Tschudin, 1998).

Wie es dem Menschenbild im Psychotherapiekonzept von Rogers entspricht, besitzt der Klient die angeborene Fähigkeit, sich zu erhalten und sich in Richtung Unabhängigkeit und Selbstverwirklichung zu entwickeln (Aktualisierungstendenz). Nachfolgende Vertreter der klientenzentrierten Gesprächspsychotherapie zweifeln an dieser angeborenen Fähigkeit und halten es für notwendig, «Konzepte anderer Therapieformen zu berücksichtigen, um (...) die aufgezeigten Defizite auszugleichen. Hierbei geht es jedoch nicht um eine unter wissenschaftlichen Gesichtspunkten lupenreine und in sich stringente neue Therapietheorie, sondern vielmehr darum, unter pragmatischen Gesichtspunkten für die pädagogisch-therapeutische Praxis ein handhabbares Handlungsinstrument zu entwickeln» (Pallasch, 1995, S. 27).

Die weiteren Verfahren innerhalb der Humanistischen Psychologie besitzen einen stärker psychotherapeutischen Charakter. Es sind – um die verbreitetsten zu nennen – das Psychodrama (Moreno), die Gestalttherapie (Perls), die Transaktionsanalyse (Berne), die Logotherapie (Frankl), die Integrative Therapie (Petzold; Fritz-Perls-Institut).[61] Alle diese Therapieformen bieten bedeutende Hinweise für das Verstehen psychischer Probleme und die Möglichkeit ihrer Veränderung. Sie werden vorwiegend für die Behandlung von neurotischen und psychosomatischen Störungen und teilweise auch in der Suchtbehandlung eingesetzt.

Am häufigsten kommen Pflegende in der Psychosomatik mit humanistischen Grundhaltungen und Verfahren in Berührung. Dort können wir eine große Nähe zu den Aufgaben der Pflege im Sinne von Sorge entdecken. Die Begleitung und Unterstützung bei der Bewältigung der Folgen von (chronischen) Krankheiten einerseits und die Einordnung der körperlichen Störungen in ihren psychosozialen Zusammenhang andererseits steht als gemeinsamer Nenner im Vordergrund.

Die Logotherapie fügt den «Strategien» der oben erwähnten therapeutischen Schule noch eine weitere Dimension hinzu. Es geht ihr nicht nur um die Bewältigung der Probleme im Hier und Jetzt, um die Förderung von Selbständigkeit und Entwicklung zu einer reifen Persönlichkeit. Sie unterstützt ausdrücklich auch die Auseinandersetzung mit den Fragen nach dem Sinn des Lebens, da sie von der

61 Beratung auf der Basis der Integrativen Therapie wird ausführlich in Kap. 7.2 dargestellt.

Grundannahme ausgeht, dass psychische und körperliche Erkrankungen ausgelöst werden können, wenn Menschen keinen Sinne (mehr) in ihrem Leben sehen. Gerade in der Begegnung mit schweren oder chronischen Krankheiten, aber auch im Prozess des Sterbens ist diese Dimension der Beratung/Therapie wesentlich.[62]

Verhaltenswissenschaftliche Konzepte

Die verhaltenstherapeutischen Verfahren gehen im Gegensatz zu den Therapien der Humanistischen Psychologie einen eher naturwissenschaftlichen Weg. Der gemeinsame Nenner der verschiedenen Richtungen innerhalb der Verhaltenstherapie ist die Annahme, dass alles Verhalten, ob es erwünscht oder unerwünscht, förderlich oder krank machend ist, gelernt und damit auch verlernt werden kann. Folgerichtig werden die therapeutischen Interventionen aus den Gesetzen der Lerntheorie entwickelt (Behaviorismus; Skinner, Watson).

Im Zuge der Anwendung der Verhaltenstherapie zeigte sich jedoch, dass Veränderungen von Problemen und Konflikten nicht nur durch das Einwirkungen auf äußerlich sichtbares Verhalten erreicht wird.[63] Vielmehr war es notwendig, auch innere Prozesse des Verhaltens wie z. B. Gefühle, Gedanken, Einstellungen, und ihre Wirkungen auf die körperliche Verfasstheit einzubeziehen und auf die inneren Dialoge und Vorgänge gesundheitsfördernd Einfluss zu nehmen (kognitive Therapie). Verhaltens- bzw. kognitive Therapien konzentrieren sich auf das Geschehen in der Gegenwart. Die biografische Komponente problembehafteten Erlebens und Verhaltens bleibt weitgehend ausgeklammert. Deshalb hat diese therapeutische Schule die Kritik auf sich gezogen, vor allem die Symptome zu beheben, nicht aber an den Ursachen von Störungen anzusetzen (vgl. Scheller, Greve, 1999. Sie stellen die Frage, ob rationale Beratung eine Sackgasse oder eine Perspektive darstellt).

Für die Belange der Pflege ist von besonderem Interesse, dass kognitiv-behaviorale Verfahren in der Medizin konkretisiert werden und als Verhaltensmedizin bezeichnet werden. Das Ziel ist einerseits, der Gesundheit abträgliche Lebensstile und Verhaltensweisen zu verändern (z. B. Entwöhnungstraining für Raucher) und andererseits die leidvollen Folgen chronischer Krankheiten (z. B. Schmerzen, Ängste) besser zu bewältigen. Auch hier geht es nicht darum, die Komplexität der Ursachen eines Verhaltens, das Erkrankung fördert und Leiden vergrößert,

62 Auch manche der Pflegetheorien machen auf die Sinnfrage aufmerksam (vgl. Kap. 2.1, 2.5). Und in der Praxis werden Pflegende sehr häufig mit der Frage nach dem Sinn schwerer Erkrankungen und Behinderungen oder hoher Pflegebedürftigkeit konfrontiert.

63 Ein bekanntes Beispiel ist der Bettnässer, der durch positive bzw. negative Sanktionen von seiner Störung befreit wird.

aufzudecken. So werden verhaltensmedizinische Maßnahmen vor allem dann und teilweise mit Erfolg eingesetzt, wenn medizinische Heilung von Krankheiten nicht mehr möglich erscheint und so der Patient aufgerufen ist, sich mit Hilfe von Training den unveränderlichen Gegebenheiten anzupassen und mit den Gesundheitsexperten (Medizinern, Pflegenden etc.) in diesem Sinne zu kooperieren (Compliance). Patientenschulungen basieren weitgehend auf diesem Konzept. Die Persönlichkeit des Individuums, seine Lebenskonzepte, sein biografisches Gewordensein, seine Zukunftsperspektiven, seine psychosoziale Situation, Komponenten, die den normativen und wissenschaftlich fundierten Anpassungskonzepten widerstreben, sind allerdings darin nicht aufgehoben. Ebenso bleiben die gesellschaftlichen Rahmenbedingungen, einschließlich struktureller Grenzen und Mängel des Gesundheitswesens, die ebenfalls Krankheiten befördern oder verursachen können, unberührt (vgl. Gillis, 1995).

Die ergebnisorientierten Pflegetheorien basieren ebenfalls partiell auf behavioristischen Konzepten. Das Ziel der Pflege ist die gelungene Anpassung des Verhaltens der Patienten an die durch die Folgen der Krankheit veränderte Lebenssituation (vgl. Kap. 2.3).

In der Praxis verankern Pflegende ihre Intervention nicht nur im Bereich der Anleitung und Schulung von Patienten in einer verhaltenstherapeutischen Ausrichtung. Den Alltag der Pflege durchziehen viele Aktionen, die gewünschtes Verhalten bestärken und unerwünschtes Verhalten negativ sanktionieren. Häufig erinnern Interaktionen zwischen Pflegenden und Gepflegten eher an Erziehungsmaßnahmen und weniger an eine Beziehung zwischen gleichrangigen Partnern (vgl. Koch-Straube, 1997, S. 185–201). Da aber solchermaßen arrangierte Aktionen in der Regel nicht wie in einer Verhaltenstherapie zielorientiert und systematisch eingesetzt werden, bieten sie dem Patient keine Chance, neue Verhaltensweisen und Einstellungen zu erlernen, die der Bewältigung ihres Krankseins und dessen Folgen dienen.

Tiefenpsychologische Konzepte

Tiefenpsychologische Verfahren gehen bekanntermaßen auf Sigmund Freud (1856–1939) und die von ihm entwickelte Psychoanalyse zurück. Auch die Tiefenpsychologie hat im Laufe der Geschichte Wandlungen erfahren und verschiedene Schulen entwickelt. Der gemeinsame Nenner ist die Annahme des Unbewussten. Das Unbewusste ist dem Menschen nicht unmittelbar zugänglich. Es steuert seine Gefühle und Handlungen und offenbart sich in Träumen, Versprechern und Fehlleistungen. Im Unbewussten sind unbewältigte Konflikte gespeichert, die, da sie unerträglich sind, vom Individuum bewusst nicht wahrgenommen, abgewehrt werden. Abwehrmechanismen sind bis zu einem gewissen Grade eine gesunde Reaktion des Individuums und stützen seine Lebensfähigkeit. Wenn Erlebens- und Verhaltensweisen aber sehr stark auf Abwehrmechanismen beruhen, kommt es notwendigerweise zu Diskrepanzen gegenüber dem Erleben und den Erfordernissen der Realität. Diese vom Individuum als Leiden wahrgenommenen Diskrepanzen können sich zu sich wiederholenden schwerwiegenden Konflikten steigern, die als Neurosen bezeichnet werden. Im Aufdecken und Durcharbeiten der seelischen Konflikte, deren Entstehen bis in die frühe Kindheit zurückreichen kann, liegt die Aufgabe tiefenpsychologischer Therapie.

Tiefenpsychologisch orientierte Beratungsformen sind im Bereich sozialer Berufe (Sozialarbeit/Sozialpädagogik) nicht verbreitet, wiewohl einige Versatzstücke der tiefenpsychologischen Theorie wie das Persönlichkeitsmodell (Ich, Es, Über-Ich als Instanzen der Seele)[64], die biografische Verankerung gegenwärtiger Probleme und auch das Konzept der Abwehrmechanismen dort wiederzufinden sind. Auch für eine Beratung in der Pflege wird das Fundament nicht in der Tiefenpsychologie gelegt werden können, da sie auf Persönlichkeitsstörungen zielt, denen mit den Möglichkeiten der Beratung nicht begegnet werden kann und eine dezidiert therapeutische Ausbildung erfordern.

Systemische Konzepte

Beratungskonzepte im Bereich der helfenden Berufe werden nicht selten von der systemtheoretisch orientierten Paar- und Familientherapie beeinflusst (vgl. Kap. 2.5)[65].

Der Vorteil einer systemischen Perspektive besteht darin, dass sie die Verhaltensauffälligkeiten oder die Krankheit eines Individuums nicht als eine isolierte Störung betrachtet. Vielmehr wird das Verhalten des «auffälligen» Mitgliedes einer Familie durch das Beziehungsgefüge dieses sozialen Systems erklärt. Krank ist nicht der Einzelne, sondern die Austauschbeziehungen im sozialen System der Familie, in dem er sich zu behaupten versucht (vgl. Richter, 1970; Schlippe, 1993).

In der Alten- und Krankenpflege, ganz besonders auffällig im Bereich der ambulanten Versorgung, beobachten Pflegende oft die Interdependenzen in den Verhaltensweisen ihrer Klienten und ihrer Familienangehörigen. So kann die Krankheit eines Einzelnen dazu dienen, die Familienkonflikte nicht aufbrechen zu lassen, da sich alle auf die Sorge um den Kranken konzentrieren. Oder: Machtbedürfnisse, die bisher aufgrund einer faktischen Unterlegenheit nicht befriedigt werden

---

64 Häufig wird das Persönlichkeitsmodell der Transaktionsanalyse übernommen, das viel Ähnlichkeiten mit dem Freud'schen Modell aufweist. Berne, der Begründer der Transaktionsanalyse, spricht von den Ich-Zuständen, dem Kind-Ich-Zustand, dem Erwachsenen-Ich-Zustand, dem Eltern-Ich-Zustand. Für die Analyse von Interaktion ist dieses Modell nützlich. Die Transaktionsanalyse wird jedoch zu den humanistischen Verfahren gerechnet.

65 Die Familientherapie beruht auf dem systemtheoretischen und kybernetischen Modell der Homöostase.

konnten, werden mit Hilfe der Krankheit des Ehepartners, der Ehepartnerin endlich realisiert. Eine systemische Perspektive einzunehmen, kann also für die Analyse von Pflegesituationen und die Gestaltung beraterischer Intervention durchaus hilfreich sein. Zu einseitig betrieben klammert sie jedoch den Einfluss intrapsychischer Konflikte und der Strukturen der Persönlichkeit auf die Entstehung von Störungen bzw. Krankheiten aus. Bleibt die systemische Perspektive zu eng auf den Raum der Familie bzw. der Angehörigen begrenzt, so besteht darüber hinaus die Gefahr, dass «soziale Umwelten von Familien, Lebenslagen, sozio-ökonomische Bedingungen oder gesellschaftliche Aufgabenzuweisungen weitgehend periphere Randeffekte bleiben» (Sickendiek et al., 1999, S. 173).

7.2 Sozialwissenschaftliche Beratungskonzepte

Beratungskonzepte auf dem Hintergrund sozialwissenschaftlicher Analysen und Erkenntnisse entstanden in der BRD vermehrt in den siebziger Jahren. Der Blick richtete sich in der Periode der Studentenbewegung und ihrer Folgen stärker auf die sozialen Benachteiligungen von Einzelnen und Gruppen in der Gesellschaft. Dieser Paradigmenwechsel im Bereich von Beratung bedeutete eine Abkehr von einer individualistischen, eher krankheitsorientierten Sicht der Verursachung von Problemen. Auf der Basis der Analyse der gesellschaftlichen Verhältnisse zielt die Beratung daher vorwiegend auf die sozialen und ökonomischen Lebensbedingungen des Einzelnen und die Überwindung der solchermaßen verursachten Probleme (vgl. Thiersch, 1978, 1997). In dieser Periode verlagerte sich die soziale Arbeit teilweise von der Einzelfallhilfe und Gruppenarbeit hin zur Gemeinwesenarbeit.

In der Folgezeit wurde jedoch die Dichotomie zwischen psychologischer und sozialer Beratung überwunden und es kristallisierten sich Konzepte psychosozialer Beratung heraus und prägten den Tätigkeitsbereich von SozialarbeiterInnen und SozialpädagogInnen (vgl. Kap. 5.1).

> Psychosozial impliziert ein Menschen- und Gesellschaftsbild, das psychische und soziale Befindlichkeiten in Verbindung zu sozialen Lebens- und Umweltbedingungen setzt. (Sickendiek et al., 1999, S. 19)

Psychosoziale Beratung ist in viel höherem Maße mit der Alltagswelt ihrer Klienten konfrontiert, als dies unter den Bedingungen psychologisch bzw. psychotherapeutisch orientierter Beratung vorgesehen und möglich ist (vgl. Kap. 5.1).

«Gegenwärtig existiert noch keine integrierende Beratungstheorie, die einen theoretischen Rahmen vorlegt und handlungsleitend für die Praxis ist» (Sickendiek et al., 1999, S. 54). Die verschiedenen Beratungskonzepte weisen jedoch, trotz unterschiedlicher Schwerpunkte hinsichtlich der Zielgruppen, Konstellationen und Themen, gemeinsame Merkmale auf, die auf die Ziele von Beratungen und auf die Beziehung zwischen Klient und BeraterIn hinweisen (vgl. Kap. 5.1). Diese Merkmale sind auch für eine Diskussion für ein Konzept der Beratung in der Pflege von Interesse.

Stichworte sind: Lebenswelt- und Alltagsweltorientierung, Ressourcen- und Kompetenzorientierung, Aufbau einer symmetrischen, offenen Beziehungen, Vermittlung von Expertenwissen, Auseinandersetzung mit konkreten Fragestellungen im Hier und Jetzt. Als wichtigstes Ziel bezeichnet Belardi, den Grad der «eigenen Autonomie und Mündigkeit zu erhöhen» (Belardi, 1996, S. 52).

Beratung folgt keinen einheitlichen, schulorientierten Konzepten (wie in der Psychotherapie), sondern ist «multimethodisch angelegt und eklektisch integrativ orientiert (...) Das heißt, Beratung wählt und nutzt Methoden und Verfahren aus unterschiedlichen Konzepten von Veränderung und Hilfe. Beratung stellt problem-, klienten- und zielspezifische Methoden zusammen, integriert sie und geht eklektisch vor» (Sickendiek et al., 1999, S. 119). Im Gegensatz zu früheren Selbstverständnissen sehen sich der Berater/die Beraterin als Lebenslagen- und Lebenswelthermeneuten (vgl. Sickendiek et al., 1999, S. 44).

Erkennbar ist, dass sich Beratungskonzepte im Bereich der Sozialarbeit/Sozialpädagogik – wenn auch in unterschiedlichem Maße – zentraler Bausteine aus psychotherapeutischen Schulen bedienen, vor allem aus der Gesprächspsychotherapie (vgl. Pallasch, 1995; Bachmair et al., 1989), aber auch der Tiefenpsychologie (Belardi, 1996).

Als eine Überwindung zu begrenzter Sichtweisen sind sozioökologische Beratungskonzepte anzusehen. Sie binden die unterschiedlichen Fäden zusammen, die sich im Laufe der Entwicklung der sozialwissenschaftlich orientierten Beratungsansätze ergeben haben (vgl. Meinhold, 1988). Sie betrachten die Transaktionen zwischen Mensch und seiner Umwelt. «Transaktionale Konzepte verstehen Menschen und Umwelt als Elemente einer Einheit. Die Umwelt ist dabei gleichzeitig Bedingung wie auch Konstrukt oder Produkt menschlichen Handelns» (Sickendiek et al., 1999, S. 176). Der Mensch ist folgerichtig nicht nur «Opfer» seiner biografischen Entwicklung und seiner gegenwärtigen Lebensverhältnisse, sondern auch Gestalter seiner Welt. Um seine Lebensqualität und Lebenszufriedenheit zu steigern, genügt es nicht, sich den gegebenen Verhältnissen und Bedingungen anzupassen, sondern aktiv ins Geschehen einzugreifen. In der Beratung leisten Klient und Berater auf diese Weise einen Beitrag zur Veränderung der gesellschaftlichen Verhältnisse insgesamt und sind aufgrund der gesellschaftlichen Modernisierungsprozesse dazu aufgerufen (vgl. auch Beck, 1986; Schmid, 1999 a und Kap. 3).

Sozioökologische Fragestellungen können von «psychischen und psychosozialen Prozessen der menschlichen Auseinandersetzung» bis hin zu kulturell ökonomischen, rechtlichen, institutionellen und politischen Dimensionen reichen (vgl. Sickendiek et al., 1999, S. 176).

In einem umfassenden Beratungsverständnis wie das des sozioökologischen Ansatzes werden die Voraussetzungen geschaffen, dass Berater und Klient an einem gemeinsamen «Projekt» arbeiten. Nicht das Gefälle von Wissen und Nichtwissen bestimmt den Beratungsprozess und auch nicht die eindimensionale Unterordnung von Verhalten und Orientierung des Einzelnen unter die unveränderbar erscheinenden Verhältnisse. Eine behinderte junge Frau muss dann nicht nur lernen, mit ihren eingeschränkten Bewegungsmöglichkeiten zurechtzukommen, sondern sich auch mit den ihre Entfaltungsmöglichkeiten einschränkenden Umfeldbedingungen auseinander setzen wie z. B. die mangelhafte gesundheitsbezogene und rechtliche Aufklärung, die Zugangsbarrieren im öffentlichen Raum, die Diffamierung gegenüber Menschen mit Behinderungen.

7.3 Integrative Beratung

Die bisher dargestellten Beratungskonzepte bieten – wie wir gesehen haben – unterschiedliche Erklärungen für die Entstehung von Problemlagen oder konflikthaften Lebenssituationen an. Sie variieren entsprechend ihrer Schwerpunktsetzung in der Art der Interventionen. Frau Mechler, die vor der Entscheidung steht, in ein Pflegeheim zu ziehen, würde also von den VertreterInnen der verschiedenen Beratungskonzepte in unterschiedlicher Weise beraten (vgl. Kap. 4.1).

Eine gesprächspsychotherapeutisch orientierte Beraterin würde sehr schnell die Unsicherheit von Frau Mechler entdecken und diese Gefühle Frau Mechler spiegeln. Sie wird dabei von der Vorstellung geleitet, dass das Bewusstwerden der die Entscheidung begleitenden Gefühle Frau Mechler zu größerer Klarheit für die nächsten Schritte führt.

Ein tiefenpsychologisch orientierter Berater sähe eine Chance darin, Verbindung zu ähnlichen Erfahrungen in der Biografie von Frau Mechler herzustellen und so die Gründe für Unsicherheit und Ängste von Frau Mechler aufzudecken und zu überwinden.

Eine verhaltenstherapeutisch orientierte Beraterin würde sich ebenfalls den Unsicherheiten und Ängsten von Frau Mechler widmen und mit ihr zusammen überlegen, wie sie sich mit der neuen Lebenssituation vertraut machen kann (z. B. regelmäßige Besuche im Heim schon vor dem Einzug).

Einem familientherapeutisch-systemisch orientiertem Berater fielen sofort die Diskrepanzen im Verhalten von Mutter und Schwiegertochter ins Auge. Er würde mit Hilfe zirkulärer Fragen die versteckten Gedanken und Gefühle von Mutter und Schwiegertochter ans Tageslicht bringen und auf diese Weise eine offene Aussprache zwischen den beiden ermöglichen.

Eine sozialwissenschaftlich orientierte Beraterin würde sich vor allem auf die inneren und äußeren Ressourcen von Frau Mechler und ihrer Familie konzentrieren, die diesen Schritt ins Pflegeheim erleichtern können.[66]

In der Realität jedoch beobachten wir – wie schon angedeutet –, dass im Bereich der Beratung (wie auch im Feld der Therapie) die verschiedenen Konzepte nur selten in Reinkultur Anwendung finden. Vielmehr werden je nach Ausbildung und Erfahrung des Beraters/der Beraterin einerseits und der Einschätzung der Situation des Klienten/der Klientin andererseits Elemente verschiedener Beratungsansätze genutzt. Sie stammen in der Regel aus den humanistisch, den verhaltenspsychologisch und tiefenpsychologisch orientierten psychotherapeutischen Verfahren und werden auf dem Hintergrund ökologischer und gesellschaftlicher Analysen gestaltet. Dieser «Methodenmix» hat den großen Vorzug, dass flexibel auf unterschiedliche Problemlagen reagiert werden kann. Gleichzeitig entbehrt ein solches Vorgehen aber eines übergeordneten theoretischen Rahmens, der verhindern hilft, dass der «Cocktail» aus den unterschiedlichen Beratungsansätzen allein dem Fingerspitzengefühl des Beraters und seinem Wissen und seinen Vorlieben überlassen bleibt.

Anstatt der (beliebigen) Addition verschiedener Beratungsansätze ist also ihre Integration notwendig, die der ganzheitlichen Situation des Menschen und ihren differenzierten Problemlagen gerecht wird. Darüber hinaus ist – im Zusammenhang der Pflege – ein Beratungsansatz erforderlich, der den spezifischen Ausgangspunkt der Beratung in der Pflege trifft, nämlich die Begegnung mit akut kranken, chronisch kranken oder behinderten Menschen. Die Integrative Beratung, die im Folgenden vorgestellt werden soll, bietet dafür einen entfalteten theoretischen Rahmen und Konzepte für die Umsetzung in die Praxis.

Die Integrative Beratung leitet sich wie andere Beratungskonzepte ebenfalls von einer therapeutischen Schule, nämlich der Integrativen Therapie, ab, die den humanistisch orientierten Verfahren zuzurechnen ist. Sie bildet auf der Basis eines kontinuierlichen Prozesses des Differenzierens und Integrierens einen Systemverbund von im wesentlichen drei psychotherapeutischen Richtungen: der Gestalttherapie, der Psychoanalyse, der Verhaltenstherapie (siehe **Abb. 1**; vgl. Petzold, 1993 a, Band 2 auf S. 114).

Diese Zusammenführung therapeutischer Schulen geschieht jedoch auf dem Hintergrund der Fragen nach den Menschen, die aus philosophischer, naturwissenschaftlicher und sozialwissenschaftlicher Perspektive gestellt und erörtert

66 In der im Kap. 4.1 vorgestellten Situation bedient sich die Pflegedienstleiterin Frau Abel in Ansätzen einer verhaltenstherapeutischen und einer sozialwissenschaftlichen Orientierung. Jedoch geht sie dabei sehr direktiv vor, lässt Frau Mechler zu wenig Raum, ihre eigenen Ressourcen und Kompetenzen zu entdecken.

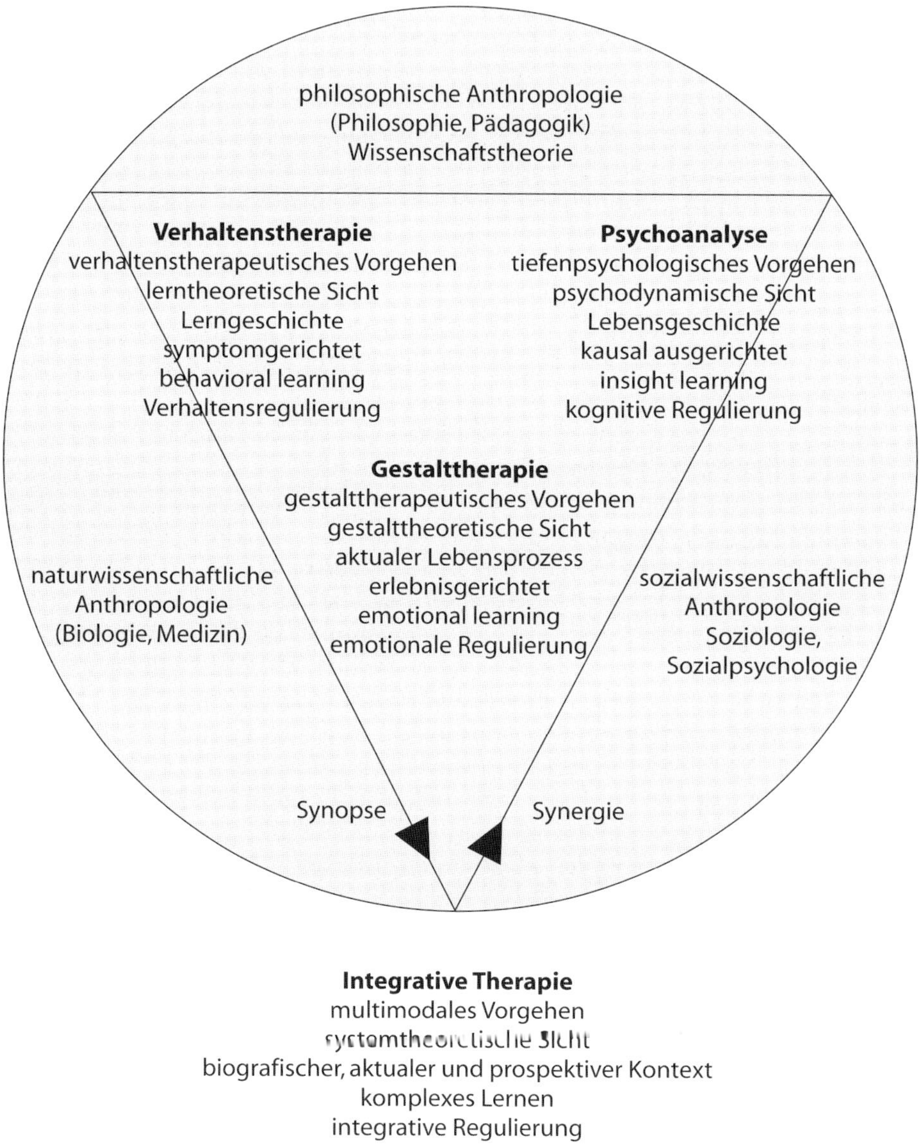

Abbildung 1: Systemverbund durch Synopse und Synergieprinzip (aus: Petzold 2000, S. 25).

werden. So werden im Konzept der Integrativen Beratung auch die Schwerpunkte aufgenommen, die sozialwissenschaftlich orientierte Beratungsansätze verfolgen.

Ko-respondenz

Das zentrale Konzept der Integrativen Beratung/Therapie ist das der Ko-respondenz (vgl. Petzold, 1993 a, S. 19–90)[67]. «Ko-respondenz bezeichnet die fundamentale Tatsache, dass wir in Beziehung stehen zu unserer Umwelt, und vor allem zu unseren Mitmenschen, dass wir uns ohne sie nicht entwickeln, nicht überleben könnten, darüber hinaus ohne sie gar nicht zu verstehen wären.» (Rahm et al., 1995, S. 79) Das Konzept der Ko-respondenz bildet den Rahmen, innerhalb dessen Theorien über Persönlichkeit, Entwicklung, Krankheit/Gesundheit und Therapie und Beratung bereitgestellt werden.

Integration

Anthropologische Grundkonzepte gehen diesen Theoriebildungen jedoch voraus. So zielt Integration nicht nur auf die Zusammenführung verschiedener therapeutischer Schulen. Vielmehr wird das menschliche Leben grundsätzlich als ein permanenter Prozess der Integration verstanden (vgl. Petzold 1993 b, in: Petzold/Sieper, S. 385–394).

> Das Leben stellt uns beständig vor neue Ereignisse, Situationen, die wir integrieren müssen, integrieren wollen, die wir nicht – noch nicht integrieren können oder wo sich Integration einfach ereignet, ohne dass wir es bemerken … (Orth, 1993, S. 371)

Beratung (und Therapie) unterstützt den Menschen in seiner Aufgabe, herausragende, kritische, unbewältigbar erscheinende Ereignisse in sein Leben zu integrieren, Ereignisse wie z. B. Verlust von wichtigen Bezugspersonen (durch Tod oder Scheidung), schwere Krankheiten, Kränkungen, Sterben, Geburt …

Leiblichkeit

Das Wesen des Menschen ist «weder mit den Begriffen der Anatomie und Physiologie noch mit den Begriffen der Psychologie zu beschreiben» (Rahm et al., 1995, S. 75). Der Mensch besitzt zwar einen Körper (im materiellen Sinne), er wird jedoch gleichzeitig von seinen Gedanken, Gefühlen und Phantasien bestimmt. Der Leib ist Träger dieser unterschiedlichen Dimension menschlichen Lebens und Erlebens. Mit dem Begriff des Leibes wird diese künstliche Trennung überwunden, denn kein Gefühl geschieht ohne körperliche Reaktion und kein körper-

---

67 Die eigenwillige Schreibung wurde von Petzold eingeführt und hat folgenden Hintergrund: Respondere (lat.) bedeutet u. a. antworten, Echo geben, aber auch sich verantworten, sich stellen. Das abgetrennte «Ko» soll auf die Wechselseitigkeit des Vorgangs, die gemeinsame Verantwortung ausdrücklich hinweisen.

liches Erleben ohne seelischen Widerhall. «Der Leib ist im Verständnis integrativer Beratung und Therapie der beseelte lebendige Körper oder genauer der erlebende und sich selbst erlebende Körper» (Rahm et al., 1995, S. 75).

Konsequenzen für die Pflege

Die im Vorangegangen skizzierten zentralen Positionen der Integrativen Beratung: Ko-respondenz, Integration, Leiblichkeit haben eine entscheidende Bedeutung für das Selbstverständnis und die Aufgaben der Pflege. Anstatt sich vorrangig auf die Behandlung von Krankheiten und Behinderungen und deren unmittelbaren körperbezogenen Folgen zu konzentrieren, können sich Pflegende bewusst werden, dass sie Menschen begegnen, die mit einem für ihr Leben bedeutenden Ereignis (unerwartete oder chronische Krankheit, Behinderung, Beschwernisse des Alters, Sterben) konfrontiert sind. Im Prozess der Auseinandersetzung und Integration der unter Umständen existentiell bedrohlichen Ereignisse in das Lebensganze können Pflegende Unterstützung bieten. Es geht jedoch nicht darum, dass «Pflegende zu therapeutischen Spezialisten» (Günnewig, 1979, S. 301) werden. Vielmehr sollten sie in dem Bewusstsein ihre Arbeit gestalten, dass ihre Interventionen – unter Umständen sogar eine unbedeutend erscheinende Reaktion «zur rechten Zeit am richtigen Ort» – zu einem Baustein in diesem Integrationsprozess werden können. Oder anders, an einem Beispiel (vgl. Kap. 4.1) ausgedrückt: In der schlichten Frage von Frau Mechler und ihrer Schwiegertochter nach einem Heimplatz steckt ein ganzes menschliches Universum von Gedanken, Gefühlen, Erfahrungen, Empfindungen, die das Gespräch im Büro der Pflegedienstleiterin durchziehen. Sie betreffen die Vergangenheit und die Zukunftserwartungen. In der Anerkenntnis dieser Komplexität steckt die Chance, nicht nur sachlich zu informieren und zu beruhigen, sondern die «innere Welt» von Frau Mechler und ihren Angehörigen wahrzunehmen und darauf zu reagieren. Dies geschieht weniger durch die Sammlung von Daten, sondern vielmehr durch das Erfassen der Atmosphäre, die sich in dem Gespräch vollzieht, durch das Verstehen der Szene, die sich vor Augen der Pflegedienstleitung entfaltet (z. B. die Art des Kontaktes zwischen Mutter und Schwiegertochter). Wissen, Erfahrung und Intuition (vgl. Benner, 1994; Bauer, 2006, 2007) stellen Wegweiser in diesem Prozess ganzheitlichen Wahrnehmens dar und befördern eine Intervention (z. B. Beratung), die Frau Mechler darin unterstützt, eine ihrem Selbstbild und ihrem Selbstverständnis angemessene Entscheidung zu finden.

Das Gegenüber der Pflegenden, die sich als BeraterInnen ihrer Klienten verstehen, ist «der ganze Mensch in seiner Leiblichkeit, in seiner seelischen Dimension, in seinen geistigen Strebungen» und in seinem Kontext, seiner ökologischen und sozialen Welt, seinem Lebensraum. «Es ist der Mensch in seinem Kontinuum, in der individuellen Biographie und dem des übergeordneten geschichtlichen Zusammenhangs» (Rahm, 1990, S. 9).

Für die beratende Unterstützung ist die Beziehung zwischen dem Berater und dem Klienten grundlegend: die Ko-respondenz (im Sinne von wechselseitigem und wechselwirksamen Austausch) über die Situation, die Probleme, die Fragen, die Gefühle des Patienten. Methoden und Techniken sind für die Gestaltung der Beratung nützlich, sie sind jedoch der Beziehung, dem emotionalen Geschehen zwischen BeraterIn und KlientIn nachgeordnet (vgl. Rahm, 1990, S. 10).

Eine solchermaßen fundierte leiborientierte Beratung von Patienten, Menschen mit Behinderung, alten Menschen und ihren Angehörigen ist nicht nur (wie z. B. beim Heimaufnahmegespräch mit Frau Mechler) eine herausgehobene Situation, sondern durchzieht als unbedeutend erscheinende oder größere Intervention den Alltag der Pflege, die als Sorge bezeichnet werden kann (vgl. Kap. 5.4). Sie kann den Aushandlungsprozess über pflegerische Maßnahmen genauso wie das Waschen oder Essenreichen eines pflegebedürftigen Menschen begleiten. Gemeint ist nicht, dass jegliche Pflegesituation zu einer entfalteten Beratungssituation verwandelt wird. Das bedeutete eine zu große Anforderung und Überforderung für Pflegende und Gepflegte. Vielmehr ist es das Bewusstsein über die Komplexität menschlichen Lebens und Erlebens, die Offenheit gegenüber der Einzigartigkeit des Pflegepartners, der Pflegepartnerin und deren Selbstmächtigkeit, die die Begegnungen prägen und zu angemessenen beraterischen Interventionen leiten.

Die Attraktivität, die das Konzept der Integrativen Beratung für eine Beratung in der Pflege besitzt, bezieht sich – wie bereits dargestellt – einerseits auf das Konzept der Leiblichkeit des Menschen, in dem der Körper und seine Veränderungen nicht als ein abgetrenntes Phänomen begriffen werden. Integrative Beratung wird so dem Anspruch ganzheitlicher Pflege gerecht, wie er den meisten Pflegetheorien, wenn auch unzureichend (da eher additiv gedacht), eigen ist (vgl. Kap. 2). Auf der anderen Seite werden sowohl in Bezug auf Analyse bzw. Diagnose der Situation eines Menschen, die von Problemen, Unsicherheiten, Krankheiten und Ängsten gekennzeichnet sein können als auch auf deren «Behandlung» in Form von Beratung wesentliche Elemente aus psychotherapeutisch und sozialwissenschaftlich orientierten Beratungskonzepten übernommen. Diese sind hilfreich, um die Komplexität eines menschlichen Lebens und seiner Problemlagen nicht nur als Idee in sich zu tragen. Sie bieten vielmehr Instrumentarien, Situationen systematisch zu erfassen.

Im Folgenden sollen nun weitere Charakteristika der Integrativen Beratung dargestellt werden, die für eine Beratung in der Pflege Orientierungen liefern können.[68]

---

68 Auf eine umfassende Darstellung der Theorie und Praxis der Integrativen Beratung muss im Rahmen dieser Veröffentlichung verzichtet werden. Ein dezidiertes Konzept der Beratung in der Pflege auf dem Hintergrund der Integrativen Beratung stellt ein spannendes, jedoch getrennt zu bearbeitendes Projekt dar.

Beratung als Lernprozess

Im integrativen Konzept wird Beratung als ein Lernprozess verstanden, der persönliches Wachstum und die Veränderung von als belastend erlebten oder unauflösbar erscheinenden Situationen zum Ziel hat.

> Krankheit gehört zu unserem Leben, ebenso wie Schmerzen und der Tod. Ziel von Heilungsprozessen ist daher nicht Gesundheit im absoluten Sinne, sondern allemal das Anstreben von Gesundheit. Nötigenfalls müssen wir Verständnis für unsere eigenen und für fremde Krankheiten entwickeln und die Fähigkeit, sie zu tolerieren und uns auf sie einzustellen. (Rahm et al., 1995, S. 263)

Der akut oder chronisch Erkrankte, der behinderte oder alte Mensch gerät nicht selten in Situationen, die er nicht ohne Unterstützung anderer (Angehörige, Fremde, professionelle HelferInnen) bewältigen kann (vgl. auch Kap. 9). Die praktischen Hilfestellungen können in der Regel relativ leicht eingesetzt werden, die Wege ihrer Sicherstellung sind überschaubar. Doch begleiten selbst einfach erscheinende praktische Probleme oder Problemlösungen Fragen und Zweifel, die mit Unsicherheit und Ängsten verknüpft sind und die sich auf die Bewältigung von Krankheiten, Behinderungen und der Veränderung des Älterwerdens insgesamt beziehen. Die Verbindung zwischen praktischen Erfordernissen der Pflege eines Menschen und der bio-psycho-sozialen Situation des Patienten und seinen Bedürfnissen (als Ausdruck der Ganzheitlichkeit menschlichen Erlebens) können Pflegende, die sich als BeraterInnen verstehen, herstellen. Dies ist möglich, wenn Pflegende und Gepflegte sich darin unterstützen, das «Problem» (die Erkrankung, die Behinderung) nicht isoliert zu betrachten, sondern in seinen Kontext zu stellen, in den Kontext bisheriger und gegenwärtiger Erfahrungen und Perspektiven, der sozialen und ökologischen Umwelt, der situativen Gegebenheiten. Auf diesem Wege wird das Bewusstsein gestärkt oder erweitert, dass Krankheiten, trotz der erlebten Schicksalshaftigkeit, Teil des individuellen Lebensprozesses sind und in der Verantwortung des Patienten bleiben. Nur er kann den Weg der Akzeptanz und der Auseinandersetzung gehen. Nicht das Ungeschehenmachen einer Krankheit ist das Ziel der Beratung – den Blinddarm kann man zwar entfernen, nicht jedoch die Erfahrungen und Erlebnisse, die mit der Operation verbunden sind.

Heilung bedeutet vielmehr die Integration der Erkrankung und der mit ihr verbundenen Erfahrungen ins Lebensganze, die wie alle vorangegangenen Erfahrungen im Leibgedächtnis[69] aufbewahrt sind. Diese Integration wird von Interven-

---

69 «Das Leibgedächtnis ist kein ‹anderes Gedächtnis›, sondern meint die Gedächtnisspuren von leiblichen Vorgängen (...) Es sind ‹nicht nur Bilder› und Klänge, wahrgenommene Szenen und Wörter oder Sätze gespeichert, sondern auch die zu der Szene gehörenden leiblichen Empfindungen, Spannungen, Bewegungs- bzw. Handlungs-

tionen befördert, die auf die Stärkung personaler, sozialer und lebenspraktischer Kompetenz und Performance[70] zielen:

- «Personale Kompetenz und Performance ist die Fähigkeit und Fertigkeit, sich selbst wahrzunehmen, sich zu regulieren und seine Potenziale in seinem sozialen Kontext zu verwirklichen.
- Soziale Kompetenz und Performance ist die Fähigkeit und Fertigkeit, soziale Situationen in Übereinstimmung mit der Realität wahrzunehmen und zu strukturieren und seinen Mitmenschen angemessen zu begegnen, sich mit ihnen auszutauschen und mit ihnen zusammenzuarbeiten.
- Lebenspraktische Kompetenz und Performance bedeutet, über alle Fähigkeiten, Kenntnisse und Fertigkeiten zu verfügen, die der Alltag im Familien- und Berufsleben und in der sinnvollen Gestaltung von Freizeit fordert.
- Soziale Kompetenz und Performance ist nicht möglich ohne personale Kompetenz und Performance; lebenspraktische Kompetenz und Performance setzt die beiden vorhergehenden voraus» (Rahm, 1990, S. 113).

Diagnose als Prozess

Jede Beratung basiert (explizit oder nur unbeachtet) auf der Basis einer «Diagnose» der Komponenten/Ursachen einer Situation. Diagnose ist die Gesamtheit von Maßnahmen zum Verstehen einer Situation mit dem Ziel ihrer Veränderung. Diagnose ist jedoch nicht ein einmaliges Ereignis, das im Anfang einer Begegnung zwischen BeraterIn und KlientIn steht, sondern ein kontinuierlicher, die Begegnung bzw. die Beratung begleitender Prozess.

Vor dem Hintergrund der Vorstellung, dass Menschen sich erstens in ihrer Leiblichkeit (also mit ihrer Körperlichkeit, ihrer Emotionalität, ihren kognitiven Leistungen, ihren sozialen Kompetenzen, ihren Werten, ihrem Eingebundensein in ihr Lebenskonzept) präsentieren, und dass zweitens ihr Leben in ein Kontinuum von Vergangenheit, Gegenwart und Zukunft eingebettet ist[71], erfolgt der diagnos-

---

impulse und Haltungen. Der Zusammenhang zwischen Szene und Leibempfindungen kann verloren sein, verdrängt, vergessen oder automatisiert: Der leibliche Impuls, die leibliche Empfindung kann aber erhalten geblieben sein. Das ‹Leibgedächtnis› steht in einem solchen Fall im Vordergrund» (Rahm et al., 1995, S. 110).

70 «Unter Kompetenz werden alle Fähigkeiten und Kenntnisse verstanden, die zur Erreichung einer bestimmten Zielsetzung erforderlich sind», unter Performance «alle Fertigkeiten, diese Potenziale auch im alltagspraktischen Tun umzusetzen» (Rahm, 1990, S. 113).

71 Vgl. auch das Konzept der Säulen der Identität und des Support. In: Petzold, Heinl: Psychotherapie und Arbeitswelt, 1985, S. 430–436.

tische Prozess in folgenden Bereichen: die Analyse der Lebenswelt, der Ressourcen, der Bedürfnisse und Interessen, der Probleme und Konflikte und des Lebenskontinuums (Biografie und Zukunftserwartung) (vgl. Rahm, 1990, S. 111). Für eine differenzierte Diagnose ist die ganzheitliche Wahrnehmung des Klienten im Hier und Jetzt erforderlich. Nicht nur die verbalen Äußerungen, sondern auch die nonverbalen Signale und Störungen werden aufgenommen.

Das bisher Gesagte können wir nun auf die Situation von Frau Mechler anwenden. Die aufmerksame Wahrnehmung der Situation im Büro der Pflegedienstleiterin (nonverbale und verbale Signale), ließ erkennen, dass es bei dem Besuch von Frau Mechler und ihrer Schwiegertochter nicht nur um das Einholen von Informationen ging. Mutmaßungen über die Ursache des beobachtbaren Verhaltens von Frau Mechler und ihrer Schwiegertochter, die vielleicht aus ähnlichen Situationen abgeleitet werden können, helfen nicht weiter. Nur Frau Mechler selbst und ihre Schwiegertochter können darüber Auskunft geben.

Vielmehr ist ein diagnostisches Gespräch notwendig, das sich von einer einfachen Verbindung – hier das geäußerte Versorgungsproblem in der eigenen Häuslichkeit und dort das Pflegeheim mit seinen Angeboten – löst und die Komplexität des Lebens und der Selbstbilder der beiden Frauen zulässt.

Frau Abel, die Pflegedienstleiterin, könnte Frau Mechler (und ihre Schwiegertochter) auf die Diskrepanz zwischen der entschiedenen Anmeldung im Heim und ihren geäußerten Bedenken bezüglich des Lebens im Heim aufmerksam machen. Frau Mechler hätte so eine Chance, sich ihrer ambivalenten Gefühle (deutlicher) bewusst zu werden. Dieser Intervention könnten nun unterschiedliche Reaktionen von Frau Mechler folgen. Sie erkennt, dass ihren Bedenken in diesem Gespräch Raum gegeben ist. Sie ist erleichtert, dass sie sie endlich einmal aussprechen kann. Im Berichten könnte sie eine größere Klarheit über die getroffene Entscheidung gewinnen und so den Schritt ins Heim nicht nur als unvermeidbare «vernünftige» Wahl, sondern – trotz aller Ambivalenzen – auch emotional gestützt vollziehen.

Frau Mechler könnte sich aber auch bewusst werden, dass ihre Widerstände gegenüber dem Heim groß sind, dass die Entscheidung überstürzt getroffen wurde und dass nicht genug Zeit und Raum war, eine reflektierte Wahl (vgl. Schmid, Kap. 3.3) zu treffen, die eine gründliche Suche und Abwägung von Alternativen einschließt. Im Verlaufe des Gesprächs böten sich für die Schwiegertochter Anreize, ihre Situationen und ihre Gedanken und Gefühle bezüglich der Versorgung ihrer Schwiegermutter einzubringen und vielleicht auch die Einstellungen ihres Ehemannes und der Enkelkinder mitzubedenken. Oder … es sind noch ganz andere Verläufe der Gespräche denkbar, denn grundsätzlich ist der Ausgang einer Beratung offen. Er entwickelt sich auf der Basis der Ko-respondenz der GesprächspartnerInnen und der Vielfalt der Bedingungen, die auf die Situation einwirken und ist daher unvorhersehbar.

An diesem Beispiel wird auch deutlich, dass Beratung – hier eine Entscheidung begleitend – niemals ein vorgefasstes Ziel (wie «selbstverständlich ins Heim») haben darf, sonst ist die Chance verpasst, ein angemessenes und akzeptiertes Versorgungsarrangement zu entwickeln.[72] Eine leiborientierte Beratung (vgl. Kap. 5.4), die die Lebenssituationen eines Menschen entfaltet aufnimmt und die Kompetenzen, Ressourcen, Wünsche, Bedürfnisse, inneren und äußeren Konflikte wahrnimmt und ihre Klienten darin unterstützt, auch schmerzliche Einschnitte bewusst und verantwortungsvoll in das Kontinuum des eigenen Lebens zu integrieren, ist eine gute Basis für eine Pflege, die als Sorge[73] bezeichnet werden kann (vgl. Kap. 5.4). Dies gilt unabhängig vom Ort der Pflege, sei es im Pflegeheim, in der eigenen Häuslichkeit, im Krankenhaus, in der Tagespflege …[74]

---

72 Im Pflegeheim leben meiner Erfahrung nach viele Menschen, die den Schritt dorthin nur widerständig, aufgrund ungeprüfter Alternativlosigkeit oder auf äußeren Druck hin, dem sie nicht mehr standhalten konnten, vollzogen haben. Diese BewohnerInnen werden von den PflegemitarbeiterInnen dann als sehr schwierig oder gar aggressiv erlebt oder als Menschen, zu denen sie kein Zugang mehr finden, die in ihrer eigenen Welt leben (vgl. Koch-Straube, 1997). Oder wie soll man die Geschichte von Herrn M. verstehen, der mir in einer Supervision vorgestellt wurde. Herr M., ein Waldarbeiter im Ruhestand, lebte bis zu seinem Krankenhausaufenthalt allein und selbständig in einem kleinen Haus am Waldrand. In einer «konzertierten Aktion» von Ärzten, Pflegenden, Sozialarbeiter und Schwägerin, die ihm bisher ein wenig zur Hand gegangen ist, wurde Herr M. vom Krankenhaus direkt in ein Pflegeheim in einem etwa 15 Kilometer entfernten Ort eingewiesen. Stumm und in sich gekehrt versuchte er jeden Tag aufs Neue, ob in Pantoffeln oder Straßenschuhen, die Wanderung zu seinem früheren Zuhause anzutreten. Er wurde immer wieder zurückgeholt. Schließlich wurden massivere Maßnahmen geplant, um ihn an den täglichen Wanderungen zu hindern. Eine Einweisung in ein psychiatrisches Krankenhaus wurde ebenfalls erwägt.

73 Schon häufiger wurde in den vorangegangenen Kapiteln mit dem Begriff der ‹Sorge› gearbeitet. Er ist umstritten (vgl. Emshoff, 2000). Er wird einerseits mit dem traditionellen Begriff der ‹Fürsorge› assoziiert (vgl. Kap. 4.2) und andererseits mit Laienpflege in familiaren Kontexten und so dem typisch weiblichen Arbeitsvermögen zugerechnet (vgl. Ostner et al., 1979). Schnepp (1996) versucht mit der Formulierung «pflegekundige Sorge» fachbezogenes Wissen und Handlungskompetenz einzubeziehen und so die Abgrenzung von der Laienpflege zu erreichen. Im Zuge der Diskussion um eine Standortbestimmung der ‹Beratung in der Pflege› hat sich ein umfassendes Verständnis von ‹Sorge› herauskristallisiert. Mit ‹Sorge› ist ein höchst professioneller Prozess einer leiborientierten Pflege gemeint, der hohe Anforderungen an Fachwissen und an bio-psychosoziale Kompetenzen der Pflegenden stellt. Oder anders gesagt: Die Integration von Pflege und Beratung kann als ‹Sorge› bezeichnet werden. Gemeint ist auch nicht die «vorausspringende» oder «einspringende» Fürsorge (Heidegger, in: Emshoff, 2000, S. 79), sondern die Ko-respondenz von Pflegenden und Gepflegten.

74 Die Einführung der Bezugspflege ist dafür selbstverständliche Voraussetzung, d. h. die höchstmögliche personale Kontinuität in der Begleitung der zu pflegenden Menschen.

Sicher ist es nicht möglich und auch nicht notwendig in jedem Falle in einem Beratungsgespräch die Vieldimensionalität der Bereiche in ihrer Gänze, auf die sich ein Diagnoseprozess theoretisch bezieht, wahrzunehmen und anzusprechen. Viel wichtiger ist es, dass sich die Beraterin grundsätzlich der Weite und Offenheit bewusst ist, mit der sie sich den von der Klientin im Gespräch angebotenen Dimensionen stellt. Sollte sich Frau Mechler für den Einzug ins Heim entscheiden, so wird sich das Bild von Frau Mechler, das sich im Laufe der Begegnungen bei den MitarbeiterInnen formt, mit der Zeit erweitern und immer wieder verändern, aber nur dann, wenn Frau Mechler und ihre Lebensäußerungen in den kontinuierlichen Prozess des Verstehens einbezogen werden und die Offenheit der Pflegenden erhalten bleibt.

Stufen der Beratung

In der Integrativen Beratung wird mit dem «tetradischen Modell» ein idealtypischer Ablauf von vier Stufen des Beratungsprozesses beschrieben[75] (vgl. Rahm, 1990, S. 124–129):

Initialphase Benennen	Aufbau des Kontaktes, einer vertauensvollen Beziehung, Herausfinden der Themen und Fragestellungen, des Konfliktes und Einordnung in den Kontext
Aktionsphase Erleben	Entfaltung des Themas, seine biografische Einordnung erkennen, Erfahrungen auf der Basis kognitiven, emotionalen und somatomotorischen Erlebens gewinnen, z. B. die unangenehmen Gefühle, die die Fremdheit in der neuen Umgebung hervorrufen und die inneren Verbindungen zu ähnlichen Erfahrungen.
Integrationsphase Reflektieren	Reflexion der Erfahrung aus der Aktionsphase, z. B. Gewinn-Verlust-Vergleich, um zu einer Entscheidung zu finden.
Neuorientierungsphase Erproben	Gedankliches verhaltens- und realitätsorientiertes Experimentieren und Erproben der gewonnenen Einsicht, der Entscheidungen, des Verhaltens, z. B. Planung der aktiven, bewussten und von Selbstverantwortung getragenen Suche nach Alternativen zum Pflegeheim

75 Dieses ursprünglich im Rahmen der Integrativen Therapie entwickelte Modell ist hier für die Belange der Pflege variierend beschrieben.

Methoden

Die Methoden, die den Beratungsprozess begleiten, können vielfältig sein. Ihnen allen gemeinsam ist das Ziel, Bewusstheit und Einsicht über die eigene Situation zu fördern und Möglichkeiten und eigene Potenziale zur Veränderung der Situation zu entdecken. In erster Linie geschieht dies durch Methoden, die eine vorübergehende Distanz zur eigenen Situation herstellen, den Konflikt, das Problem sozusagen mit den Augen eines anderen betrachten (z. B. Perspektive des Konfliktpartners einnehmen durch Wechsel der Rollen) oder die unlösbar erscheinende Situation aus anderer räumlicher oder zeitlicher Perspektive anschauen (z. B. sich eine Situation vorstellen, wie sie in zehn Jahren gestaltet sein wird, welche Gedanken und Gefühle damit verbunden sind).

Frau Mechler könnte dazu angeregt werden, in die Zukunft zu blicken und sich ihre Situation zu Hause oder im Heim vorzustellen, um ein inneres Bild davon zu entwerfen.

Die Methoden, die in der Integrativen Beratung eingesetzt werden, bewegen sich nicht nur im verbalen Bereich, sondern ebenso im nonverbalen (z. B. eine dem gegenwärtigen Gefühl entsprechende Geste oder Bewegung zu machen) oder im kreativen Bereich (Gedanken, Gefühle in Farben und Tönen ausdrücken oder im freien Spiel mit unterschiedlichen Materialien gestalten).

Der dezidierte Einbezug solcher methodischer Verfahren erleichtert Menschen, die nicht gewohnt sind, ihre Situation verbal elaboriert zu beschreiben und zu reflektieren, den Zugang zur Beratung.

Vorrangig entscheidend ist jedoch – wie schon beschrieben – die Art und Weise der Beziehung zwischen KlientIn und BeraterIn. Er muss von grundsätzlicher Akzeptanz und Wertschätzung der Persönlichkeit geprägt sein und sich als Ko-respondenz gleichberechtigter PartnerInnen vollziehen. In der Beziehung zwischen BeraterIn und KlientIn entwickeln sich – wie aus dem tiefenpsychologischen Konzept bekannt – Projektionen und Übertragungsphänomene. Es ist Aufgabe der Beraterin, diese Prozesse zu erkennen und zu reflektieren, um einerseits Verwirrungen in der Beziehung zwischen Klient und Berater zu entwirren oder sie als diagnostischen Hinweis für tiefere Schichten der zu bearbeitenden Problematik zu nutzen. Zum Beispiel verhält sich Frau Mechler der Pflegedienstleitung gegenüber sehr verhalten und unterwürfig, drängt sie sozusagen in eine Mutter- bzw. Beschützerinnenrolle. Die Wahrnehmung der Übertragung könnte Frau Abel dazu motivieren, die Verantwortlichkeit für die Entscheidung an Frau Mechler zurückzugeben.[76]

---

76 Übertragung: Psychoanalytische Bezeichnung für die unbewusste Verlagerung von affektiven Einstellungen oder Bindungen aus einer früheren Beziehung in eine spätere, in irgendeiner Hinsicht ähnliche. Projektion: Verlagerung abgespaltener Persönlichkeitsanteile auf andere Menschen.

Nicht selten begegnen wir in der Beratung dysfunktionalen Widerständen oder Ambivalenzen (vgl. Frau Mechler). Sie weisen unter Umständen auf unbewusste oder verdrängte Gefühle hin. Widerstände und Ambivalenzen durch drängen, überreden, überzeugen, argumentieren oder mit Appellen an die Vernunft zu überwinden, kann höchstens von kurzfristigem Erfolg sein (als Reaktion auf einen zu starken Druck). Erst wenn den emotionalen Anteilen ebenfalls Raum gegeben wird, sich zu artikulieren, gibt es eine Chance, Ambivalenzen zu klären und Widerstände zu minimieren oder zu überwinden (vgl. Belardi, 1996, S. 51–52).

In dem die Integrative Beratung die Leiblichkeit des Menschen (und nicht seine Körperlichkeit) in den Mittelpunkt stellt und den Dialog ebenbürtiger Partner zum Ziel hat, verbindet sie sich mit zentralen Anforderungen neuerer Pflegetheorien (vgl. Kap.2) und wird den gesellschaftlichen Wandlungsprozessen gerecht (vgl. Kap.3). Die Übernahme des Integrativen Beratungsansatzes in die Pflege kann darüber hinaus verhindern, dass sozialarbeiterisch oder sozialpädagogisch orientierte Beratungssätze unreflektiert – die spezifische Situation in der Pflege nicht berücksichtigend – übernommen werden.

8. Alltägliche Situationen III: Beratungen, die weiterführen

Wiederum sollen zwei Situationen aus dem Kapitel 4 aufgegriffen und der Versuch unternommen werden, sie aus der Sackgasse hilfloser Reaktionen oder Handlungen herauszuführen.

Die Erkenntnisse über eine leiborientierte und dialogische Beratung, wie sie in den vorangegangenen Kapiteln herausgearbeitet wurden, werden sich in diesen beratenden Gesprächen, die unter Umständen ein Teil eines längeren Beratungsprozesses sein können, wiederfinden.

Nachtwache im Pflegeheim (vgl. S. 60)

Nachdem Herbert, der Krankenpfleger, bereits mehrere Male auf das Klingeln von Frau Senefeld reagiert und versucht hat, sie mit kleinen Unterstützungsleistungen zu beruhigen (Kissen zurechtrücken, Fenster öffnen), erkennt er, dass dieser Weg wieder nicht zum Ziel führen wird. Frau Senefeld wird lange nicht einschlafen.[77] Er kennt das ja schon und hat bisher noch keine Alternative gefunden. Er vermutet, dass es das Beste wäre, wenn er so lange an ihrem Bett sitzen würde, bis sie Schlaf gefunden hat. Aber das geht ja nicht, er muss sich auch um die anderen BewohnerInnen kümmern, auf das Klingeln reagieren, seine Rundgänge machen, Einlagen wechseln, Medikamente stellen …

Er fragt sich: Was hindert Frau Senefeld am Einschlafen? Eigentlich müsste sie doch müde sein, denn sie läuft tagsüber viel herum und geht abends relativ spät ins Bett, sitzt noch lange im Aufenthaltsraum oder im Fernsehzimmer oder hilft Medizingläschen abzutrocknen. Mit Medikamenten ist sie auch ausreichend versorgt. Woher diese Unruhe? Hat sie Angst? Vor was oder vor wem? Ist am Tag etwas vorgefallen, von dem ich nichts weiß?

Frau Senefeld klingelt, wie erwartet, nach einer Weile erneut. Sie klagt, dass sie nicht schlafen könne. Herbert setzt sich neben ihr Bett:

77 Diese Szene erlebte ich zusammen mit dem Krankenpfleger Herbert während meiner Erhebung zur Studie «Fremde Welt Pflegeheim» (1997).

Herbert: «Frau Senefeld, Sie können immer noch nicht schlafen und sehen doch so müde aus. Spät in der Nacht ist es schon.»

Frau Senefeld: «Ja, es ist furchtbar. Können Sie mir nicht helfen? – Früher habe ich doch wie ein Murmeltier schlafen können.»

Herbert: «Alles, was ich tun kann, habe ich schon versucht. Ich bin auch ratlos.»

Frau Senefeld (sie stöhnt): «Ach, bleiben Sie doch noch ein wenig bei mir sitzen. Das tut gut. – Wissen Sie, manchmal weiß ich gar nicht, ob ich träume oder wach bin – ich sehe dann Sachen von früher, als wären sie jetzt.»

Herbert erinnert sich daran, dass Frau Senefeld täglich die Flure entlangläuft, schon seit Monaten und vor sich hinjammert: «Warum ist meine Tochter vor mir gestorben, worum holt mich der Herrgott nicht auch zu sich.»

Herbert: «Frau Senefeld, vielleicht denken Sie an Ihre Tochter. Sie sind doch auch am Tag so oft mit ihr beschäftigt.»

Frau Senefeld: «Ja, meine Tochter.» – Sie stöhnt.

Herbert: «Sie stöhnen?»

Frau Senefeld: «Es ist so schwer, eine alte Mutter zu sein.»

Herbert: «Ich weiß eigentlich so gar nichts von Ihrer Tochter. Mögen Sie mir nicht von ihr erzählen.»

Frau Senefeld erzählt, stockend zwar. Herbert ermuntert sie durch kleine Nachfragen. Herbert erfährt von dieser Tochter, die Frau Senefeld so sehnlich erwartet hatte und die ein Sonnenschein in ihrem Leben war. Fröhlich, lebendig. Sie ist früh, viel zu früh gestorben, ein Kind noch.

Frau Senefeld: «Der Arzt kam zu spät, konnte nicht mehr helfen. – Ich hätte ihn früher rufen sollen. Aber wie konnte ich ahnen, dass es so schlimm war. – Jetzt bin ich ganz allein.»

Frau Senefeld beginnt zu weinen. Herbert nimmt ihre Hand und wartet.

Frau Senefeld: «Der Herrgott will mich sicher bestrafen und lässt mich nicht zu sich. Er lässt mich hier leiden und so allein.»

Herbert: «Ich weiß nicht, Frau Senefeld, ob das so ist. – Ich sehe Ihre Traurigkeit, ich spüre aber auch die große Liebe, die Sie mit Ihrer Tochter verbindet. Bis zum heutigen Tag.»

Frau Senefeld: «Ja, es ist grausam, so früh die Tochter zu verlieren.»

Sie beginnt wieder von der Tochter zu erzählen, Herbert hört zu und hält weiterhin ihre Hand.

Frau Senefeld: «Jetzt bin ich schon so alt, es wird sicher nicht mehr lange dauern, bis ich vor das Angesicht Gottes treten werde. – Es wird gut sein.»

Herbert: «So wird es sein.»

Frau Senefeld: «Wie schön, dass ich von Erika erzählen konnte. Ich sehe sie so richtig vor mir, quicklebendig. – Sie geht vor mir her.»

Frau Senefeld lächelt.

Herbert: «Ja. – Frau Senefeld, ich werde jetzt nach den anderen Bewohnerinnen schauen. Danach komme ich wieder zu Ihnen ins Zimmer. Vielleicht schlafen Sie dann aber schon. Und Sie können mir ein andermal mehr von Erika erzählen.»

Herbert ist erleichtert, dass das Gespräch mit Frau Senefeld nicht unterbrochen wurde. Er spürt, dass er zu Frau Senefeld noch nie einen solchen Kontakt hatte und ist froh darüber. Sie ist ja schon so lange im Pflegeheim und ihr Gejammere geht allen Kollegen auf die Nerven. Niemand wusste bisher das gebetsmühlenartige Jammern zu unterbrechen. Vielleicht war das ein erster Schritt. Herbert bemerkt seinen Wunsch, noch mehr aus dem Leben von Frau Senefeld zu erfahren.

Nach einer halben Stunde betritt Herbert das Zimmer von Frau Senefeld. Sie schläft. Ist das ein Zufall? Oder die Reaktion auf das Gespräch?

Blinddarmoperation (vgl. S. 56)

Frau Zimmermann, Anfang 20, ist wegen einer OP am Blinddarm im Krankenhaus. Bisher erlebten die Pflegenden Frau Zimmermann als umgänglich. Heute jedoch ist sie unruhig und fordernd. Frau Fiweg geht zu ihr, weil sie erneut klingelt. Frau Fiweg spürt einen leichten Ärger über Frau Zimmermann. Der Tag gestaltet sich ohnehin schon sehr stressig.

Sie erfährt, dass Schmerzen und der Freund, den sie nicht erreichen kann, die Gründe ihres Klagens sind. Frau Fiweg holt innerlich tief Luft, schaut Frau Zimmermann an und nimmt ihre ängstliche Miene wahr. Den Schmerzen wäre ja leicht zu begegnen, aber offensichtlich plagen andere Sorgen diese junge Frau. Sie beschließt, trotz Stress im Nacken, der Sache auf den Grund zu gehen. Für einen kurzen Moment schießt ihr die Erinnerung an ihren ersten Krankenhausaufenthalt durch den Kopf, Gefühle des Ausgeliefertseins.

Frau Fiweg: «Sie machen sich Sorgen, dass Sie Ihren Freund nicht erreichen.»

Frau Zimmermann: «Ja ja, ich habe es schon viele Male versucht, niemand hört. Tote Hose. Er kann mich doch nicht vergessen. Morgen ist doch meine Operation, das muss er doch wissen. – Und die Operation, ich habe so eine Panik davor, Narkose und dann – ich höre von meiner Freundin, die Krankenschwester ist, immer solche Horrorgeschichten – ich war ja noch nie im Krankenhaus, kenne das nur aus dem Fernsehen.»

Frau Fiweg: «Eine Operation ist natürlich immer ein Eingriff, den steckt selten jemand so einfach weg. Die meisten Patienten fürchten sich davor, mehr oder weniger, selbst bei einer Blinddarm-OP, die ja kein schwieriger Eingriff ist.»

Frau Zimmermann: «Dann geht es also nicht nur mir so.» Frau Zimmermann entspannt sich ein wenig.

Frau Fiweg: «Und was die Horrorgeschichten aus dem Krankenhaus betrifft, so muss ich Ihnen sagen, dass wir Schwestern natürlich viel häufiger von dramatischen Ereignissen berichten, die anderen Geschichten sind ja eher langweilig. Und das ist wohl auch mit dem Fernsehen so.

Aber wenn Sie mögen, kann ich Ihnen kurz den Ablauf des morgigen Tages erzählen.»

Frau Zimmermann: «Ja, das wäre gut.»

Frau Fiweg berichtet. Frau Zimmermann fragt ab und an nach. Sie wird ruhiger, wagt auch mal einen Scherz. Frau Fiweg beendet ihre Information mit dem Hinweis auf den Arzt und die Anästhesistin, die am Abend noch vorbeikommen wird.

Frau Zimmermann: «Jetzt ist mir schon ein wenig wohler.»

Frau Fiweg: «Schön. – Ich erinnere mich, dass Sie sich auch wegen Ihres Freundes Gedanken machen.»

Frau Zimmermann: «Ja, ich verstehe es einfach nicht, er ist doch sonst ein ganz lieber Typ und zuverlässig.»

Frau Fiweg: «Sie vermissen ihn sehr. Sein Trost würde Ihnen jetzt sicher gut tun.»

Frau Zimmermann: «Ja. – Es ist vielleicht albern, ich traue mich kaum, es auszusprechen – aber ich stelle mir manchmal vor, dass er mich nicht mehr so liebt, wenn ich diese Narbe habe. Ich finde es ja selber grässlich, so eine Narbe. Wenn ich mir vorstelle, im Sommer im Bikini.»

Frau Fiweg kommt in Versuchung, Frau Zimmermann solche Bedenken auszureden, da sie ihr ziemlich überzogen vorkommen. Doch dann besinnt sich Frau Fiweg.

Frau Fiweg: «Eine Narbe ist natürlich keine tolle Sache. Doch es wird nur ein kleiner Schnitt sein, mit der Zeit werden Sie sich daran gewöhnen, ihn gar nicht mehr beachten. Und Ihre Befürchtung, dass Ihr Freund Sie nicht mehr lieben könnte – glauben Sie das wirklich?»

Frau Zimmermann: «Ich weiß nicht. Ich denke halt manchmal so. – Eigentlich, wenn ich richtig darüber nachdenke – könnte ich nur mit ihm sprechen.»

Frau Fiweg: «Haben Sie eine Idee, wie Sie erfahren könnten, wo Ihr Freund steckt?»

Etwas erstaunt ruft Frau Zimmermann aus: «Ja natürlich, ich könnte seine Eltern anrufen. Warum bin ich nicht früher auf diese glorreiche Idee gekommen? – Ich glaube, ich habe mich in den Gedanken verbohrt, dass er mich hier versauern lässt. Dabei weiß ich doch, dass er zur Zeit sehr beschäftigt ist mit seinen Vorbereitungen für die Prüfungen (fröhlich). Gut, ich werde seine Eltern anrufen und bestimmt kommt er heute noch vorbei, er hat es mir ja doch versprochen.»

Frau Fiweg: «Das ist eine gute Idee – und was ist mit Ihren Schmerzen? Soll ich Ihnen ein Mittel geben?»

Frau Zimmermann: «Ach, ich glaube, ich kann das noch ganz gut aushalten. Wenn's schlimmer wird, kann ich ja noch einmal klingeln.»

Frau Fiweg: «Ja, natürlich. Viel Glück mit dem Anruf.»

Der alte Mann, der schweigt (vgl. S. 61 und 100)

Anette, eine junge, sehr einsatzfreudige und kompetente Pflegerin, spürt jedes Mal, wenn sie dazu eingeteilt wird, Herrn Holz zu versorgen, einen heftigen Widerwillen und Fluchtgedanken. Sie fühlt sich hilflos dieser Situation ausgesetzt. Deshalb beschließt sie, dieses für sie so sehr belastende Thema in der Supervision vorzustellen. Bei diesem Gedanken fällt ihr siedendheiß auf, dass sie kaum etwas über Herrn Holz weiß, eigentlich nur das, was sie tagtäglich mit ihm erlebt. Sie schaut in der Pflegedokumentation nach. Dort steht herzlich wenig in der Rubrik «Biografie». Und Besuch bekommt er auch nicht, da ist also niemand, den man danach fragen könnte.

Von Beruf war Herr Holz Schreiner. Vor vier Jahren ist er in das Pflegeheim gekommen. Er war verheiratet, aber seine Frau verstarb vor 15 Jahren. Er hat einen Sohn, doch Anette hat ihn noch nie zu Gesicht bekommen. Vor der Übersiedlung ins Pflegeheim wurde er von einem ambulanten Pflegedienst versorgt, da er schon damals an Niereninsuffizienz und Depression litt und mittelgradige Verwirrtheitssymptome zeigte.

Eine intensive Bearbeitung des äußerst schwierigen Kontaktes zwischen Anette und Herrn Holz im Rahmen der Supervision, führte dazu, dass sich Anettes innere Bilder und die Beurteilung der Situation veränderten.

Es ist wieder einmal so weit. Anette muss in der Morgenrunde Herrn Holz versorgen.

Sie bleibt nach der Übergabebesprechung noch ein paar Minuten auf ihrem Stuhl sitzen und versucht, ihre Gedanken auf die Begegnung mit Herrn Holz zu lenken. Vor der Tür von Herrn Holz holt sie wieder tief Luft. Sie betritt das Zimmer. Wie immer liegt Herr Holz mit seinem Körper zur Wand gedreht in seinem Bett und reagiert weder auf ihr unüberhörbares Kommen, noch auf ihren Morgengruß. Doch ist er offensichtlich wach.

Anette geht langsam auf das Bett zu, nimmt im Vorübergehen einen Stuhl mit und setzt sich neben das Bett, in der Höhe seines Oberkörpers. Sie unterdrückt alle in dieser Situation üblicherweise auftauchenden Impulse, Herrn Holz zum Umdrehen, zum Sprechen, zum Mitarbeiten zu gewinnen. Stattdessen bleibt sie ganz ruhig neben ihm sitzen. Sie beobachtet, dass sich Herr Holz nach einer Weile bewegt und seinen Körper ein klein wenig in ihre Richtung dreht. Sie legt vorsichtig ihre Hand auf seine Schulter und wartet. Sie bemerkt die Wärme seines Körpers und ein leichtes Zittern. Zu ihrem eigenen Staunen spürt sie am eigenen Leibe einen Widerhall des Unbehagens von Herrn Holz: das Ausgeliefertsein an fremde Menschen, die Verluste, … und auch die Scham. Sie versucht diese Gefühle in Worte zu fassen und sagt: «Das ist ja auch schwer, so verlassen zu sein.» – Stille – Herr Holz wendet sich noch ein wenig mehr Anette zu und spricht mit schwacher und zittriger Stimme: «Ja, Schwester». Anette wartet eine Weile. Herr Holz schweigt. Er schaut kurz aus dem Augenwinkel nach ihr.

Anette beginnt behutsam mit der Körperpflege, legt aber zwischendurch immer wieder – «zum Luftholen» für beide – kleine Pausen ein. Herr Holz leistet Widerstand. Doch Anette gewinnt zunehmend den Eindruck, dass er sich nicht mehr so stark gegen die Pflegehandlungen zur Wehr setzt. Er schlägt nicht um sich und Anette kann die Morgenpflegerunde beenden, ohne Unterstützung holen zu müssen. Sie verabschiedet sich und bedankt sich bei Herrn Holz. Er dreht sich wieder ganz zur Wand und gibt brummend ein paar Laute von sich, die Anette aber nicht entschlüsseln kann. Mit Erleichterung und einem kleinen Glücksgefühl verlässt Anette das Zimmer. Sie nimmt sich vor, in der Dienstbesprechung am Nachmittag zu berichten.

Reflexionen

Die im Vorangegangenen dargestellten alltäglichen Situationen aus der Alten- und Krankenpflege unterscheiden sich eindrücklich von ihren «Vorgängerinnen» im Kapitel 4. Denn dieses Mal folgen die Pflegenden nicht vorrangig ihren Beurteilungen der Pflegesituation. Sie versuchen vielmehr – auf der Basis eines leiborientierten Kontaktes – herauszufinden, was ihre Klienten beschäftigt oder quält. Dabei half es ihnen, auf die Signale hinter den Botschaften zu achten einschließlich ihres Bemühens, die Sprache des Körpers zu entschlüsseln (vgl. Kap. 6). Sie bieten – darauf aufbauend – Interventionen an, die einen Ausweg aus schwierigen oder verfahrenen Situationen eröffnen.

Die Situationen und die Möglichkeiten der Pflegenden, weiterführende Impulse für das beratende Gespräch zu geben, waren jedoch unterschiedlich.

Herbert konnte auf vielfältige Erfahrungen mit Frau Senefeld zurückgreifen und auch auf einige biografische Daten. Außerdem bestand zwischen ihm und Frau Senefeld eine durchaus freundliche Beziehung. Frau Senefeld war allerdings partiell zeitlich und örtlich desorientiert, so dass sich der Kontakt zu ihr wechselhaft gestaltete, manchmal schwierig war. Um so erleichterter war Herbert, als er – wie nie zuvor – spürte, dass Frau Senefeld im Laufe des Gespräches lebendiger wurde, ihre Stimme und Stimmung sich positiv veränderte. Herbert kam es vor, als hätte sich eine unter Verschluss gehaltene Dose geöffnet. Er hat die Vorstellung, dass dieses Gespräch erst der Anfang eines langen Beratungsprozesses sein kann, um Frau Senefeld von ihrer Verzweiflung zu entlasten. Eine solche beratende Begleitung wird auch nonverbale, kreative Interventionselemente einbeziehen, die der spezifischen Situation von Frau Senefeld angemessen sind.[78] Er wird seine Erfahrungen in der Übergabe weitergeben. Ein ausführliches Gespräch im Team sollte daraufhin stattfinden.

78 Anregungen aus der Kunst- und Musiktheraphie liefern u. a.: Bright, 1984; Hirsch, 1990; Aldrige, 2003; Muthesius, 2006; Kipp et al., 2006.

Im Gegensatz dazu war Frau Zimmermann für die Pflegenden im Krankenhaus ein relativ «unbeschriebenes Blatt». Frau Fiweg war aus diesem Grunde viel mehr auf die Beobachtung in der Situation angewiesen. So achtete sie einerseits auf den Stimmungsumschwung und andererseits auf Signale, die ihr zunächst merkwürdig erschienen. Sie nahm auch ihre eigenen Gefühle wahr und reflektierte sie. Sie fragte sich, inwieweit diese Wegweiser für das Verständnis der Situation sein können. Ihre langjährigen Erfahrungen mit den Ängsten von Patienten vor Operationen halfen ihr sicher dabei, den Weg durch die verschiedenen Befürchtungen der jungen Frau geduldig zu beschreiten und ihr auch hilfreiche Informationen zur Verfügung zu stellen. Die Erfahrungen verleiteten sie aber nicht, den Weg der Beschwichtigung zu wählen. Frau Fiweg entwickelte im Laufe des Gesprächs durchaus mütterliche Gefühle (sie könnte ihre eigene Tochter sein). Doch sie widerstand der Versuchung, Frau Zimmermann als ahnungsloses und hilfloses Geschöpf anzusehen, dem sie unter die Arme greifen muss. Zufrieden verließ Frau Fiweg das Zimmer, sie war sich ziemlich sicher, dass Frau Zimmermann ihren Befürchtungen nicht mehr so massiv ausgeliefert war. Beruhigt konnte sie sich nun anderen Aufgaben widmen.

Die Begegnung von Herrn Holz und der Pflegerin Anette erscheint auf den ersten Blick nicht so, als gehöre sie zur Beratung: Es fallen kaum Worte, es ereignet sich nichts «Weltbewegendes». Oder vielleicht doch?

Aus den bisher praktizierten und erfolglosen Lösungsstrategien, um Kontakt zu Herrn Holz zu bekommen und die für beide Seiten schwierige Pflegesituation ohne Kampf und Widerwillen zu überstehen, ist Anette ausgestiegen. Sie bemüht sich, das Zimmer von Herrn Holz nicht mit schon verfestigten Erwartungen an diesen schwierigen «Pflegefall» zu betreten. Sie versucht diese alten Erfahrungen so weit wie möglich zurückzudrängen, um Herrn Holz mit innerer Ruhe zu begegnen und ihn so wahrzunehmen, wie er sich ihr im Hier und Jetzt präsentiert. Indem sie sich erst einmal – ohne Erwartungen und Verhaltensanweisungen an Herrn Holz – neben ihn setzt, ihre Hand auf seine Schulter legt, wird das auch für ihn spürbar (sein Gefühl könnte – in Worte gefasst – heißen: Anette nimmt mit mir, Walter Holz, Kontakt auf, nicht vorrangig mit meinem kranken, geschundenen Körper). Diese leibliche Kommunikation vermittelt Herrn Holz vermutlich auch, dass heute nicht einfach so an ihm «herum gemacht» wird und er sich ein wenig entspannen kann. Es ereignet sich ein zwischenleiblicher Dialog (bzw. eine Ko-respondenz), ganz ohne Worte (vgl. S. 111–113). Und diese Begegnung öffnet die «Ausgangstür» (vgl. Kap. 9.4) aus dem Verstummen, aus der verfahrenen Pflegesituation.

Ein Anfang ist gemacht. Es ist der Beginn eines Beratungsprozesses, der noch weitere Entspannungen und manche Überraschungen in der Entwicklung der pflegerischen Beziehung zwischen Herrn Holz und der Pflegerin Anette erwarten lässt.

9. Handlungsfelder der Beratung in der Pflege: Beispiele aus der Praxis

In den vorangegangenen Kapiteln wurde der Zusammenhang von Pflege und Beratung weitgehend generalistisch diskutiert. Im Hintergrund dieser Standortbestimmung standen zwar unterschiedlichste Orte und Aufgaben der Pflege, unterschiedliche Zielgruppen oder aber ganz konkrete und umschriebene Situationen (vgl. Kap. 4, 6 und 8). Die verschiedenen Handlungsfelder der Pflege wurden jedoch nicht systematisch auf ihre «Eignung» für die Beratung überprüft.

Dies soll nun anhand ausgewählter Themen geschehen. Die in den folgenden Kapiteln dargestellten Ergebnisse sowohl der empirischen Untersuchungen[79] als auch der praxisorientierten Studien verdeutlichen die Notwendigkeit und die Orte der Beratung exemplarisch an ausgewählten Bereichen der Pflegepraxis. Gleichzeitig werfen die Ergebnisse und ihre Diskussion ein Licht auf die immensen Lücken und Mängel in der Umsetzung einer Beratung in die Pflege. Dies gilt, obwohl sich Theorie und Praxis durchaus darum bemühen. Lücken und Mängel – das ist die Zielrichtung der folgenden Beiträge – werden erst dann in ihrer Tragweite offenbar, wenn Forschende auch und vorrangig die Perspektive derer einnehmen, die Pflege in Anspruch nehmen.

79 Drei Beiträgen (9.1, 9.3, 9.5) liegen pflegewissenschaftliche Diplomarbeiten des Studienganges «Pflege» an der Evangelischen Fachhochschule zugrunde. Ein Beitrag (9.2) wurde auf der Basis einer Diplomarbeit im Studiengang «Pflegepädagogik» der Katholischen Fachhochschule geschrieben.

9.1 Beratung im Pflegeprozess

Nadja Nestler, Angela Prietz und Bärbel Uhlmann

Beratung ist integraler Bestandteil des Pflegeprozesses. Der Zusammenhang von Beratung und Pflegeprozess ist jedoch ein bisher vernachlässigter Aspekt in der pflegetheoretischen Auseinandersetzung. Im folgenden Beitrag werden Pflegesituationen aufgezeigt, die diesen Zusammenhang herstellen.[80]

Der Pflegeprozess

In Deutschland fand der Gedanke des Pflegeprozesses über das «Mittelfristige Programm der Weltgesundheitsorganisation für Krankenpflege- und Hebammenwesen in Europa» von 1977 Einzug in die pflegetheoretische Diskussion. In der Erläuterung der Definition zum Pflegeprozess wird eine Annahme zugrunde gelegt, die in der zwischen dem Patienten und der Pflegefachkraft zustande gekommenen Beziehung eine aktive Beteiligung des Patienten an der Planung und Durchführung seiner eigenen pflegerischen Versorgung ermöglicht (vgl. Weltgesundheitsorganisation, 1980).

Dieser Annahme folgend, bildet der Dialog von Patienten und Pflegenden die Voraussetzung für die Ermittlung des pflegerischen Bedarfs und stellt die Interaktion in den Mittelpunkt.

Mit Blick auf den derzeitigen Stand der Entwicklung in der BRD ist dieses auf Beziehungsaufbau beruhende Verständnis vom Pflegeprozess sowohl in der theoretischen Auseinandersetzung als auch in der Anwendung als Arbeitsinstrument in der Pflegepraxis kaum rezipiert worden (Bräutigam, 2002, S. 22).

In der Literatur zum Pflegeprozess der letzten Jahre spiegelt sich die Reduktion auf einen Problemlösungsansatz[81] wider. Vor diesem Hintergrund ist berechtig-

80 Es handelt sich dabei um Ergebnisse einer empirischen Untersuchung im Rahmen einer Diplomarbeit, vorgelegt an der Evangelischen Fachhochschule Rheinland-Westfalen-Lippe im Studiengang Pflege: «Das Erleben von Kranksein und Autonomieverlust im Kontext der Entlassung der Patienten aus dem Krankenhaus – die Perspektive der Pflegewissenschaft. Eine empirische Untersuchung über den Bewertungshintergrund chronisch Erkrankter zur eigenen Lebenssituation.» In einer qualitativen Befragung wurden mittels episodischer Interviews das Erleben und die Erfahrungen chronisch Erkrankter sowie ihre Erwartungen an Pflegende hinsichtlich der Entlassung aus dem Krankenhaus erhoben.

81 Die Frage, warum die ursprüngliche Betonung der Interaktion zwischen Pflegebedürftigen und Pflegenden keine Auswirkungen in der Umsetzung zeigt, lässt sich an dieser Stelle nicht hinreichend bearbeiten. Obwohl mit dem Krankenpflegegesetz von 1985 in § 4 eine normative Verankerung der Pflegeprozessmethode erfolgt ist und seine

terweise das analytische und auf zweckrationales Handeln abzielende Vorgehen kritisch zu diskutieren[82] (vgl. Stratmeyer, 1997, S. 34–38, Zegelin-Abt, 1998, S. 305–310).

In unseren weiteren Ausführungen stützen wir uns auf das im Rahmen der europäischen WHO-Studie «People's Needs for Nursing Care» (vgl. Ashworth et al., 1987, siehe **Abb. 2** auf S. 136) weiter entwickelte Verständnis vom Pflegeprozess, das eine Synthese von Interaktion und Problemlösungsprozess vornimmt.

Die Begriffe Interaktion und Validation in diesem Modell beinhalten, dass jeder einzelne Handlungsschritt auf einer verständigungsorientierten Aushandlung zwischen den Interaktionspartnern (Pflegende und Patient/Klient) basiert. Die Bedarfserhebung erfährt erst im gemeinsamen Prozess Gültigkeit (Ashworth et al., 1987, S. 34). Der Pflegebedürftige übernimmt Selbstverantwortung.

> In this way the nursing process assists the person in assuming a greater share of responsibility for self-care and provides a feedback mechanism to improve the quality care rendered and an opportunity to enrich the store of information on needs for nursing care. (Ashworth et al., 1987, S. 36)

Die Verbindung von Interaktion und Problemlösung im Pflegeprozess ist von besonderem Interesse. Für komplexe Problemlagen, wie sie z. B. bei chronischen Erkrankungen vorherrschen (Lubkin, 2002, S. 247), können durch gemeinsame Situationsdeutungen und systematische Strukturierung pflegerischer Arbeit Problemlösungen gefunden werden. Dieses Vorgehen ermöglicht dem Pflegebedürftigen, eine für ihn tragbare Lösung in seiner komplexen Situation zu finden und diese aktiv zu gestalten. Erst die Möglichkeit einer auf die eigene Person und die individuelle Situation ausgerichtete Problemlösung und -bewältigung schafft für den Pflegebedürftigen die Voraussetzung, Aktivitäten der Pflegenden für sich selbst als sinnvoll zu erachten. Ziel dabei ist, dass der Patient zu einem selbstbestimmten und befriedigenden Leben gelangt und von professioneller Seite Unterstützung in der Entscheidungsfindung erfährt.

Schritte als eigenverantwortliche Aufgaben in der Reformierung von 2003 (§ 3) festgeschrieben wurden, hat eine berufseigene Positionierung, die sowohl dem theoretischen Anspruch der analytischen Auseinandersetzung mit der Methode als auch einer Praxistauglichkeit gerecht wird, bisher nicht ausreichend stattgefunden.

82 Es folgt dem Handlungsmuster zweckrationaler Arbeit, die darauf abzielt, ein vorgegebenes Ziel über standardisierte Mittel und Wege zu erreichen. Arbeitswissenschaftliche Untersuchungen liegen vor, die aufzeigen, dass dieses Arbeitshandeln, das durch eine «sachlich-objektive Beziehung zum Arbeitsgegenstand» (Böhle et al., 1997, S. 18) gelenkt wird, für pflegerisches Handeln nicht zutrifft.

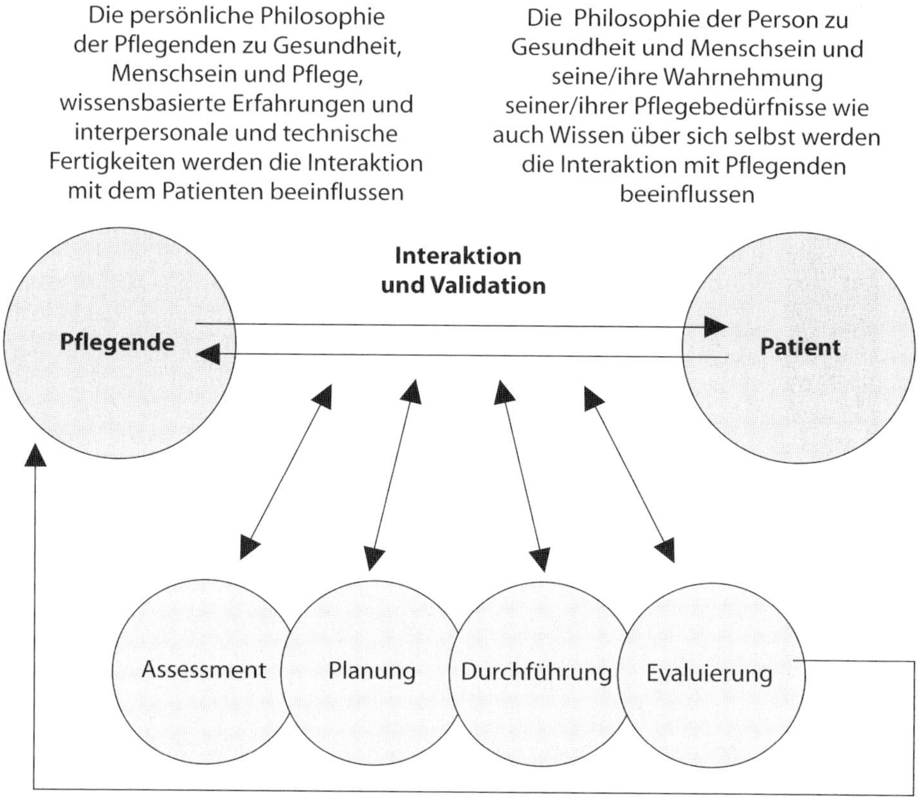

Abbildung 2: Pflegeprozess-Modell der WHO-Studie (adaptiert nach Ashworth et al. 1987).

Das Erleben von Gesundsein und Kranksein sowie die damit einhergehenden Bewältigungsprozesse sind immer einzigartig und subjektiv (Nestler et al., 2002, S. 78; Doll/Hummel-Gaatz, 2006, S. 206). Ein gemeinsam für gültig erklärter Pflegebedarf basiert auf einem gemeinsamen Entscheidungsprozess und bezieht die «Bewertungskompetenz des Patienten» (Nestler et al., 2002, S. 93) mit ein.

Pflegerisches Handeln basiert auf «pflegerischem Situationsverstehen» (Bräutigam, 2002, S. 79) und ist «als ein Verstehen im hermeneutischen Sinn» (ebenda) zu interpretieren.

Die Systematik des Pflegeprozesses ermöglicht den notwendigen individuellen Zugang zur Situation des Pflegebedürftigen. Hierin liegt die Chance, Beratungsanlässe in der Pflege wahrzunehmen.

Der Beziehungsaufbau als zentrales Moment im Pflegeprozess

In der unserem Beitrag vorangegangenen empirischen Untersuchung (vgl. Nestler et al., 2002, S. 75–99) konnten aus dem Erleben chronisch Erkrankter zentrale Elemente identifiziert werden, die eine professionelle Beziehung kennzeichnen.

Die Befragten benannten die Kontinuität in der Begleitung durch eine Bezugsperson in der Pflege als entscheidendes Kriterium für den Aufbau einer pflegerischen Beziehung. Dies beinhaltet:

- intensive Gespräche mit Pflegenden, in denen auch Fragen zur Gestaltung der Lebenssituation bearbeitet werden und in Beratungsanlässe münden können,
- Beratungsgespräche, die zur Orientierung und zur Entscheidungsfindung bezüglich der Weiterversorgung nach der Entlassung dienen,
- Sicherung der Versorgungskontinuität im häuslichen Bereich, die sich sowohl auf die Initiierung professioneller Hilfe erstreckt als auch eine Anleitung zu Selbstpflegemaßnahmen einschließt,
- helfende Gespräche in fremden und belastenden Situationen (hier insbesondere während des Klinikaufenthaltes).

Die Erfahrungen der Befragten machen die komplexe Problemlage einer chronischen Erkrankung deutlich und weisen auf einen hohen Beratungsbedarf der Patienten im Kontext der Entlassung aus dem Krankenhaus hin.

Es zeigt sich, dass Beratungssituationen in der Pflege, insbesondere bei einer chronischen Erkrankung, komplex sind und eine enorme Herausforderung darstellen. Dabei kann pflegerische Beratung unterschiedliche Prioritäten verfolgen. Um wirksame Unterstützung leisten zu können, ist der Fokus nicht auf einen Schwerpunkt gerichtet wie beispielsweise auf den psychischen Aspekt, sondern bezieht den Lebenskontext und damit Alltagssituationen der zu beratenden Person mit ein. Dabei ist die Qualität der pflegerischen Beziehung der entscheidende Schlüssel. Sieger betont in diesem Zusammenhang, dass diese Beziehung «aus der gegenseitigen Wahrnehmung, Interaktion und Kommunikation» (Sieger, 1997, S. 6) lebt. Belardi verweist darauf, dass Fachkräfte in der Lage sein müssen, «eine vertrauensvolle Beziehung zu den Ratsuchenden aufzubauen», und dass «unabhängig von der verwendeten Methode die Qualität der Beratungsbeziehung (...) der wichtigste Hilfefaktor ist» (Belardi, 1999, S. 55). Unter diesem Gesichtspunkt ist für das Beratungsverständnis entscheidend, dass der Pflegeempfänger als Experte seiner Situation anerkannt wird und durch seine Erfahrung im Umgang mit der Erkrankung als aktiver Partner im pflegerischen Prozess teilnimmt.

Beratungsbedarf chronisch Erkrankter am Beispiel der Entlassung aus dem Krankenhaus

Anhand von Beispielen aus den empirischen Daten werden im Folgenden das Erleben von Kranksein und die Komplexität der Problemlagen aufgezeigt. Die Schilderungen der Patienten ermöglichen einen Einblick in die spezifische Situation, der sich chronisch Erkrankte während eines stationären Aufenthalts gegenübergestellt sehen.

Situation von Herrn Lehmann[83]

Herr Lehmann weiß nicht, wie sich seine Zukunft nach dem Krankenhausaufenthalt gestalten wird. Er schätzt ein, dass er nicht ohne Hilfe zuhause zurechtkommen wird. Auch bei früheren Krankenhausaufenthalten hat er nach der Entlassung die Erfahrung gemacht, dass der Alltag nicht wie gewohnt und selbständig von ihm bewältigt werden konnte, so dass er auf die Hilfe der Angehörigen angewiesen war. Obwohl die ihn betreuenden Pflegenden über seine Situation im häuslichen Bereich informiert sind, finden während des stationären Aufenthaltes keine Vorbereitungen auf die Entlassung statt. Herr Lehmann und seine Angehörigen wissen nicht, ob nach der Entlassung Unterstützungsleistungen in Anspruch genommen werden können, so dass viele Fragen der weiteren Lebensplanung ungeklärt bleiben. Es wird eine Anmeldung in einem Altenheim angedacht, welches im Widerspruch zu den Zukunftsplänen des Patienten steht. Unter den gegebenen Umständen erscheint dies als einzige Möglichkeit, die Situation zu bewältigen.

Situation von Herrn Bauer

Herr Bauer ist seit drei Jahren chronisch erkrankt. Unterstützung erfährt er durch seine Ehefrau, die ebenfalls erkrankt ist und deshalb nur bedingt Hilfe leisten kann. Herr Bauer schildert, dass seine Lebenssituation von großer Unsicherheit geprägt ist. Dies zeigte sich insbesondere nach einer akuten Phase seiner Erkrankung, die mit einem Krankenhausaufenthalt verbunden war. Nach der Entlassung musste er selbständig die Versorgung einer Fistelableitung übernehmen. Im Krankenhaus wurde er zu der Handhabung mittels eines Anus-praeter-Beutels angeleitet. In der Durchführung fühlte er sich zwar sicher, dennoch schildert er seine Erfahrungen als beängstigend und Besorgnis erregend, da für ihn in der häuslichen Umgebung Situationen auftraten, die er nicht einschätzen und bewältigen konnte. So traten für ihn nicht zu ertragende und unerklärliche Schmerzen auf, so dass eine Akutversorgung im Krankenhaus notwendig wurde.

---

83 Die Namen der folgenden Beispiele sind frei erfunden.

In der Schilderung der Situation von Herrn Lehmann zeigt sich die Notwendigkeit pflegerischer Beratung in der Entlassungsvorbereitung. Einerseits erfordert dies eine Beratung mit informierendem Charakter über mögliche Hilfeleistungen sowie deren Vermittlung; andererseits muss die psychosoziale Dimension in den Mittelpunkt der Betrachtung rücken, um die Vorstellungen und Ziele des Betroffenen miteinzubeziehen. In diesem Zusammenhang ist es unerlässlich, die von Seiten der Betroffenen und ihrer Angehörigen als notwendig erachtete Unterstützungsleistung zu ermitteln. Im Beratungsprozess erfolgt im weiteren Verlauf eine Synthese der Sichtweisen, da die Betrachtung der Betroffenen um den eingeschätzten Unterstützungsbedarf seitens der Pflege ergänzt wird.

Die Notwendigkeit einer Situations-Neueinschätzung bei jedem erneuten Krankenhausaufenthalt wird anhand von Herrn Lehmanns Beispiel äußerst prägnant, da bei einer chronische Erkrankung der Bedarf von Gesundheitsleistungen variiert und je nach Verlauf angepasst werden muss.

Das Beispiel von Herrn Bauer zeigt auch auf, dass eine rein instrumentelle Anleitung die Bewältigung der Gesamtsituation vernachlässigt, da sie lediglich zur praktischen Durchführung einer Selbstpflegetätigkeit befähigt. Um entsprechende Unterstützung durch Beratung leisten zu können, ist die Einschätzung der individuellen Lebenssituation maßgeblich. Die Ausblendung der nachstationären Versorgung kann für Patienten weit reichende Folgen in der Bewältigung der Lebenssituation haben. Diese Einschätzung wird durch Sieger und Kunstmann (2003, S. 149–158) gestützt.

Die beschriebene Anleitung mag für einige Patienten ausreichend sein, lässt jedoch bei anderen, wie am Beispiel von Herrn Bauer, wichtige psychosoziale Aspekte außer Acht und führt zu großer Hilflosigkeit und Angst. Eine leiborientierte Beratung (vgl. Kap. 7.3) findet nicht statt.

Die dargestellten Beispiele verdeutlichen, dass sich für die Patienten im Kontext der Entlassung aus dem Krankenhaus ein weit reichender Beratungsbedarf ergibt. Die ungeklärte Lebenssituation führt zu einer psychosozialen Beeinträchtigung. Diese wird zusätzlich verstärkt, da das Kranksein durch die Professionellen nicht wahrgenommen wird.

Schlussfolgerungen

Das Erleben der Entlassung aus dem Krankenhaus der befragten Patienten, das hier beispielhaft aufgezeigt wurde, zeigt deutlich die Notwendigkeit pflegerischer Beratung zur Bewältigung krisenhafter Lebenssituationen. Mit der Implementierung des Expertenstandards «Entlassungsmanagement in der Pflege» (vgl. Deutsches Netzwerk für Qualitätsentwicklung in der Pflege, 2004) haben die Ergebnisse und theoretischen Folgerungen unserer Untersuchung eine weit reichende Entsprechung erhalten. Der Expertenstandard empfiehlt explizit «eine Koppelung des Entlassungsmanagements an die Pflegeprozessmethode» (ebenda, S. 50). In der

Entlassungsplanung erhält die Pflegefachkraft aufgrund ihrer Nähe zu Patienten und Angehörigen eine wichtige koordinierende Aufgabe (Gittler-Hebestreit, 2006, S. 88). Durch ein systematisches Assessment wird zu einem frühen Zeitpunkt (des Krankenhausaufenthalts) der Unterstützungsbedarf ermittelt. Dies schließt eine bedarfsgerechte und leiborientierte Beratung ein, die alle potenziell vom Kranksein betroffenen Dimensionen des Lebens umfasst. Das Ziel einer derart gestalteten Beratung ist, Patienten und Angehörige so zu befähigen, dass sie die veränderten Versorgungs- und Pflegeerfordernisse nach der Entlassung aus dem Krankenhaus bewältigen können.

Die hier dargestellten Ergebnisse zeigen aber auch, dass Beratung – im Kontext der Entlassung – nur dann sinnhaft erfolgen kann, wenn sie im pflegerischen Prozess erfolgt und durch eine auf gegenseitige Verständigung basierende Beziehung getragen wird. Dabei steht diese Beziehung und die damit verbundene Interaktion und Validation im Vordergrund. Die Praxisbeispiele weisen darauf hin, dass eine reine Bearbeitung vordergründiger Probleme im Pflegeprozess, verstanden als Problemlösungsprozess, zu kurz greift und keine ausreichende Unterstützung für den Betroffenen bietet, so dass doch auf das informelle Helfersystem zurückgegriffen werden muss (Sieger/Kunstmann, 2003, S. 154). Dies allerdings kann bedeuten, dass keine wirkliche Problemlösung stattfinden kann.

Nach unseren Erfahrungen wird durch die Fokussierung auf institutionelle Ziele die Lebenssituation der Patienten ausgeblendet. Im Vordergrund steht die akutmedizinische Versorgung, die auf das Krankheitsereignis selbst ausgerichtet ist und die Denk- sowie Entscheidungsmuster der Akteure entsprechend beeinflusst. Die Bewältigung der individuellen Lebenssituation der Betroffenen über den Krankenhausaufenthalt hinaus steht dem konträr gegenüber. Dies erfordert eine systematische Prozessbegleitung und Beratung als immanenten Bestandteil.

Pflegerische Beratung, wie sie von den Autoren dieses Buches verstanden wird, hat einen leiborientierten Ansatz und bedarf damit der Verortung im Pflegeprozess.

Der Pflegeprozess bildet die Grundlage für «zielgerichtetes pflegerisches Handeln in menschlichen Erkenntnisprozessen» (Schrems, 2006, S. 50). Grundlegend dabei ist ein Pflegeprozessverständnis, das ihn als Instrument zur Systematisierung der pflegerischen Arbeit mit der These der Beziehung als Kern pflegerischer Arbeit (vgl. Sieger, 1997, S. 6) erkennt. Durch ein auf Verständigung orientiertes pflegerisches Handeln (Weidner, 1995, S. 52) wird eine Bearbeitung der Beratungsbedarfe ermöglicht. Die pflegerische Beziehung wird bestimmt durch das Verstehen der individuellen Situation des Betroffenen. Das eigene pflegerische Handeln ist darauf ausgerichtet, dass der Patient als aktiver Partner der Pflege diese versteht und seine Vorstellungen handlungsleitend einbringen kann.

Die Orientierung am Pflegebedarf ist für die Unterstützung in krisenhaften oder unlösbar erscheinenden Situationen notwendig und fordert die Integration von Beratung in den pflegerischen Prozess. Nur in dieser Form ist die Bewältigung der individuellen Situation – über die isolierte Vermittlung von Fertigkeiten hinaus – für den Betroffenen möglich. Beratung meint also die Unterstützung vor dem Hintergrund der persönlichen Biografie, der individuellen gegenwärtigen Lebenssituation und der Zukunftserwartungen.

Zentrale These: Beratung im Sinne des leiborientierten Ansatzes kann nur im pflegerischen Prozess erfolgen. Erst durch den hier immanenten Beziehungsaufbau werden für den Betroffenen sinnhafte Lösungsstrategien erarbeitet.

9.2 Beratung von Eltern chronisch kranker Kinder

Sandra Bachmann

> Also hier ist einfach vielleicht dann doch noch mal die Möglichkeit, dass eine Schwester fünf Minuten Zeit hat und einem einfach so ein bisschen halt auch Sorgen nimmt oder einfach auch mal einen auf das hinweist, was an dem Kind noch funktioniert und gesund ist. Weil, gerade wenn man halt ein zu 90 % krankes Kind hat, da verliert man schon mal den Blick für das, was halt irgendwie gesund ist. Oder was halt Anna ist. (Bachmann, 2000, S. 4)

Die Emotionen, die in diesem Zitat zum Ausdruck kommen, stehen beispielhaft für die Gefühle, Ängste, Sorgen und Fragen von Eltern kranker Kinder. Eltern, insbesondere von Kindern mit einer chronischen Erkrankung, stehen vor vielfältigen Aufgaben, die sie bewältigen müssen und denen sie nicht ausweichen können, was das nachfolgende Zitat einer Mutter unterstreicht:

> Aber so anfangs – ich glaube, anfangs hatten wir beide irgendwie das wahnsinnig starke Bedürfnis (...) davonzulaufen. (Bachmann, 2000. S. 72)

Die alltäglichen Belastungen, die veränderten Zukunftsperspektiven, die existentiellen Aspekte, die eine Krankheit mit sich bringt, fordern viele Strategien der gesamten Familie, bei der professionelle Beratungs- und Unterstützungsleistung gefragt sind.

Die Beratung der Eltern ist ein Aufgabengebiet, das neuer Konzepte bedarf (vgl. Schaeffer, 1994, S. 61). Um diese Konzepte entwickeln zu können, ist es bedeutsam, sowohl die Sichtweisen der Betroffenen, als auch die der Pflegenden zu betrachten. Schaeffer (ebd.) weist in diesem Zusammenhang auf eine «Forschungslücke» hin, da das Thema «Angehörige» bislang kaum Aufmerksamkeit auf sich gezogen hat.

Dieser Beitrag beschäftigt sich mit dem Beratungsbedarf betroffener Eltern und der Familie von Kindern mit einer chronischen Erkrankung.

Chronische Erkrankungen im Kindesalter

Die Zahl der Kinder und Erwachsenen mit einer chronischen Erkrankung hat in den letzten Jahren deutlich zugenommen (vgl. Petermann/Kroll, 1996, S. 77).

Erstaunlicherweise findet man in der Literatur keine allgemein akzeptierte Zuordnung und Begriffsklärung für chronische Erkrankung im Kindesalter. Schon die Frage nach dem Mindestzeitraum einer chronischen Erkrankung lässt sich nicht eindeutig beantworten. Die Schwierigkeit, eine eindeutige sowie umfassende Definition zu erstellen, liegt nach Petermann und Warschburger (2002) in der Vielfalt der Erscheinungsbilder und damit der unterschiedlichen Anforderungen an Behandlung und Krankheitsbewältigung. Längerfristige stabile Phasen bei funktionellen Behinderungen stehen progredienten Verläufen bei z. B. Stoffwechselerkrankungen entgegen. Hinzu kommen Krankheitsbilder, bei denen akute Verschlechterungen mit ruhigeren Phasen abwechseln. Nicht zuletzt besteht auch bei einigen Krankheiten die Hoffnung auf eine längere Überlebenszeit oder sogar dauerhafte Heilung (vgl. Petermann/Kroll, 1996, S. 77). Um sich einer Definition anzunähern, werden jedoch unterschiedliche Kriterien zusammengefasst wie z. B. die Dauer der Erkrankung, die mindestens ein Jahr bestehen sollte, die Basis der Erkrankung, die biologisch, psychologisch oder kognitiv sein soll und die Folgen der Erkrankung. Diese werden unterteilt in funktionelle Einschränkungen, den kompensatorischen Modalitäten und der Servicenutzung. Unter kompensatorischen Modalitäten werden die Maßnahmen verstanden, die für das Kind notwendig sind, um die funktionellen, aktivitätsbezogenen oder sozialen Einschränkungen zu kompensieren oder zu reduzieren. Servicenutzung beinhaltet den Bedarf an medizinischen oder anderen professionellen Dienstleistungen (vgl. Warschburger/Petermann, 2002, S. 482).

Erwähnenswert ist die Tatsache, dass ein Anstieg der so genannten atopischen[84] Erkrankungen zu verzeichnen ist wie z. B. Asthma bronchiale und Neurodermitis. Die geschätzte Zahl der betroffenen Kinder und Jugendlichen wird mit mehr als 30 % angegeben, davon liegt der Anteil der an Asthma erkrankten Kinder bei ca. 10 % (vgl. Warschburger/Petermann, 2002, S. 483; Schmid, 1996, S. 227).

Erste Ergebnisse der repräsentativen KiGGS-Studie zur Gesundheit von Kindern und Jugendlichen in Deutschland, durchgeführt vom Robert Koch Institut, ergaben, dass insgesamt 9 % aller Studienteilnehmer an Heuschnupfen, 8 % an Neurodermitis und 3 % an Asthma erkrankt sind. Nach Auskunft der befragten Eltern in der Studie sind etwa 17 % aller Kinder und Jungendlichen von einer der drei allergischen Krankheiten wie Heuschnupfen, Neurodermitis oder Asthma betroffen.

Psychische Probleme zeigen insgesamt 17 % der untersuchten Kinder und Jugendlichen zwischen 11 und 17 Jahre in mindestens einem Problembereich. Zu den vier Problembereichen zählen in der Studie emotionale Probleme, Hyperaktivitätsprobleme, Verhaltenauffälligkeiten sowie Probleme mit Gleichaltrigen (vgl. Robert Koch Institut, 2006).

In den Jahren 1980 bis 2004 sind laut dem deutschen Kinderkrebsregister 37 186 Kinder unter 15 Jahren mit einer bösartigen Erkrankung gemeldet worden; dies ergibt eine jährliche Inzidenz von 14 Fällen auf 100 000 Kinder. Laut Kinderkrebsregister beträgt die Wahrscheinlichkeit für ein neugeborenes Kind, innerhalb der ersten 15 Lebensjahre eine bösartige Erkrankung zu bekommen 0,2 % (vgl. Deutsches Kinderkrebsregister, Jahresbericht 2005).

84 «Atopisch» bedeutet in diesem Zusammenhang eine Überempfindlichkeit mit allergischer Symptomatik.

Kroll und Petermann (1993, S. 17) beschreiben Asthma als häufigste chronische Erkrankung im Kindesalter, Krebs als bedrohlichste, Rheuma als am wenigsten bekannte und Diabetes als die heimliche Krankheit bei Kindern. Neben den genannten Krankheitsbildern treten im Kindesalter noch schwer-punktmäßig die zystische Fibrose (Mukoviszidose) und andere Stoffwechselerkrankungen, Epilepsien, gastrointestinale Erkrankungen, kardiovaskuläre Erkrankungen sowie körperliche Behinderungen auf, die nicht selten mit geistigen Behinderungen oder neurologischen Auffälligkeiten einhergehen. Behinderungen und chronische Krankheit werden oft synonym verwendet (vgl. Scholz-Braun, 1999; Petermann, 1993). Der Anteil der mit einer anerkannten Schwerbehinderung bei den Versorgungsämtern registrierten Personen unter 25 Jahre lag 2001 bei 4 %. Der Anteil der Kinder von 0 bis 15 Jahren lag bei 2 % (absolut: 127 161), gemessen an der Gesamtzahl aller Schwerbehinderten. Im Vordergrund der Art der Behinderungen bei Kindern und Jugendlichen im Alter von 0 bis 18 Jahren stehen in 40 % aller Fälle Querschnittslähmung, zerebrale Störungen, geistige Behinderungen und Suchtkrankheiten (vgl. Robert Koch Institut, 2004).

Chronische Krankheiten können sich primär chronisch oder sekundär als Folgeerscheinung einer akuten Erkrankung oder als Folge eines Traumas entwickeln. Auch die Auswirkungen der neonatologischen Versorgung sind in Bezug auf bleibende Schäden noch nicht hinreichend erforscht. Gennaro (1997, S. 312) weist auf bleibende Behinderungen und einen schlechten Allgemeinzustand mit geringerer Lebenserwartung von Kindern mit niedrigem Geburtsgewicht (< 2500 g) hin. Bei Kindern mit einem Geburtsgewicht unter 1500 g ist in 25 bis 30 % der Fälle mit wiederholten Krankenhausaufenthalten zu rechnen.

Nach Angaben des Statistischen Bundesamtes lag der Anteil der pflegebedürftigen Kinder (im Sinne der Pflegeversicherung nach SGB XI) im Jahr 2003 unter 15 Jahren bei 64 715, von denen 64 447 zu Hause betreut und gepflegt und 268 Kinder in stationären Pflegeeinrichtungen betreut wurden (vgl. Statistisches Bundesamt, Zweigstelle Bonn, 2003, Pflegestatistik).

Problematisch wird die Begutachtung pflegebedürftiger Kinder im Rahmen der Pflegeversicherung (SGB XI) gesehen. Gehäufte Widersprüche gegen das Begutachtungssystem werden auf die nicht vorhandene Unterscheidung im Gutachterbogen zwischen Kindern und Erwachsenen zurückgeführt. Die Datengrundlage, die für die Festlegung des Pflegebedarfs eines kranken, körperbehinderten oder geistig behinderten Kindes im Vergleich zu einem gesunden Kind herangezogen wird, basiert nicht auf wissenschaftlichen Ergebnissen. Eine individuelle und bedürfnisorientierte Pflegebegutachtung von Kindern findet nicht statt (vgl. Reisach, 2006; Schmid, 2003; Terbeck, 2002).

Die Bedeutung der chronischen Erkrankung für das Kind

Die Krankheitskonzepte und Bewältigungsstrategien im Kindesalter unterscheiden sich von den Konzepten der Erwachsenen. Abhängig vom Alter und vom körperlichen, geistigen sowie sozialen Entwicklungsstand wird ein Kind die Krankheit mehr oder weniger gut verstehen können. Kinder versuchen die Ursache für ihre Erkrankung zu ergründen, wobei die Gedanken und Gefühle, die sie dabei haben, für manche Erwachsene unverständlich sind. Viele Kinder entwickeln im Laufe einer chronischen und bösartigen Erkrankung ein besonderes Gespür für ihren Zustand und den Verlauf ihrer Erkrankung (vgl. Klemm, 1991, S. 195). Krankheitskonzepte von Kindern können nicht losgelöst von dem jeweiligen Entwicklungsstadium betrachtet werden. Kinder sind keine kleinen Erwachsenen, sondern müssen in ihrem jeweiligen Entwicklungsstadium entsprechend gesehen und unterstützt werden. Sich auf die jeweilige Perspektive des Kindes einzulassen, potenzielle Probleme wie z. B. Trennungsängste in der weiteren Entwicklung zu erkennen, gemeinsam mit den Angehörigen Strategien zu entwickeln, um daraus eine umfassende gezielte pflegerische Handlung abzuleiten, ist im Sinne eines professionellen Pflege- und Beratungsverständnis (vgl. Hundenborn/Knigge-Demal, 1999, S. 73).

Jede chronische Krankheit, ob eine Krebs-, Stoffwechsel- oder atopische Erkrankung, verändert nachhaltig das Leben der betroffenen Kinder und ihrer Familien. Laut Petermann (1994, S. 9) wurde die Bedeutung dieses Themas für die Verhaltensmedizin und Klinischen Psychologie im deutschen Sprachraum erst in den letzten Jahren (80er Jahre) erkannt. Blanz (1994, S. 11) weist darauf hin, dass auf der einen Seite das erhöhte Risiko von psychiatrischen Erkrankungen als Folge der chronischen Erkrankung empirisch gut abgesichert ist. Auf der anderen Seite wurden die sozialen Folgen oder die Folgen für die kognitive- und die Persönlichkeitsentwicklung bisher nur unzureichend und mit methodischen Schwächen untersucht. Daher sind generalisierbare Aussagen über die Auswirkungen und die Bedeutung der chronischen Erkrankung bei Kindern kaum zu machen.

Kinder und Jugendliche mit einer chronischen Erkrankung werden mit einer Vielzahl von Belastungen konfrontiert. Neben den körperlichen Krankheitsfolgen sind die psychosozialen Belastungen ebenso bedeutsam. Nach Blanz (ebd., S. 12) sind die wichtigsten Probleme, mit denen sich Kinder und Jugendliche auseinandersetzen müssen, Schmerzzustände, Bedrohlichkeit durch unvorhersehbare akute Verschlechterungen und der verkürzten Lebenserwartung, Einschränkungen im Alltag, Einschränkungen der Ausbildung durch häufige Fehlzeiten, verändertes Körper- und Selbstbild durch z. B. die Sichtbarkeit von Symptomen oder Verzögerung der körperlichen Entwicklung. Zu den behandlungsbedingten Belastungen zählen: Nebenwirkungen der Medikamente, diätetische Restriktionen, medizinische Interventionen wie z. B. Knochenmark- und Lumbalpunktionen, Dialysen oder endoskopische Eingriffe und nicht zuletzt die Klinikaufenthalte, die bei Akutsituationen, operativen Eingriffen oder Neueinstellungen immer wieder notwendig werden. So stellt Wiedebusch[85] (1999, S. 179f) am Beispiel von Kindern und Jugendlichen mit einer rheumatischen Erkrankung sieben Problembereiche heraus:

1) Einschränkung von Aktivitäten
2) Rückgang sozialer Kontakte
3) Einschränkungen in der schulischen Ausbildung
4) Einschränkungen in der beruflichen Ausbildung
5) Veränderungen des körperlichen Aussehens
6) Abhängigkeit von Fremdhilfe
7) krankheitsbezogene Ängste.

Die genannten Faktoren werden individuell sehr unterschiedlich verarbeitet. Dabei spielen das Alter, die Entwicklung und die vorausgegangenen Erfahrungen eine erhebliche Rolle. Während kleinere Kinder sich eher mit der Bewältigung alltäglicher Probleme auseinandersetzen, stehen für ältere Kinder und Jugendliche eher die Bewältigung potenzieller Probleme in Verbindung mit ihrer persönlichen Entwicklung im Vordergrund (ebd.). Für kleinere Kinder ist eine ständig vorhandene Bezugsperson wichtig, um die Ängste, die in Verbindung mit einer fremden Umgebung, fremden Menschen und Schmerzen auftreten, zu minimieren. Größeren Kindern und Jugendlichen wird ein hohes Maß an Selbstdisziplin und vorausschauendem Denken abverlangt. Ein 14-jähriger Diabetiker, der eine Reise mit Freunden plant, wird wesentlich mehr Vorüberlegungen bezüglich seines Gepäcks, der Verpflegung und diversen anderen organisatorischen Maßnahmen anstellen müssen. Für ein 15-jähriges Mädchen waren die schlimmsten Erfahrungen in Verbindung mit ihrer Krankheit, die Chemotherapien und die damit verbundenen Injektionen und Punktionen. Die Ängste vor den Injektionen – «pro Chemo so zwischen drei- und sechsmal ‹gestupft›? (gespritzt)» – entwickelten sich zum Psychostress (vgl. Jeremias, 1995, S. 153). Ein an einer anämischen Krankheit erkranktes Schulkind wird jeden Tag neu abschätzen müssen, ob der Schultag möglich ist oder vielleicht doch zu anstrengend. Akute Schübe der Krankheit werfen die Kinder immer einen Schritt zurück, lassen den Alltag, die Gewohnheiten immer wieder schwierig erscheinen. Phasen der Rehabilitation sind dann wieder notwendig, um Kraft zu schöpfen für den Alltag. Bei Schmid (1995) beschreibt

85 In dieser Studie geht es um Krankheitskonzepte und Krankheitsverarbeitung von chronisch kranken Kindern am Beispiel der chronischen Arthritis. An der Studie nahmen 60 Kinder und Jugendliche im Alter von sieben bis 18 Jahren teil, die an unterschiedlichen Erkrankungen des rheumatischen Formenkreises erkrankt waren.

ein an Krebs erkranktes Mädchen rückblickend ihre Gefühle nach Abschluss der Therapie:

> Nach der Entlassung am 1. April 1990 bin ich zu Hause immer nur vom Bett zur Wohnzimmercoach und wieder zurück gewandert. Dabei habe ich ganz langsam wieder angefangen, etwas zu essen. Nachdem ich 16 Kilo verloren hatte, war dies auch das Wichtigste, was ich tun mußte. Auch die Hormonbehandlung habe ich in dieser Zeit angefangen, was auch gleich bewirkte, daß ich mich wohler fühlte und die Hitzewallungen, die Schlafstörungen und meine depressive Laune wegblieben. Dabei wollte ich einen totalen Neuanfang machen und erst mal gar nichts von Krankenhaus und Infusionen usw. hören. Lästig waren dabei die vielen Bekannten meiner Eltern (...). Das Schlimmste waren die Sprüche, von wegen ich seh' ja so schlecht und krank aus, und daß alles wieder gut wird. (Schmid, 1995, S. 160)

Auch Wiedebusch (1999, S. 179) bestätigt, dass Krankheitskonzepte bei Kindern und Jugendlichen abhängig von ihrer Entwicklungsphase zu sehen sind. Sie stellt heraus, dass ältere JCA-Patienten (juvenile chronische Arthritis) aufgrund ihrer weiterentwickelten kognitiven Fähigkeiten andere Auffassungen vom Krankheitsgeschehen haben, als jüngere Rheumatiker. Jüngere Kinder beschreiben ihre internen Körperzustände häufig verbunden mit fiktiven Vorstellungen so z. B. «Krieg im Knie». Auch in Bezug zu den Behandlungskonzepten sind in der Studie signifikante Unterschiede zu erkennen. Während die Wirkungsweisen der Medikamente bei den jugendlichen Patienten differenzierter betrachtet werden können, können die Jüngeren diese nicht erfassen. Ähnliches gilt für das Therapieziel. Als Ergebnis der Befragung zu den Krankheitskonzepten stellt Wiedebusch heraus, dass Krankheitskonzepte der jüngeren Patienten an konkrete Erfahrungen geknüpft sind, sich auf externe Faktoren beziehen sowie fiktive Vorstellungen über innere Körpervorgänge charakteristisch sind. Für die Gruppe der älteren Patienten sind Krankheitskonzepte abstrakter und beziehen sich auf innere Faktoren wie das nicht sichtbare Krankheitsgeschehen.

Kiepenheuer (1995, S. 129) stellt eine Zweigleisigkeit in der Bewältigungsstrategie der Betroffenen fest. Auf der einen Seite sollen vorhandene Kräfte eingesetzt werden, um das körperliche Überleben zu unterstützen. Auf der anderen Seite werden die Kinder und Jugendlichen immer wieder mit Tod und Sterben konfrontiert, einerseits durch akute Verschlechterung ihrer eigenen Erkrankung, andererseits durch Mitpatienten. Hier liegt sicherlich ein ganz wesentlicher Faktor, der das Leben der betroffenen Kinder nachhaltig beeinflusst. Sie werden weiterhin mit zukünftigen Problemen ihrer Krankheit konfrontiert, was gerade bei einem progredienten Verlauf der Krankheit zu erneuten Ängsten und Fragen führt (vgl. Kübler-Ross, 1996, S. 149).

Hundenborn und Knigge-Demal (1999, S. 77–78) fassen zusammen, dass chronische Erkrankungen unterschiedliche Auswirkungen auf das Krankheitserleben und die kognitive Entwicklung betroffener Kinder haben können. Um Kinder angemessen bei der Verarbeitung ihrer Krankheit zu unterstützen, bedarf es der Betreuung durch entsprechend ausgebildetes medizinisches und pflegerisches Personal. Die Pflege und Betreuung des Kindes muss sich an der jeweiligen Entwicklung des Kindes orientieren.

Auch Kroll und Petermann (1993, S. 29–30) teilen diese Forderungen und ergänzen, dass Kinder ihre Erfahrungen, Gedanken und Gefühle oft nur in verschlüsselter und symbolhafter Weise ihrer Umwelt mitteilen. Erwachsene und insbesondere das professionell ausgebildete Personal müssen lernen, ein Gespür für die Sprache des Kindes zu entwickeln. Intentionen bei Kindern können demnach nicht nur durch das Gesagte mitgeteilt werden, sondern auch durch Mimik, Gestik, Zeichnungen und Gewohnheiten[86].

Beratungsbedarf von Eltern chronisch kranker Kinder

> Also die ersten 14 Tage, wo wir noch nicht wussten, was Sache ist, das war wirklich immer so zwischen Hoffen und Bangen und als dann die Diagnose sich von Tag zu Tag mehr erhärtete, sind wir auch so Tag für Tag echt eine Stufe runtergeklettert und dann (…) bei der Diagnose und dem Wissen, was halt eben an Beeinträchtigung ja auf unsere Tochter hinzukommt, wirklich erst einmal ein ganz tiefes Tal und langsam dann wieder raus. (Bachmann 2000, S. 72–73)

Den Zeitraum der Diagnosestellung beschreiben viele Eltern als den einschneidendsten und dramatischsten Moment (vgl. Bachmann, 2000, S. 72; Bruns-Neumann, 2006, S. 150; Herber, 2005, S. 14; Kroll, 1993, S. 19). Die Ohnmacht, der Schock über die Krankheit des Kindes und die Hilflosigkeit führen oft dazu, die Krankheit verdrängen zu wollen und davonzulaufen.

> Wo ich gesagt hab: So, Gott, ich gehe nicht mehr ins Krankenhaus, ich kann meine Tochter nicht mehr sehen, ich halte das nicht mehr aus. Die sollen die heile machen und wenn sie heile ist, sollen sie mir wieder nach Hause bringen, so, ne. (Bachmann, 2000, S. 72)

Ängste und Unsicherheiten führen die betroffenen Familienmitglieder in eine Krise, in der sie Anteilnahme und professionelle Unterstützung benötigen. Eine chronische Erkrankung in der Familie bedeutet das Verlassen alter Gewohnheiten und Vorstellungen und eine Neuorientierung. Die Familie ist nicht nur mitbetroffen, sondern übernimmt auch vielfältige Maßnahmen zur psychischen und physischen Unterstützung des Kindes. Eltern, Geschwister und Familienangehörige erfahren gemeinsam mit den Betroffenen enorme Belastungen, Höhen und

86 vgl. dazu auch Kübler-Ross (1996): Das innere Wissen der Kinder um den Tod und ihre Symbolsprache (S. 147–148).

Tiefen, die einer engen Zusammenarbeit mit professionellen Helfern bedarf (vgl. Herber, 2005, S. 14). Blanz (1994, S. 11) stellt heraus, dass eine chronische Erkrankung von den Betroffenen und ihren Familien eine drastische Veränderung ihrer Lebensweise und -einstellungen verlangt, da sie sich nicht nur auf die somatischen Aspekte, sondern auch auf die vielfältigen psychischen Folgen ihrer Erkrankung einstellen müssen. Das Wissen, ein Kind mit einer Epidermolysis bullosa (eine unheilbare Hauterkrankung aufgrund einer genetischen Veränderung) geboren zu haben, löst bei den Eltern zunächst einen Schock aus und gleichzeitig die Hoffnung, eine Fehldiagnose erhalten zu haben. Im weiteren Verlauf der Krankheitsverarbeitung weisen sich die Eltern neben Zukunftsängsten und Unsicherheiten massive Schuldgefühle des «Vererbens» zu (vgl. Herber, 2005, S. 14–15). Am Beispiel von Kindern, die an Diabetes mellitus erkrankt sind, redet Busse-Widmann (2005, S. 32) im Zusammenhang mit der Diagnosestellung von einer Instabilität des Familiensystems aufgrund von Rollenverschiebungen bzw. Rollenveränderungen. Zur Bewältigung der neuen Rollenverteilung und zur Stabilisierung des Familiensystems benötigt die Familie Unterstützung. Psychosoziale Faktoren, wie z. B. die Angst vor Folgeerkrankungen und chronische Erschöpfungszustände gehören zu den häufigsten Belastungen der Eltern. Hinzu kommen Einschränkungen in der eigenen Freizeit, Vernachlässigung der Partnerschaft und der nicht erkrankten Geschwister (vgl. Terbeck, 2002, S. 19). Das «normale Familienleben» wird durch notwendige Krankenhausaufenthalte oder akute Ereignisse immer wieder unterbrochen. Die subjektive Mehrbelastung zeigte sich in der Untersuchung von Eltern mit an Diabetes mellitus erkrankten Kindern umso höher, je jünger das Kind zum Zeitpunkt der Diagnose war. Insbesondere bei Kindern unter einem Alter von sechs Jahren waren die Mütter besonders betroffen. Die durchschnittliche Belastung der Mütter wurde höher als die der Väter eingestuft. Bei allein erziehenden Elternteilen sind die Grenzen der Belastbarkeit schon früher erreicht. Terbeck (2002, S. 19) vergleicht die Belastungen der Eltern mit einem «Fulltime-Job», die an den Wochenenden noch dadurch verstärkt werden, dass die Kinder keine Betreuungseinrichtung besuchen. Zusätzlich zu den psychosozialen Belastungen sehen sich die Betroffenen mit finanziellen Problemen konfrontiert, wenn ein Elternteil aufgrund der Erkrankung des Kindes die Berufstätigkeit aufgeben muss. Als Begründung für den Rückzug aus dem Berufsleben wird u. a. die mangelnde Betreuungsmöglichkeit des Kindes bzw. die geforderte ständige Erreichbarkeit eines Elternteils von Kindergärten und Grundschulen angegeben (vgl. Busse-Widmann, 2005, S. 52; Terbeck, 2002, S. 18).

Vergleichbar damit befinden sich Eltern von frühgeborenen Kindern unmittelbar nach der Geburt und in den folgenden Wochen in einer psychischen Ausnahmesituation. Gefühle wie Hilflosigkeit, innere Leere, Frustration, Schuld, Angst vor Behinderung oder Tod sowie Selbstmitleid und Isolation werden in der Literatur beschrieben. Insbesondere Ängste vor dem Tod des Kindes gehört zu den herausragenden Stressfaktoren, die durch Schwankungen im Gesundheitszustand des Kindes verstärkt werden. Forschungsarbeiten fehlen, die sich mit der emotionalen Situationen der Eltern frühgeborener Kinder, insbesondere nach der akuten stationären Phase oder im Zeitraum des Schulalters und der Pubertät, befassen. Beratungsbedarf der betroffenen Eltern sowohl in gesundheitlichen als auch in erzieherisch- und sozialpsychologischer Richtung sollten mehr Beachtung finden (vgl. Bruns-Neumann, 2006, S. 150; Bachmann 2000).

Die Bewältigung der Krankheit in der eigenen Familie verlangt Routine, regelmäßige Tagesabläufe, Organisationstalent und die Gabe, sich den neuen Situationen und Erkenntnissen immer wieder anzupassen. Die Organisation und Strukturierung des Alltags wird bestimmt durch die Bedürfnisse und Erfordernisse des Kindes. Die pflegerische Versorgung und die Betreuung des Kindes nimmt neben den Arztbesuchen, den Therapien und Behördengängen viel Zeit in Anspruch (Terbeck, 2002, S. 18). Gleichzeitig muss der Umgang mit den eigenen Ängsten und Verunsicherungen geübt werden. Die Eltern erleiden nicht selten ein «Burn-out-Syndrom» als Folge der anhaltenden Belastungen und Überbeanspruchung (vgl. Herber, 2005, S. 14–15 f; Terbeck, 2002, S. 18). Petermann (1996, S. 109) weist ebenso wie Busse-Widmann (2005, S. 58) darauf hin, dass insbesondere die Mütter massiven Belastungen ausgesetzt sind, da sie immer noch die Hauptlast in der Versorgung des kranken Kindes tragen. Als Unterstützung für diese Bewältigung sieht er in erster Linie die gegenseitige Hilfe durch den Lebensgefährten, den Freundeskreis und die Verwandten. Professionelle Hilfe von außen kann die Familie bei den Problemen und Auswirkungen einer lebenslangen Krankheit unterstützen. Im Vordergrund dieser professionellen Unterstützung stehen jedoch eher pragmatische Lösungen, die der Familie einen selbständigen Umgang mit der Situation ermöglicht. Ebenso bedeutsam für die Alltagsbewältigung der Familien schätzt Busse-Widmann (2005, S. 59) die erforderlichen Betreuungsmöglichkeiten mit geschultem Personal für die wachsende Zahl chronisch kranker Kinder ein.

Die Strategien der Eltern im Umgang mit der Krankheit ihres Kindes und den an der Betreuung beteiligten Menschen dienen dazu, ihr Leben so normal wie möglich zu gestalten. Der Alltag, die Gewohnheiten und die berufliche Situation hängen eng mit den Bedürfnissen des chronisch kranken Kindes zusammen und werden aufeinander abgestimmt. Das Leben des Kindes und der Familie soll wie bei anderen Kindern verlaufen, und die Beteiligten wünschen sich, unabhängig von fremder Hilfe zu sein. Die Eltern sind darauf bedacht, Informationen zu bekommen, die die Familie entlasten und die Möglichkeiten für das kranke Kind optimieren (vgl. Bachmann 2000, S. 94).

Die Anforderungen, die die Pflege ihres Kindes mit sich bringt, erfordert Anpassungsbereitschaft, Flexibilität und insbesondere Durchhaltevermögen.

Eltern von chronisch kranken Kindern verstehen unter Beratung u. a. ausreichende und zeitnahe Informationen über das Krankheitsbild und die notwendigen Therapien sowie Hilfs- und Förderungsmöglichkeiten, um ihre rechtliche und finanzielle Situation zu erhalten. Dabei ist den Betroffenen wichtig, sich nicht persönlich um diese Informationen kümmern zu müssen und sich nicht rechtlich oder finanziell benachteiligt zu fühlen, da ihre Situation ohnehin sehr komplex und schwierig ist (vgl. Bachmann, S. 69–70; Herber, 2005, S. 14; Terbeck, 2002, S. 60). Diese Informationen dienen den Eltern dazu, ihre Hilflosigkeit im Umgang mit der Krankheit zu verarbeiten, und sie sind der erste Schritt im Beratungsprozess.

Hilfe durch andere Eltern, die in einer ähnlichen Situation sind, oder Selbsthilfegruppen sehen viele Eltern als wichtige Austauschmöglichkeit an. Der Austausch mit anderen Betroffenen hat einen hohen Stellenwert, um einerseits Informationen zu bekommen, andererseits aber auch notwendige Unterstützung zu erhalten (vgl. Herber 2005, S. 16).

> Dass dann hier vielleicht auch Eltern zusammengeführt werden, also in Krankenhäusern generell Eltern zusammengeführt werden mit kranken Kindern, ob es jetzt nur eine vorübergehende Krankheit ist, oder eine länger anhaltende oder eben ein Leben lang bestehende. Denn so der Austausch mit betroffenen Eltern bringt eben einfach am meisten. Da kann man dann halt sich Informationen holen und sich halt eben auch die Zusprache holen. (Bachmann, S. 69–70)

Insbesondere die Diagnosestellung wird, wie bereits beschrieben, als schwieriger Prozess erlebt, die durch einen guten und geplanten Informationsfluss erleichtert werden kann (vgl. Herber, 2005, S. 15).

Die Eltern erhoffen sich, gerade in der Anfangsphase der Erkrankung, psychosoziale Unterstützung durch die professionellen Helfer. Diese Unterstützung kann einfach dadurch gekennzeichnet sein, dass die Pflegefachkräfte für die Eltern «da sind» und Zeit für sie haben. Bedeutend für die Betroffenen ist, dass die Pflegenden diese Bereitschaft signalisieren, indem sie die Eltern auf ihre Probleme, Ängste und Sorgen ansprechen. Die Ansprache sollte zeitnah zu den Ereignissen sein (Bachmann, S. 72–73).

Die Bedürfnisse, Ängste und Fragen der Eltern verändern sich im Laufe der Erkrankung. Die Eltern entwickeln sich, bedingt durch die Versorgung und Begleitung ihres Kindes, weiter und wünschen sich eine entsprechende individuelle Begleitung und Beratung. Abhängig von den Phasen der Entwicklung brauchen sie entweder Trost und Zuwendung, Hilfe in Form von Zuspruch und Motivation oder den fachlichen Austausch (ebd. S. 81). Die Fachkompetenz der Pflegenden stellt für die Eltern eine Lernmöglichkeit dar. Sie haben die Möglichkeit, sich eigene Fertigkeiten unter Anleitung der Pflegenden zu erarbeiten, um im Umgang mit ihrem Kind sicherer zu werden. Aus den Fertigkeiten entwickeln sich Fähigkeiten und Kompetenzen, die die Eigenständigkeit und Flexibilität der Eltern erweitert und ihr Streben nach Normalität begünstigt. Die Pflegenden können zu ihrer emotionalen Unterstützung die notwendige Distanz und die Fachkompetenz bieten, die viele Probleme aus einem anderen Blickwinkel betrachten lässt. Die Mütter beschreiben jedoch, dass die Bereitschaft, Gespräche zu führen, oft vom persönlichen Interesse der Pflegenden abhängt und der Zeitpunkt dem Zufall überlassen ist. Ein Elternteil meinte dazu:

> In D. hatte ich das dann schon mal, dass dann auch so ein, zwei Schwestern, Nachtschwestern, dann kamen (...), mit denen dann auch schon mal ein bisschen intensiver sprechen konnte. Aber ich denke auch, dass ist einfach so dieses Engagement der Schwestern (...). Es gibt Menschen, die haben da einfach Interesse dran, also vielleicht auch mal ein bisschen persönlicher zu sprechen und andere die machen ihre Arbeit und dann hat sich das getan, (...). Aber das fand ich dann immer so ganz angenehm, wenn dann mal noch mal jemand so ein bisschen von sich aus einfach mal fragte: Hier, wie geht's oder na, wie können sie damit umgehen oder so (...). Aber das ist eigentlich ganz, ganz selten passiert, ne. (Bachmann, 2000, S. 79)

Eine vertrauensvolle Beziehung zu den Menschen aufzubauen, die an der Pflege des Kindes beteiligt sind, scheint aus Sicht der Eltern unabdingbar. Dazu benötigen sie feste Ansprechpartner und das Wissen einer sich sorgenden Umgebung, in der das Kind sich befindet (ebd. S. 84–85).

Eltern legen Wert darauf, dass die Bedürfnisse ihres Kindes wahrgenommen werden. Für sie steht jedoch nicht nur die Krankheit ihres Kindes mit seinen individuellen Besonderheiten im Vordergrund, sondern auch das Kind selbst, mit seinen kindlichen Bedürfnissen. Die Eltern möchten, dass ihr Kind auch Erfreuliches erlebt neben den Problemen, Schmerzen und allen Einschränkungen, die eine chronische Krankheit mit sich bringt. Das Kind, gerade wenn es eine schwere Behinderung hat, braucht die gleiche Ansprache wie andere Kinder. Der Beziehungsaufbau zwischen den Eltern und den mit der Versorgung des Kindes beauftragten Menschen, wird schon im Vorfeld durch die Art der Ansprache des Kindes beeinflusst (ebd. S. 81–82).

> (...) also ganz wichtig ist mir eben, dass Jan als Kind und als Person gesehen wird. Das ist einfach schon mal so das Allererste was mir immer ins Auge sticht. Wenn jemand kommt, egal ob der hier hin kommt oder egal ob es im Krankenhaus ist, ob es Ärzte sind oder ob es Krankengymnasten oder eben Pflegepersonal ist, ganz wichtig ist mir, wird Jan angesprochen. Denn Jan ist ein Mensch der hören, sehen und fühlen kann und er ist einfach derjenige, um den es geht und ich muss sagen, ich kriege schon immer einen Kloß im Hals, wenn ich dann angesprochen werde und Jan gar nicht angeguckt wird (ebd. S. 82)

Die Schwierigkeiten, die die Eltern in der Betreuung ihres Kindes benannt haben, liegen hauptsächlich in der Rollenverteilung und der Anerkennung ihrer eigenen Rolle als Mutter oder Vater. Die Eltern sind diejenigen, die ihr Kind am besten kennen. Sie wissen über die Gewohnheiten, die Probleme und Schwierigkeiten im

Umgang mit ihrem Kind Bescheid und kennen die Reaktionen ihres Kindes. Daher ist es nur verständlich, wenn sie sich bei der Versorgung des Kindes beteiligen und die Tätigkeiten übernehmen, die sie ohnehin tagtäglich durchführen. Schwierigkeiten oder Rollenkonflikte gegenüber Pflegefachkräften treten nach Aussagen der Eltern immer dann auf, wenn die Versorgung des Kindes über die grundpflegerische Versorgung hinaus geht (ebd. S. 86).

Durch das «Herantasten» an die speziellen pflegerischen Tätigkeiten entwickeln die Eltern Sicherheit und Kompetenzen im Umgang mit ihrem kranken Kind. Diese Kompetenzen erlauben ihnen ein Stück Unabhängigkeit und lassen sie selbstbewusster werden. Viele Eltern werden zu Experten im Umgang und im Wissen mit der Krankheit und wachsen an den Anforderungen.

Ihr Wissen und ihre Erfahrung im Umgang mit ihrem Kind möchten sie anerkannt haben, und in ihrer Einschätzung und ihren Bedenken wollen sie ernst genommen werden (ebd. S. 86–87).

Beratung kann dann damit beginnen, die Eltern gezielt nach ihrer Rolle zu befragen, um ein Verständnis von ihrer Situation zu erhalten. Shandor Miles (1997) weist in ihrer Untersuchung auf das «Pflegeinterview» hin. In diesem Gespräch soll die Mutter[87] die Möglichkeit haben, «ihre Geschichte» zu erzählen und sagen, was es bedeutet, die Mutter dieses Kindes zu sein. Durch dieses Erstgespräch erhält die Pflegekraft Informationen über den persönlichen Stil der Mutter und ihrer Bedürfnisse (S. 332). Diese Informationen können als Grundlage dienen, gemeinsam mit den Eltern die jeweilige Rolle im Pflegeprozess auszuhandeln. Die Planung der Pflege des Kindes kann dann gemeinsam vorgenommen werden.

Zur Krankheitsbewältigung gehört auch die Vorbereitung auf die Entlassung und die Sicherung der Versorgung zu Hause. Die Entlassung des Kindes und die ambulante Betreuung werden auf der einen Seite von vielen Eltern herbeigesehnt, auf der anderen Seite ist diese mit erneuten Ängsten gekoppelt. Eine gut vorbereitete und mit den Eltern abgestimmte Entlassung wird als unterstützend angesehen (vgl. Bachmann, 2000, S. 80; Herber, 2005, S. 16).

Ein weiteres Problemfeld für die Betroffenen ist generell im stationären Aufenthalt zu sehen. In den akuten Phasen der Krankheit kommt es oft zu einer erneuten stationären Aufnahme der Kinder, was für die Kinder und die Eltern einen Einschnitt in ihren geregelten Ablauf bedeutet. Für alle befragten Eltern ist der Gedanke an einen Krankenhausaufenthalt mit unangenehmen Gefühlen oder sogar Ängsten verbunden. Den Freiraum, den sie sich in ihrer häuslichen Umgebung geschaffen und oft auch erkämpft haben, sehen sie während eines stationären Aufenthaltes nicht mehr. Diese Belastungsfaktoren zu erkennen, sind wesentliche Aufgaben der Pflegenden.

87 In dieser Studie wurden keine Väter befragt.

Eltern beschreiben ein «Isoliert-Sein» oder sogar ein «Sich-Gefangenfühlen» während des stationären Aufenthaltes (Bachmann, 2000, S. 90; Terbeck, 2002, S. 62–63). Diese Aussagen heben die Bedeutung der Forderung, «ambulant vor stationär» hervor. Die Bedingungen im Krankenhaus sind in den letzten Jahren zwar wesentlich verbessert worden, die Bemühungen, die Eltern adäquat unterzubringen und zu versorgen, sind vorhanden, trotzdem erleben die Eltern den Krankenhausaufenthalt als Einschnitt in ihren sonst sehr gut strukturierten und individuell ausgerichteten Tagesablauf. Es ist gut zu verstehen, dass die wenigen Freiheiten der Eltern von pflegebedürftigen Kindern durch andere Bedingungen, wie den Krankenhausaufenthalt schnell verloren gehen.

> Einerseits ne, geht's mir natürlich auch um mein Kind (...) wenn was mit ihrer Gesundheit ist und sie eben wieder ins Krankenhaus muss, ist es einfach mein Tagesablauf, der (...) verschwindet. Alles, was ich halt irgendwie so, wenn wir zu Hause sind machen kann, um mich ein bisschen zu entspannen, und sei es auch nur mal Telefonieren oder eine Freundin besuchen oder Besuch bekommen, das sieht im Krankenhaus alles anders aus. Das muss anders organisiert werden. Na ja, – und das ist halt eben einfach nicht zu Hause. (Bachmann, 2000, S. 90)

Die häusliche Umgebung und die Familie des Kindes bieten die nötige Sicherheit und die Chance zur «Normalität» im Umgang mit der Krankheit. Die Entlassung sollte daher auf eine optimale Versorgung des Kindes in seiner häuslichen Umgebung ausgerichtet werden.

Fazit

Zusammenfassend lässt sich feststellen, dass Eltern von chronisch kranken Kindern in ihrer sehr individuellen und komplexen Situation, inklusive aller beschriebenen Belastungsfaktoren, gesehen werden müssen. Durch den kurzen Eindruck, den Pflegende im Umgang mit dem kranken Kind und seinen Eltern gewinnen, wird die Komplexität der Versorgung dieser Kinder mit den verbundenen Schwierigkeiten oft nicht erkannt. Die Eltern verändern sich im Laufe der Betreuung ihres Kindes, sie durchlaufen unterschiedliche Phasen der Krankheitsverarbeitung, und sie haben mannigfache prägende Erfahrungen. Die Pflegenden sollten sich dessen bewusst sein, um die Eltern individuell wahrzunehmen, eine Beziehung zu ihnen aufzubauen und sie aktiv begleiten zu können. Es bedarf demnach eines pflegetheoretischen Konzeptes, dass die Versorgung des chronisch kranken Kindes berücksichtigt und zugleich die Situation der gesamten Familie in den Blick nimmt. Die Integration der Beratung in die Pflege der Kinder und Jugendlichen einerseits und die Begleitung der Eltern oder anderer Bezugspersonen andererseits ist daher unabdingbar.

9.3 Interkulturelle Pflege – interkulturelle Beratung?

Dorothee Bartel und Ingrid Rüschenschmidt

Der folgende Beitrag beschäftigt sich mit Beratung im Kontext der Pflege von Patienten[88] aus unterschiedlichen Kulturen. Es werden Aspekte des kulturellen Eingebundenseins der Pflege und ihrer Akteure sowie die Bedingungen für interkulturelle Beratung im pflegerischen Alltag thematisiert.

Migration

Migration (lat. Wanderung) ist ein bekanntes Phänomen in fast allen menschlichen Gemeinschaften. Die Bundesrepublik Deutschland ist seit den fünfziger Jahren des 20. Jahrhunderts eines der europäischen Länder mit den stärksten Migrationsbewegungen. Begann damals eine zunehmend bedeutendere Zuwanderung von Arbeitsmigranten aus dem Süden Europas durch Anwerbung, sind die Migrationsgründe heute vielfältiger. Zu ihnen gehören: Denationalisierung, die Folgen der Globalisierung und politische Umbrüche in Osteuropa, Spätaussiedlung, Flucht und die Erweiterung der europäischen Union. Die soziale und ökonomische Entwicklung der so genannten dritten Generation von Migranten ist in diesen Zusammenhängen ebenfalls ein nicht zu vernachlässigender Faktor (5. Bericht zur Lage der älteren Generation in Deutschland 2005, S. 393).

Dies führt zu einem immer komplexeren und divergenteren Mosaik von Menschen mit eigenen oder familiären Migrationserfahrungen und unterschiedlichen sozialen, sprachlichen und religiösen Hintergründen (Collatz, 2006, S. 2–3). Vielen Migranten ist jedoch gemeinsam, dass das Leben in der Fremde von großen Belastungen gekennzeichnet ist. So ist das Armutsrisiko und das damit verbundene Krankheits- und Sterblichkeitsrisiko für diese Bevölkerungsgruppen je nach Verweildauer, Herkunftsland und Migrationshintergrund deutlich höher als bei Deutschen (Collatz, 2006, S. 2).

Um auf die speziellen Bedürfnisse der Migrantinnen eingehen zu können, entstehen in unterschiedlichen Bereichen wie Kultur und Gesundheits- und Pflegewesen zunehmend spezifische Angebote. Sie werden jedoch – bedingt durch die erschwerten Lebensbedingungen, dem Mangel an Sprachkenntnissen, Bildung und Informationen – selten in Anspruch genommen (vgl. Collatz, 2006).

Trotz eines oft langen Aufenthaltes in der BRD ist das Verhältnis von Migrantinnen und einheimischer Bevölkerung von Gefühlen der Fremdheit bestimmt.

---

88 Die im Folgenden verwendeten Personen- und Berufsbezeichnungen stehen immer für beide Geschlechter, auch wenn nur eines benannt wurde.

Unsicherheiten und Vorurteile – wenn auch in unterschiedlichen Ausprägungen und Färbungen – dominieren nicht selten die Begegnungen.

Die vielfältigen Aspekte interkulturellen Zusammenlebens beeinflussen zwangsläufig die pflegerische Beziehung, da auch die Pflege nicht in einem gesellschaftsfreien Raum stattfindet. Dies stellt professionell Pflegende, aber auch die Gepflegten vor große Anforderungen. Um diesen gerecht werden zu können, kommt der Beratung in der interkulturellen Pflege eine besondere Bedeutung zu.

Kultur

In Pflegesituationen mit Migranten steht immer wieder das Erleben der «anderen Kultur» im Vordergrund. Aber was besagt dieser Begriff eigentlich? Der Versuch einer Definition erweist sich als äußerst schwierig. Ist Kultur das von Menschen Geschaffene im Gegensatz zur Natur? Oder ist Kultur etwas dem Alltagsleben Entgegengesetztes wie etwa die Werke Goethes oder die klassische Musik? Schon die Bedeutung des Begriffes wird in verschiedenen Gesellschaften und wissenschaftlichen Fachrichtungen unterschiedlich interpretiert (vgl. Dornheim, 1997, S. 12). Diese Definitionen hier ausführlicher darzustellen und zu diskutieren, würde den Rahmen des Beitrags sprengen.

Als klassisch gilt die Definition des Kulturanthropologen E. B. Tylor. Er versteht Kultur als «jenes komplexe Ganze, das Wissen, Glaubensvorstellungen, Künste, Moral, Recht und Sitten und alle anderen Fähigkeiten und Gewohnheiten umfasst, die der Mensch als Mitglied seiner Gesellschaft erwirbt» (Ramaswamy, 1985, S. 25). Tylor betrachtet Kulturen als etwas Einheitliches und klar voneinander Abgrenzbares. Eine einheitliche Kultur wird meist für den Bereich der Nationalstaaten (z. B. deutsche Leitkultur) angenommen.

Allerdings kann in komplexen «modernen» Gesellschaften, die sich im Prozess der Globalisierung und Individualisierung menschlicher Lebenswelten befinden, nicht von einheitlichen Kulturen ausgegangen werden (vgl. Domenig, 2001, S. 24).

So unterscheidet sich z. B. die Kultur der Jugendlichen auch innerhalb einer Nation stark von der Kultur älterer Menschen. Zu bedenken ist außerdem, dass die Kultur der Migranten nicht zwangsläufig mit dem übereinstimmt, was in ihren Heimatländern üblich ist. Ihre Kultur ist schon eine Antwort auf das Erleben in ihrer neuen Umgebung (Rommelspacher, 2005, S. 183).

Die Definition Taylors trägt die Gefahr in sich, Probleme im Umgang mit Migranten ausschließlich auf die andere Ursprungskultur zurückzuführen und zu vernachlässigen, dass Menschen immer individuell mit dem kulturell Erlernten umgehen (dies gilt sowohl für die Kultur der alten Heimat als auch für die des neuen Zuhauses). Vor diesem Hintergrund kommt es zu einer «Kulturalisierung» der Menschen («die Türken»): Sie werden nicht als individuelle Persönlichkeit wahrgenommen.

Trotz der Kritik, die an dem oben genannten Kulturverständnis zu üben ist, wird deutlich, dass Menschen in *allen* Bereichen, also in ihrer gesamten Lebenswelt durch ihre Kultur beeinflusst werden. Somit wird klar, dass auch Pflege – ein universelles Phänomen – zu allen Zeiten in ihrer konkreten Ausgestaltung von den kulturellen Rahmenbedingungen geprägt wird. Dieser Gegebenheit müssen professionell Pflegende Rechnung tragen und sie akzeptieren.

Der Begriff des Fremden

Vor dem Hintergrund der unterschiedlichen Kulturen erlangen Gefühle des gegenseitigen Fremdseins grossen Einfluss auf die pflegerische Interaktion (vgl. Nestvogel, 1994).

Probleme im Zusammenleben der Menschen werden oft an Sprachschwierigkeiten und unterschiedlichen Sitten und Gebräuchen festgemacht. Diese Probleme sind auch sicherlich nicht zu unterschätzen. Letztendlich sind es jedoch die unbewussten Gefühle des Fremdseins, die das Zusammenleben erschweren. Das Fremdsein ist grundsätzlich wechselseitig, auch die «Fremden» empfinden die Menschen ihres Gastlandes als fremd. So können sich beide Seiten als bedrohlich erleben (Maletzke, 1996, S. 30).

Die Erfahrungen von Fremdheit sind jedoch nicht allein an die Begegnungen von Angehörigen unterschiedlicher Nationen gebunden. Wir begegnen dem «Fremden» ebenso innerhalb der eigenen Kultur, z.B. im Zusammenhang mit einem Einzug in ein Pflegeheim oder bei der Aufnahme in ein Krankenhaus (vgl. Koch-Straube, 1997).

Peplau (in: Steppe, 1990, S. 769) sieht die professionelle Pflege eines Patienten als einen Prozess an, bei dem die Pflegenden zunächst die Rolle eines Fremden einnehmen, da Pflegende und Gepflegte zwangsläufig von unterschiedlichen kulturellen Werten bestimmt sind. Auch bei «deutschen» Patienten kann es dazu kommen, dass in der Beziehung zu den Pflegenden das Gefühl der Fremdheit bestimmend bleibt (vgl. Nestler et al., 2000, S. 172).

Nestvogel (1994, S. 55) beschreibt drei Arten des Umgangs mit diesen Fremdheitsgefühlen. Sie nennt einmal die «Ausgrenzung und Abwertung» des Fremden, um die eigene Identität zu stärken. Demgegenüber wird durch eine Vereinnahmung des Fremden unter dem Motto «Ausländer sind auch Menschen» versucht, eine Gleichartigkeit herzustellen und die kulturellen Unterschiede einzuebnen. Als dritte Möglichkeit und als wirkliche Annäherung an Menschen aus einer anderen Kultur sieht sie den «flexiblen Umgang» mit dem Fremden.

Es gilt hierbei zu erkennen, was und warum etwas als fremd erscheint. Finde ich Zugang zu dem Fremden und Unerkannten in mir oder bin ich gezwungen, meine Ängste oder Minderwertigkeitsgefühle auf Fremde zu projizieren? Nestvogel spricht von einer Grauzone der Begegnung, in der ein Bereich des Gemeinsamen gefunden werden kann, ohne dem anderen die Eigenständigkeit zu nehmen. Gelingt es mir, neugierig auf die Erfahrungen und Ansichten des mir fremden Menschen zu sein? Kann ich aus seiner Perspektive der Welt vielleicht etwas für mich lernen? Durch diesen Perspektivwechsel ist ein Kennenlernen und gegenseitiger Austausch – und somit eine pflegebezogene Beratung, wie sie in diesem Buch verstanden wird – möglich (Nestvogel, 1994, S. 27–30).

Pflege im kulturellen Kontext

Beschäftigen wir uns mit dem Phänomen der kulturellen Eingebundenheit der Pflege, tauchen Wortbildungen wie, intra-, multi-, inter- und transkulturell auf.

So bezieht sich «Intrakulturalität» auf Phänomene innerhalb einer Kultur. «Multikulturalität» beschreibt eine Situation, in der viele Kulturen nebeneinander bestehen. «Interkulturalität» bedeutet «zwischen den Kulturen» und beschreibt einen Prozess des Austausches zwischen ihnen. Alle drei Begriffe gehen von klar abgrenzbaren Kulturen aus (vgl. Uzarewicz, 2002, S. 5–8).

Der Begriff der Transkulturalität ist für Pflegende vor allem durch die Arbeit von Madeleine Leininger geprägt (vgl. Leiniger, 1996). Die amerikanische Pflegewissenschaftlerin thematisierte als erste den kulturellen Kontext der professionellen Pflege. «Transkulturell» bezieht sich ursprünglich auf das – die Kulturgrenzen überschreitende – Gemeinsame. Transkulturelle Pflege sucht also nach dem gemeinsamen «Kern der Pflege». Leininger stellt die «kulturspezifische Fürsorge» in den Mittelpunkt ihrer Theorie, die sie im «Sun-Rise-Modell» veranschaulicht. Anhand ihrer Theorie wurden Kulturen auf ihr unterschiedliches, aber auch kulturübergreifendes Fürsorgeverhalten untersucht. Kritik an Leininger entzündet sich vor allem an ihrem Kulturbegriff, der von klar abgrenzbaren Kulturen ausgeht. Trotz der Kritik an ihrem Werk bleibt als ihr Verdienst bestehen, die kulturelle Eingebundenheit der Pflege thematisiert zu haben.

Neuere Konzepte der transkulturellen Pflege, z. B. von Andrews und Boyle, haben das Modell von Leininger weiterentwickelt. Sie stellen nicht mehr den Begriff der Kultur in den Mittelpunkt ihrer Arbeit, sondern verweisen auf die Interaktionen zwischen den Akteuren. In dem sie in die Metaparadigmen der Pflege soziokulturelle, migrationsspezifische und medizinethnologische Faktoren integrieren, entsteht ein generelles Pflegekonzept und kein migrantenspezifisches Modell (Adrews/Boyle, 2001, S. 3–44; vgl. auch Domenig, 2001, S. 145).

Aus der Perspektive der Philosophie beschreibt das Konzept der Transkulturalität «kulturelle Prozesse» «als flexibles individuelles Kondensat aus biografischen, soziografischen und ökologischen Faktoren, welches in Situationen immer neu verhandelt wird» und stellt somit das handelnde Individuum konsequent in den Mittelpunkt der Betrachtung (Uzarewicz, 2002, S. 7–8).

Dennoch bevorzugen wir in diesem Beitrag den Begriff der «interkulturellen Pflege», da es uns vor allem darum geht, das Eingebundensein der Pflege in einen kulturellen Kontext zu betonen und der Gefahr der Negation kultureller Unterschiede entgegenzuwirken.

Interkulturelle Pflege beachtet die pflegerische Vielfalt, die unterschiedlichen kulturellen Ausprägungen der Pflege und die Bedeutung des Interaktionsprozesses als Kennzeichen professionelle Pflege.

> In der praktischen Anwendung einer so verstandenen Inter- oder Transkulturalität werden die jeweils unterschiedlichen Intentionen deutlich: fokussiere ich als Ausgangspunkt meiner pflegerischen Handlung tendenziell die festgestellten Unterschiede zwischen den Akteurinnen, um Gepflogenheiten, Wünschen, Vorstellungen zu entsprechen; oder bilden die festgestellten Gemeinsamkeiten der Akteurinnen die Basis für gemeinsames Handeln? (Uzarewicz, 2002, S. 6)

Begegnen sich Menschen in pflegerischen Situationen, beeinflussen die oft unbewussten kulturellen Prägungen die Situation. Unterschiedlich können die wechselseitigen Erwartungen von Patienten und Pflegenden sein, unterschiedlich auch die Ressourcen und Vorstellungen über Verfahren und Rituale, die zur Vermeidung, Heilung und Linderung von Krankheit beitragen können (vgl. Habermann, 1992, S. 35–36). Auch die Bedeutungen von Begriffen wie Gesundheit, Krankheit und Schmerz sind an die jeweilige Kultur gebunden (Zielke-Nadkarni, 1997, S. 104–105). In der interkulturellen Pflege geht es darum, diese Unterschiede wahrzunehmen, zu reflektieren, anzuerkennen und schließlich nutzbringend in den Pflegeprozess einzubeziehen.

Interkulturelle Kompetenz

Als Voraussetzung für eine befriedigende interkulturelle Pflege wird in der Literatur häufig der Erwerb einer «interkulturellen Kompetenz» gefordert. Was verbirgt sich hinter diesem Begriff?

Kenntnisse über die unterschiedlichen kulturellen Vorstellungen und Prägungen der Menschen sind sicher wichtig. Trotzdem darf, wie weiter oben bereits erwähnt, nicht aus dem Bewusstsein geraten, dass Menschen sich individuell entwickeln und sich unterschiedlich und eigenständig mit der jeweiligen Kultur auseinandersetzen. Um diese schwierige Gratwanderung für die Pflegenden zu ermöglichen, wird ihnen der Erwerb bestimmter Fähigkeiten nahe gelegt. Als Inhalt dieser interkulturellen Kompetenz beschreiben die meisten Autoren:

- Kenntnisse über das eigene Land und die Herkunftsländer von Migranten (Geschichte, gesellschaftspolitische Situation in der Gegenwart, Sitten und Gebräuche, Familienstrukturen etc.)
- Kenntnisse über Religionen als wichtiger Bestandteil von Kulturen
- Kenntnisse der Muttersprache von Migranten

- Empathie
- Ambiguitätstoleranz.

Pierkes verweist darauf, dass sich «interkulturelle Kompetenz» in Analyse-, Reflexions- und Handlungskompetenzen in interkulturellen Zusammenhängen ausdrückt. Sie erwähnt ausdrücklich, dass eigenkulturelle Bewusstheit und Reflexion über Fremdbilder zum interkulturellen Kompetenzprofil gehören (Pierkes, 1999, S. 17–21).

An dieser Stelle zeigt sich deutlich eine Übereinstimmung mit dem «beratenden Ansatz» der Pflege, wie er in dem vorliegenden Buch vertreten wird. Der Erwerb von Beratungsfähigkeiten wird nicht ausdrücklich als Teil des Konzepts der «interkulturellen Kompetenz» erwähnt. Pflege erfordert jedoch generell – nicht nur im interkulturellen Zusammenhang – den wechselseitigen Austausch zwischen Pflegenden und Gepflegten über die (immer unterschiedlichen) Vorstellungen des Menschen über seine Lebensentwürfe, über Gesundsein, Kranksein und Pflege. Nur so ist ein auf das Individuum und seine Lebenssituation zugeschnittener Pflegeprozess möglich. Fachkenntnisse, Toleranz und Einfühlungsvermögen allein reichen nicht aus. Um den notwendigen Austausch mit einem befriedigenden Ergebnis zu gestalten, bedarf es deshalb interaktiver Kompetenzen und des Erwerbs systematisch erlernter Beratungsfähigkeiten (vgl. Kap. 5).

Grundlage jeder Beratung ist das Verstehen der Situation des Kranken. Pflegende müssen die Erklärungen der Betroffenen für ihr Kranksein kennen. Entsprechend formuliert der Psychiater und medizinische Ethnologe Arthur Kleinmann folgende Fragen (in: Fadimann, 2000, S. 267–268):

1) Wie bezeichnen sie (die Erkrankten und ihre Angehörigen) das Problem?
2) Was ist ihrer Meinung nach die Ursache des Problems?
3) Warum trat das Problem ihrer Meinung nach gerade in dem Moment auf?
4) Wie wirkt sich die Krankheit ihrer Meinung nach aus? Wie funktioniert sie?
5) Wie schlimm ist die Krankheit? Wird sie einen langen oder kurzen Verlauf nehmen?
6) Welche Behandlung sollte der Patient ihrer Meinung nach erhalten? Welche Ergebnisse erhoffen sie sich am meisten von dieser Therapie?
7) Was sind die größten Probleme, die die Krankheit verursacht hat?
8) Wovor haben Sie bei dieser Krankheit am meisten Angst?

Die Beantwortung dieser Fragen erscheint uns Grundlage eines beratenden, interkulturellen Konzeptes der Pflege zu sein. Durch die Möglichkeiten der leiborientierten Beratung kann trotz bestehender sprachlicher Barrieren ein Zugang zum Erleben der Patienten gefunden werden, indem leibliche Äußerungen zur Diagnose genutzt werden.

Interkulturelle Beratung im Pflegeprozess

Grundlage professioneller interkultureller Beratung ist die Wertschätzung des Anderen, die Wahrnehmung seiner Perspektive und die Akzeptanz seiner Sicht der Welt.

Leininger erwähnt in ihrer Theorie der transkulturellen Fürsorge nicht ausdrücklich einen Beratungsauftrag für die Pflegenden. Sie spricht aber von Vermittlungstätigkeiten, die Pflegende leisten müssen.

Die Praxis zeigt in vielen Bereichen, dass Pflegende diese Vermittlerrolle übernehmen, da die tägliche Arbeit sie faktisch dazu zwingt. Im Rahmen unserer Arbeit über «*Praxisrelevante Aspekte interkultureller Pflege im Krankenhaus*» berichten Pflegende, dass sie versuchen, mit allen am Pflegeprozess Beteiligten zu reden und Gespräche zu führen. Einige erwähnen explizit eine Vermittlerrolle (Rüschenschmidt/ Bartel, 1999, S. 103–105). Leininger beschreibt neben der Vermittlerrolle drei Modalitäten, die den Pflegenden Orientierung im Bemühen um eine kulturkongruente Pflege geben sollen. Sie spricht von:

- Bewahrungs- und/oder Erhaltungsfunktion kulturspezifischer Fürsorge: Das generische (Laien-) Pflegewissen wird akzeptiert und vollkommen in die Pflege des Patienten übernommen.
- Anpassungs- und oder Verständigungsfunktion kulturspezifischer Fürsorge: Hier wird das generische Fürsorgewissen nur teilweise anerkannt und Patient und Pflegende müssen zu einer Verständigung kommen.
- Änderungs- oder Umstrukturierungsfunktion kulturspezifischer Fürsorge (Leininger, 1998, S. 67–77): Diese Modalität ist für die professionell Pflegenden wohl am schwierigsten umzusetzen. Sie sollen ihre Fürsorge so gestalten, dass es für den Patienten möglich wird, sein Gesundheitsverhalten zu verändern. Bei der Umsetzung dieser Modalitäten werden von den Pflegenden Vermittlungsaufgaben erwartet, um eine adäquate Verbindung von generischen und professionellen Pflegevorstellungen zu ermöglichen. Ziel dieser Verbindung ist es, eine dem Patienten angepasste «kulturkongruente» Pflege zu ermöglichen.

Bei den beschriebenen Modalitäten geht es um die Unterschiede zwischen dem Erleben von Krankheit und Gesundheit bei den Patienten und den Erklärungen der westlichen Medizin. Die Konzepte der «modernen» Medizin sind naturwissenschaftlich geprägt und beschäftigen sich mit der Erkrankung einzelner Organe. Dies steht im Gegensatz zu einem ganzheitlichen Krankheitserleben vieler Patienten, für das häufig volksmedizinische[89] Erklärungen gefunden werden

89 z. B. Erkrankungen durch *nazar*, den «bösen Blick»

(vgl. Bartel/Rüschenschmidt, 1999, S. 38–42). Wird das individuelle Krankheitserleben nicht ermittelt und auf diese Unterschiede nicht beratend eingegangen, bleiben Vorurteile auf beiden Seiten bestehen, die zu Missverständnissen und Fehldiagnosen führen und den Pflegeprozess erheblich stören. Darüber hinaus geht es auch um ganz «alltagspraktische» Auswirkungen unterschiedlicher Fürsorgevorstellungen. Vielen Pflegenden sind sicher die Auseinandersetzungen um das Essen oder um die Häufigkeit von Besuchen oder die Zahl der Besucher vertraut. Im Alltagshandeln versuchen Pflegende meist mit Informationen und mit nicht näher definierten Gesprächen auf die Patienten und ihre Angehörigen Einfluss zu nehmen. Oftmals enden diese Versuche frustrierend. Eine reine Informationsweitergabe und die Forderung nach Anpassung an die Gegebenheiten des deutschen Gesundheitssystems reichen offensichtlich nicht aus. Werden Gesprächspartner nicht als gleichberechtigt gesehen und findet im Rahmen von Beratung keine Abstimmung der unterschiedlichen Vorstellungen und Bedürfnisse der Gesprächspartner statt, so bleibt die Definitionsmacht der Pflegenden erhalten. Sie bestimmen, welche Anteile des Laienwissens übernommen werden können und welche nicht. Ein stummer oder offener Konflikt zwischen unterschiedlichen Werten und Verhaltensweisen kann die Folge sein und führt nicht selten zu Verweigerungen bei Patienten oder Mitarbeitern. In einer derartigen Spannung findet ein Aspekt interkultureller Pflege kaum Berücksichtigung, nämlich der, dass die Pflege in einer hoch technisierten Medizin durchaus Impulse aus anderen Kulturen übernehmen und deren Wissen und Rituale sinnvoll in den Pflegeprozess einbeziehen sollte.

Beispiel: Ein noch recht junger Mann liegt aufgrund seiner unheilbaren Herzerkrankung auf der Intensivstation. Nach menschlichem Ermessen wird er nicht mehr lange zu leben haben. Seine Angehörigen möchten seinen Kindern (ca. 10–12 Jahre alt), wie es in ihrer Kultur üblich ist, die Möglichkeit des Abschiednehmens geben. Dies führt im Team zu heftigen Auseinandersetzungen. Häufiges Argument gegen einen Besuch der Kinder ist die Meinung, dass man eine solche Krankenhaussituation den Kindern nicht zumuten dürfe, eine in unserer westlichen Kultur weit verbreitete Ansicht. Aber ist es für die Kinder nicht schlimmer, nur zu wissen, dass der Vater ins Krankenhaus kam und dort verstarb, also unvermittelt aus ihrem Leben verschwand? Welche Ängste oder auch Schuldgefühle werden dadurch bei den Kindern erzeugt? Ist es nicht sinnvoller, ihnen die Möglichkeit zu geben, den Vater zu sehen und ihn anzufassen? Zu «begreifen», dass die Kraft des Vaters zu Ende geht und sie nur auf diese Weise Abschied nehmen können? Ist es für den Vater nicht auch ein Trost, seine Kinder noch einmal zu sehen?

Letztendlich können diese Fragen nur sehr individuell beantwortet werden. Aber im Sinne einer beratenden, leiborientierten Pflege muss die Position der Betroffenen Beachtung finden.

Beratung bei Konflikten zwischen Patienten aus unterschiedlichen Kulturen

In der bereits erwähnten Studie (Bartel/Rüschenschmidt, 1999) zeigte sich bezüglich der Begegnung von Patienten aus unterschiedlichen Kulturen weiterer Beratungsbedarf. Pflegende in stationären Einrichtungen führen die Auseinandersetzungen zwischen Patienten unterschiedlicher kultureller Identität als den größten Stressfaktor in der Pflege an. Sie versuchen häufig «irgendwie mit der Situation fertig zu werden» und «alle Patienten gleich zu behandeln» (Bartel/Rüschenschmidt, 1999, S. 106, 109). Sie bemühen sich, mit ihren Mitteln zur Lösung von Konflikten beizutragen und die Situation insgesamt zu entspannen. Doch nur mit geringem Erfolg, denn auch hier reicht gutes Zureden oder Zuhören und die Weitergabe von Informationen allein nicht aus. Zu sehr begleiten die unterschiedlichsten Gefühle das Geschehen. Pflegende beachten selten, dass eine Gleichbehandlung unterschiedlichster Patienten ohne Beachtung der kulturellen Unterschiede im Sinne einer ganzheitlichen Pflege wenig sinnvoll erscheint (vgl. auch Kalpaka, 1998). Ebenso selten sind sie sich über ihre eigenen Fremdheits- und Unsicherheitsgefühle im Umgang mit ausländischen Patienten klar.

Von der Institution Krankenhaus wird ihnen wenig Unterstützung geboten.

So fühlen sich die Pflegenden in dieser ihnen unlösbar erscheinenden Situation «irgendwie» im Stich gelassen (vgl. Bartel/Rüschenschmidt, 1999, S. 109–112). Sie reflektieren dabei kaum, unter welchen strukturellen Gegebenheiten sie arbeiten müssen.

Zur Lösung der beschriebenen Konflikte muss den Pflegenden einerseits der Erwerb interkultureller Kompetenzen ermöglicht werden. Zudem benötigen sie Konfliktlösungs- und Beratungskompetenzen. Werden diese Kompetenzen nicht vermittelt, fühlen Mitarbeiter sich mit der Problematik überfordert und erleben Migranten lediglich als Störfaktoren und Problemfälle. Die Delegation der Betreuung an muttersprachliches Personal ist ebenfalls keine Lösung, da auch diese Pflegenden mit der Konfliktlösung überfordert sind (Bartel/Rüschenschmidt, 1999, S. 105, 108).

Durch Beratung der Mitarbeiter, Supervision und Intervision könnten Möglichkeiten geschaffen werden, entstandene Konflikte und die damit verbundenen Gefühle zu reflektieren und kompetent zu bearbeiten.

Beratung bei anhaltendem Pflegebedarf

Auch im Kontext interkultureller Pflege kommt der Pflegeüberleitung bei chronischen Erkrankungen und anhaltendem Pflegebedarf eine große Bedeutung zu. Hier ist vor allem zu bedenken, dass Migranten – mit Ausnahme von Krankenhäusern – Einrichtungen des Gesundheitswesens immer noch in geringerem Ausmaß nutzen als andere Bevölkerungsgruppen. Die Gründe dieses Verhaltens liegen in einer große Skepsis und Abneigung gegenüber stationären Pflegeeinrichtungen und in der Unkenntnis der Angebote. Ergänzende Angebote durch ambulante Dienste stoßen als mögliche Alternativen beim Ausfall des familiären Netzes auf größere Akzeptanz (Heimbericht, BMFSFJ, 2006). So wünschen Migranten im Pflegefall eine familiäre Versorgung, gehen aber nicht mehr vorbehaltlos davon aus. Zurzeit erleben wir, dass Pflegende mit Migrationshintergrund ambulante Dienste gründen, um ihre «Landsleute» zu versorgen. Das erste türkische Pflegeheim wurde 2006 in Berlin eröffnet. Wir können aber nicht davon ausgehen, dass diese Dienste ausreichen, um Migranten flächendeckend zu betreuen.

So ist zu erwarten, dass auch sie in Zukunft in zunehmendem Maße von den verschiedenen ambulanten Diensten versorgt oder in stationäre Pflegeeinrichtungen aufgenommen werden. Es wird auch hier und nicht nur in den Krankenhäusern notwendig sein, eine Form der Begleitung und Beratung anzubieten, die kulturell bedingte Unterschiede und Gemeinsamkeiten thematisiert und nach Wegen einer dieser Situation angemessenen patientenorientierten Pflege sucht. Eine qualifizierte Beratung kann bei Patienten und ihren Angehörigen die Scheu vor professioneller Pflege nehmen. Eine ausgehandelte und gemeinsam getragene Sicht der Situation des Patienten und der pflegerischen Erfordernisse birgt auch die Chance in sich, dass sich Angehörige engagiert an der Pflege beteiligen können.

Zusammenfassend kann gesagt werden, dass Migranten in ihrer besonderen Situation des «doppelten Fremdseins» – einmal in der Kultur des Gastlandes insgesamt und zusätzlich noch in den Besonderheiten des Gesundheitswesens – Beratung und Begleitung benötigen, um diese Situation zu meistern.

Wie bereits erwähnt, betrachten die Autorinnen Beratung als immanenten Teil jeder professionellen Pflege. In Pflegesituationen mit Migranten wird ein Beratungsbedarf schneller offensichtlich.

Beratung auf institutioneller Ebene

Neben den oben beschriebenen Gründen für die geringe Inanspruchnahme von Angeboten von Seiten der Migranten sind auch die ausgrenzenden Strukturen der Einrichtungen zu beachten (Rommelspacher, 2006, S. 188–198). Selten werden die strukturellen Bedingungen, unter denen interkulturelle Arbeit geleistet werden muss, thematisiert. Die Kulturen der Pflegeeinrichtungen werden zudem durch den wachsenden Kostendruck beeinflusst und immer stärker ökonomisch ausgerichtet. Die Institutionen des Gesundheitssystems reagieren nicht auf die speziellen Anforderungen einer interkulturellen Pflege. Selbst bei einem außerordentlich hohen Anteil von Patienten aus anderen Kulturen in einigen Krankenhäusern, werden dort kaum spezielle Angebote zu ihrer Versorgung entwickelt.

Im Rahmen einer Organisationsberatung müssen auf dieser Ebene umfassende bedarfsgerechte Konzepte zur Versorgung der ausländischen Patienten erarbeitet und umgesetzt werden. Kommt es nicht zu aufeinander abgestimmten konzeptionellen Veränderungen, bleiben alle noch so gut gemeinten Ansätze wie z. B. der Einsatz von muttersprachlichen Mitarbeitern, von Dolmetschern und muttersprachlichen Informationsmaterialien Stückwerk. Diese Hilfen dringen dann nicht in das Bewusstsein der Pflegenden ein und werden regelrecht vergessen. Augenscheinlich werden ausländische Patienten auch auf institutioneller Ebene meist als «Problemfälle» eingeschätzt. Es erscheint jedoch sinnvoll, dass Migranten – durchaus auch unter Marketingaspekten – ins Zentrum der Aufmerksamkeit der Einrichtungen des Gesundheitswesens rücken und als Kunden und nicht als lästige Bittsteller betrachtet werden.

Zusammenfassung

Wir betrachten «transkulturelle Kompetenz» (vgl. Domenig, 2001, S. 14) ebenso wie Beratungskompetenz als wesentliche Anteile einer professionellen Pflege und plädieren nicht für eine weitere pflegerische Fachrichtung, die sich mit «Migrantenpflege» beschäftigt.

Sinnvoller erscheint es, dass sich Pflege mit den Aspekten auseinandersetzt, die die Versorgung der Menschen aus verschiedenen Kulturen beeinflussen und den Pflegeprozess mitbestimmen. Hier gilt es, Unterschiede anzuerkennen und Gemeinsamkeiten wahrzunehmen. Eine Beratung aller am Pflegeprozess Beteiligten, die der interkulturellen Vielfältigkeit Rechnung trägt, erscheint in diesen Zusammenhängen von besonderer Wichtigkeit, um die professionelle Pflege weiter zu entwickeln. Positive Veränderungen können nur durch systematische Beratung auf den verschiedenen Ebenen erreicht werden: Beratung von Patienten und deren Angehörigen, Beratung von Pflegenden, Förderung einer guten interdisziplinären Zusammenarbeit und Beratung der Organisation.

Einerseits erleben Migranten in einer Mehrheitskultur in besonderer Weise das Fremdsein und vielfältige Formen der Verunsicherung. Andererseits sind auch die Verhaltensweisen und Vorstellungen der ausländischen Patienten im Kontext von Gesundsein, Kranksein und Pflege den professionell Pflegenden und den deutschen Mitpatienten fremd, so dass es zu vielfältigen Missverständnissen und Konflikten kommt, die eine für alle befriedigende Pflege beeinträchtigen.

Brearley und Birchley weisen schließlich darauf hin, dass alle Minderheiten in einer Mehrheitskultur mehr oder weniger benachteiligt sind. Gehören nun Migranten als Patienten einer weiteren Minderheit an, so erhöht sich die Gefahr der Diskriminierung um ein Vielfaches. Dies erfordert von den Beratenden ein großes Einfühlungsvermögen und die Verweigerung, Migranten in kulturelle «Schubladen» einzuordnen. Hier hilft sicher nur ein sehr vorsichtiger Umgang mit Deutungen und Interpretationen (Brearley/Birchler, 1995, S. 108–109), ein sehr genaues Zuhören und häufiges Nachfragen. Diese Fähigkeiten und Verhaltensweisen zählen zu den Grundlagen jeder Beratung und somit auch zu den zentralen Begriffen «kompetenten Handelns in der interkulturellen Pflege».

Beratungsprozesse sind in der Regel durch sprachlichen Austausch gekennzeichnet. In interkulturellen Kontexten sind häufig auch die Sprachen fremd, mit denen Menschen sich zu verständigen suchen. Aus diesem Grunde ist ein Beratungsansatz, wie ihn die «leiborientierte Beratung» bietet (vgl. Kap. 7.3.), im interkulturellen Kontext besonders geeignet, da er die Vormachtstellung des Sprechens durch eine dezidierte Beachtung der Körpersprache und den Einsatz kreativer Methoden und Materialien relativiert. Der leiborientierte Ansatz bietet darüber hinaus die Möglichkeit, Gefühle und leibliche Empfindungen nicht als störende Phänomene im Beratungsprozess zu betrachten. Sie können vielmehr als hilfreiche Irritationen zur Diagnosestellung genutzt werden. Im leiborientierte Beratungsansatz wird der Menschen als eine untrennbare Einheit von Leib, Seele und Geist betrachtet. Dies entspricht dem Erleben der Patienten aus anderen Kulturen und dem Anspruch der professionell Pflegenden, eine Versorgung zu leisten, die dem Menschen als «Ganzem» gerecht wird.

9.4 Beratung ohne sprachliche Verständigung – eine Skizze

Christoph Bräutigam und Angela Prietz

Überlegungen zur Beratung gehen in der Regel von Klienten aus, mit denen eine verbale Verständigung gelingt. Beratung wird als eine Form der Unterstützung verstanden, die zu erheblichen Anteilen auf kognitivem Austausch basiert. Entsprechend betonen Beratungskonzepte in anderen Berufsfeldern den sprachlichen Dialog zwischen Beratenden und Klienten, sei es in Form von Einzelgesprächen oder Gruppengesprächen. Auch Beratungsansätze in der Pflege, die von Begriffen wie Edukation, Schulung, Anleitung oder Information geprägt sind, verdeutlichen die Dominanz von Sprache und Rationalität.

Tatsache ist: Bei einem bedeutsamen Anteil der Pflegebedürftigen gelingt uns eine verbale und kognitive Verständigung nur unter größten Schwierigkeiten oder überhaupt nicht. Wäre Beratung in der Pflege ausschließlich an diese Voraussetzungen geknüpft, würde dies bedeuten, dass große Gruppen von Menschen, mit denen Pflegende täglich arbeiten, prinzipiell von Beratung ausgeschlossen werden. Die deutlichsten Beispiele finden wir in der Begleitung von Personen mit demenziellen Erkrankungen und Menschen im so genannten «Wachkoma». An diesem Punkt müssen wir uns entscheiden: Gilt der Beratungsauftrag der professionellen Pflege prinzipiell für alle Klienten, oder bedarf es der Vorleistungen kognitiver Kompetenz und der Fähigkeit zu verbaler Kommunikation? Wollen wir uns damit abfinden, dass diese Kompetenzen zur Bedingung für unsere Beratung gemacht werden? Wenn ja, würde sich jede weitere Beschäftigung mit der Möglichkeit der Beratung solcher «inkompetenten» Klienten erübrigen. Wenn nicht, sollten wir uns der Fragestellung widmen, wie und inwieweit pflegerische Beratung von Menschen gelingen kann, mit denen ein vorwiegend von der Ratio bestimmter verbaler Austausch im üblichen Sinn nicht möglich erscheint. Dieser Beitrag setzt sich mit der Frage auf relativ abstrakter Ebene auseinander und soll eher Denkanstöße bewirken und die Diskussion anregen als vorschnelle Antworten geben.

Worin besteht die Problematik?

Betrachtet man die drei zentralen Annahmen des hier vertretenden Beratungsverständnisses (vgl. Anhang 1): Leiblichkeit, salutogenetisches Gesundheitsverständnis und die Prinzipien der professionellen Beziehungsgestaltung, dann liegen die Schwierigkeiten im Bereich der letzten Anforderung. Sie beinhaltet folgende Grundsätze:

- Jeder Klient hat das Recht auf Selbstbestimmung und ist prinzipiell handlungsautonom.

- Geraten Menschen in Situationen, in denen ihre Handlungsautonomie eingeschränkt ist, wird professionelle Unterstützung zur Klärung und zur Wiederherstellung der Handlungsautonomie erforderlich.
- Die Verständigung über die Situation und die Lösungsmöglichkeiten erfolgt dabei nicht zwischen Experten und Laien, sondern auf gleicher Ebene unter Suspendierung von Machtungleichheiten.

Ein Blick in die pflegerische Praxis zeigt, dass diesen Anforderungen viel zu oft nicht entsprochen wird. In besonderem Maß und in besonderer Weise kann diese Diskrepanz bei der Pflege solcher Menschen festgestellt werden, deren kognitive und verbal-kommunikative Kompetenz als eingeschränkt gilt. Dies beginnt bereits bei der Frage nach der Ausgeglichenheit der Beziehung.

In der Regel ist die Beziehung eher als ungleich zu charakterisieren. **Machtungleichheit** in der Beziehung bedeutet, dass die Beteiligten unterschiedlich stark ausgeprägte Möglichkeiten haben, ihre Position durchzusetzen (vgl. Darmann, 2002). Selbst Menschen mit ausgeprägter Handlungsautonomie im Alltag und der Fähigkeit zum rationalen Diskurs fühlen sich in problematischen Situationen – beispielsweise einer Krankenhausaufnahme (Nestler et al., 2000) – alles andere als gleichberechtigt. Selbst unter solchen vergleichsweise guten Voraussetzungen können diese Klienten ihre Interessen häufig kaum artikulieren, geschweige denn durchsetzen. Es bedarf nicht zu unterschätzender Anstrengungen seitens der Pflegenden, eine ausgeglichene Beziehung zu gestalten. Umso schwieriger ist es, bei den vulnerablen Personen, um die es hier geht, die Ungleichheit in der Beziehung zu hinterfragen und so weit wie möglich auszugleichen. Dies setzt aufseiten der Pflegenden eine entsprechende Überzeugung voraus.

Ein zweiter Aspekt steht damit in engem Zusammenhang, nämlich eine Haltung, die von der **Handlungsautonomie** des Klienten ausgeht. In der Regel wird das Selbstbestimmungsrecht in der Pflege zwar postuliert, die Kompetenz der Klienten aber tatsächlich nicht selten in Zweifel gezogen. Bei Menschen mit demenziellen Erkrankungen wird die Handlungsautonomie häufig generell bestritten. Hier geht man von einem unumkehrbaren Verlust aus, der zu einem dauerhaften Zustand der Inkompetenz führt und durch Beratung nicht mehr beeinflussbar ist.

Drittens sind es Einschränkungen oder der Ausfall der Sprache, die eine große Schwierigkeit darstellen. Sprache erlaubt sonst einen Austausch von Gedanken auch über Abstraktes und ermöglicht Verständigung. Auch wenn es Pflegenden gelingt, das Selbstbestimmungsrecht anzuerkennen und die Beziehung ausgeglichen zu gestalten, stellt das Fehlen der Sprache eine besondere Hürde dar. Ohne verbale Verständigung kann den Ansprüchen an professionelles Handeln im Allgemeinen und dem Anspruch an Beratung im Besonderen zunächst nicht entsprochen werden. Diese Sprachlosigkeit führt zu einer fundamentalen Einschränkung des Verstehens aufseiten der Pflegenden, die den erforderlichen Perspektivwechsel nur eingeschränkt leisten können (Bräutigam et al., 2005). Somit steht die Praxis in starkem Widerspruch zu den formulierten Ansprüchen. Die genannten Schwierigkeiten begründen die Problematik einer pflegerischen Beratung solcher Menschen, die in ihrer kognitiven und/oder sprachlichen Kompetenz eingeschränkt sind.

Merkmale einer «besonderen» Beratung

Unter Beibehaltung des Geltungsanspruchs der genannten Grundsätze, deutet sich die Richtung an, die eine Beratung in der Pflege dieser Menschen nehmen müsste.

Eine entscheidende Voraussetzung für Beratung ist eine eindeutige Haltung der Pflegenden. Diese darf nicht von Überlegenheitsgefühlen oder paternalistisch motivierter Fürsorge bestimmt sein. Grundsätzlich ist die Selbstbestimmung des Klienten anzuerkennen, und zwar ausdrücklich auch dann, wenn sie nicht ohne Unterstützung umgesetzt wird. Wesentlich ist es weiterhin, dem Klienten eindeutig den Status einer Person zuzuerkennen. So selbstverständlich dies zunächst klingen mag, dieser Status ist nach allgemeinem Verständnis relativ eng an kognitive Kompetenz und Selbständigkeit geknüpft (vgl. Kitwood, 2002). Dies würde aber zwangsläufig bedeuten, Menschen im Prozess des Verlierens ihrer intellektuellen Kapazitäten – beispielsweise im Verlauf einer demenziellen Erkrankung – diesen Personenstatus sukzessive oder ab einem bestimmten Zeitpunkt abzuerkennen. Stattdessen ist davon auszugehen, dass der Status des Personseins jedem Einzelnen von uns von anderen Menschen zuerkannt wird. Diese **unbedingte Zuerkennung des Status der Person und die Anerkennung der Selbstbestimmung** sind Voraussetzungen für Beratung. Erst auf dieser Basis kann folglich die Frage gestellt werden, wie eine Beratung in der Pflege dieser Klienten zu gestalten ist.

Dazu wird man sich mit der Schwierigkeit auseinandersetzen müssen, ohne den gewohnten verbalen Austausch und ohne die umfassende Nutzung der kognitiven Ebene in der Kommunikation jenen verstehenden Zugang zu erarbeiten, der in der Pflege allgemein und für die Beratung in der Pflege im Besonderen unabdingbar ist. Bereits das Erkennen von Beratungsanlässen ist deutlich erschwert. Auch in der Beratung von Klienten, die sich der verbalen Kommunikation bedienen können, kommt es häufig vor, dass Beratungsbedarf den Pflegenden gegenüber nicht direkt geäußert wird, sondern diese in der Begegnung mit dem Klienten einen Bedarf selbst erkennen müssen. Das Aufdecken des Beratungsbedarfs dürfte in der Beratung von Personen, bei denen uns eine verbale Verständigung nicht gelingt, einen noch größeren Stellenwert haben und stellt hier wohl häufig den einzigen Weg dar. Mimik, Gestik, Berührung usw. gewinnen an Bedeutung für die Beratung. Diese verstärkte **Hinwendung zu alternativen Austauschformen** bewahrt auch vor dem in der Praxis allzu häufigen und das Selbstbestimmungsrecht des Klienten ignorierenden Ausweichen auf Angehörige. Alle Möglichkeiten zum Wechsel der Perspektive sollten ausgeschöpft werden. Diese Erweiterung der Wahrnehmungs- und Kommunikationsweisen dürfte ein besonderes Kennzeichen dieser speziellen Beratung sein.

Im Gegensatz zu anderen Beratungsfeldern – vor allem der institutionalisierten psychologischen Beratung – setzt Beratung in der Pflege insbesondere auf weniger formalisierte Formen, die an pflegerische Alltagssituationen anknüpfen. Der Beratungsprozess ist hier also deutlich stärker in den gesamten Betreuungsprozess integriert. Beratung von Menschen mit den beschriebenen Besonderheiten wird sich weniger als eine langfristig-strategische zeigen, sondern sich eher auf konkrete Situationsbewältigung im Alltag beziehen. Sie hätte damit als zweites Kennzeichen vermutlich einen besonders ausgeprägten **Bezug zur jeweiligen Situation des Klienten**. Möglicherweise zeigt sich ein Beratungserfolg vor allem im Hier und Jetzt. Befindet sich ein Klient in einer subjektiv verzweifelten, belastenden, frustrierenden oder ihn überfordernden Situation, die er selbst nicht bewältigen kann, so ist dies als Anlass für pflegerische Beratung zu verstehen. Ziel ist es dann, die erkannte Belastung zumindest in der jeweiligen Situation zu verringern und so die Lebensqualität aktuell zu verbessern. Dabei sind Pflegende gefordert, die Situation des Klienten mittels differenzierter Wahrnehmung zunächst als belastend zu erkennen und anschließend insbesondere unter Nutzung nonverbaler Anteile positiv zu beeinflussen, ohne das Selbstbestimmungsrecht des Klienten zu verletzen. Daher kann es nicht darum gehen, die Situation zwangsweise zu verändern. Stattdessen könnten dem Klienten Angebote gemacht werden, die ihn befähigen, selbst einen «Ausgang» aus der Situation zu finden.

Ein solcher **Angebotscharakter** kann als drittes Merkmal dieser besonderen pflegerischen Beratung angenommen werden. Die Beratung der Pflege kann darin bestehen, Variationen der belastenden Klientensituation oder eine alternative Situation anzubieten. Damit ermöglicht man dem Klienten, die eigene Situation durch Änderung des Themas erträglicher zu gestalten, oder aber sie zu beenden und in eine angebotene neue Situation einzutreten. Auf diese Weise ist etwa ein Beschäftigungsangebot an den Klienten nicht als bloße Ablenkung zu verstehen, sondern als ein Angebot, ein Öffnen der Ausgangstür, verbunden mit der Frage: «Kannst Du damit etwas anfangen?» Entscheidend ist die Erkenntnis, dass die «objektive» Situation, wie sie vom Beratenden beobachtet wird, nicht mit jener identisch ist, die der Klient erlebt. Daher kann eine Variation, beispielsweise der räumlichen Umgebungsfaktoren, einen Einfluss auf die Situation des Klienten haben; dies muss aber nicht so sein. Ausschließlich das Erleben der Person selbst bestimmt die Dauer bzw. das Thema der Situation. Dieses Erleben entscheidet über den Erfolg des Beratungsangebots, die Beibehaltung einer belastenden Situation (erfolgloses Beratungsangebot) oder den Eintritt in eine neue Situation (gelingende Beratung, sofern die neue Situation weniger belastet).

Fazit

Es kann nun ein erstes Bild von der Beratung in der Pflege solcher Klienten skizziert werden, mit denen uns eine verbale und auf Kognition beruhende Verständigung nicht gelingt. Den Hintergrund bildet eine Haltung, die von einer bedingungslosen Anerkennung des Klienten als selbstbestimmte Person geprägt ist. Unabhängig von kognitiven und kommunikativen Kompetenzen wird so die Voraussetzung für eine Beratungsbeziehung zwischen gleichwertigen Personen geschaffen. Sowohl zur Identifikation des Beratungsbedarfs als auch zur Verständigung im Beratungsprozess bedarf es der intensiven Nutzung nonverbaler Wahrnehmungs- und Austauschformen. Die pflegerische Beratung ist hier von einem Situationsbezug gekennzeichnet. Erfolg zeigt sich darin, dass es gelingt, dem Klienten Impulse zu geben oder solche Angebote zu unterbreiten, die ihm Erleichterung verschaffen.

Die hier formulierten Gedanken zum Thema verstehen sich als ein erster Entwurf. Die Ausarbeitung einer tragfähigen Konzeption zur Beratung solcher Klienten bedarf einer intensiven Durchdringung der Problematik. Neben einer intensiven Diskussion innerhalb der pflegerischen Disziplin, die dieser Beitrag anregen möchte, ist insbesondere auch die Forschung sehr wichtig. Wir benötigen dringend gesicherte Erkenntnisse über Beratung in der Pflege im Allgemeinen und über die hier thematisierte Form im Besonderen.

9.5 Pflegerische[90] Beratung als Auftrag des Pflegeversicherungsgesetzes (SGB XI)

Juliane Diekmann, Martin Schieron[91]

Heute ist es mal wieder so weit. Gegen 11.30 Uhr wird Frau Sauer vom ambulanten Pflegedienst kommen, um den notwendigen Kontrollbesuch durchzuführen. Warum dies notwendig ist, hat Frau Meier eigentlich nie so ganz verstanden. Als ihr Mann, verursacht durch den Schlaganfall, plötzlich bei den alltäglichsten Dingen auf ihre Hilfe angewiesen war, hatte das Ehepaar Meier einen Antrag bei der Pflegeversicherung gestellt. Ein paar Wochen später kam eine junge Dame vorbei, fragte viel, ließ Herrn Meier verschiedene Bewegungen vormachen und verschwand dann wieder. Kurz darauf erhielten sie einen Brief von der Pflegekasse in dem stand, dass Herr Meier nun der Pflegestufe 1 zugeordnet sei. Frau Meier entschied sich, ihren Mann alleine zu versorgen und seither überweist die Pflegekasse monatlich Geld für die Pflege. Auch wenn es manchmal anstrengend ist, kommt Frau Meier mit der Versorgung ihres Mannes ganz gut zurecht. Warum jedoch diese halbjährliche Kontrolle sein muss, ist ihr einfach nicht klar. Und ehrlich gesagt, hält sie dies auch für einen vollkommen überflüssigen Eingriff in ihre Privatsphäre.

Ziele des Pflegeversicherungsgesetzes (SGB XI)[92]

«Pflegebedürftigen Hilfe zu leisten, die wegen der Schwere der Pflegebedürftigkeit auf solidarische Hilfe angewiesen sind» (§ 1 [4] SGB XI) ist der zentrale Grundgedanke des Pflegeversicherungsgesetzes. Wesentlicher Kernaspekt ist hierbei die Wahrung der Selbstbestimmung und der Autonomie der Pflegebedürftigen, um ihnen trotz ihres Hilfebedarfs ein Leben zu ermöglichen, das der Würde des Menschen entspricht (vgl. § 2 [1] SGB XI). Allerdings richtet es sein Augenmerk nicht nur auf die Pflegebedürftigen, sondern auch auf die pflegenden Angehörigen[93], deren Leistung im häuslichen Bereich als Fundament jeglicher häuslichen Versorgung pflegebedürftiger Menschen betrachtet werden muss.

---

90 Dieses Kapitel konzentriert sich auf die Beratungsaufträge nach den §§ 37(3) und 45 SGB XI. Alle weiteren Beratungsaufträge (z. B. Pflegeberatung nach § 7 a SGB XI) können hier nicht bearbeitet werden.

91 Die ursprüngliche Fassung dieses Beitrags (1. Auflage 2001) wurde von Ilona Klein, Martin Schieron und Anja Thormann verfasst.

92 Sozialgesetzbuch (SGB) – Elftes Buch (XI) – Soziale Pflegeversicherung – SGB XI

93 Im Rahmen dieses Kapitels meint der Begriff «pflegende Angehörige» alle, nicht professionell in die ambulante Versorgung Pflegebedürftiger einbezogene Personen, z. B. Familienangehörige, Freunde, Bekannte.

Dies ist von besonderer Bedeutung, da der Gesetzgeber der häuslichen ehrenamtlichen Pflege den Vorrang vor stationärer Pflege[94] gibt. Etwa 70 % aller im Sinne des SGB XI pflegebedürftigen Menschen werden in häuslicher Umgebung versorgt (vgl. Statistisches Bundesamt 2005, S. 23). Insofern verschmelzen hier der Anspruch des Gesetzgebers und die gesellschaftliche Realität.

So werden ca. 50 % aller im Sinne des Pflegeversicherungsgesetzes pflegebedürftigen Menschen ohne die Hilfe professioneller Pflegekräfte ausschließlich durch pflegende Angehörige versorgt (vgl. Statistisches Bundesamt 2005, S. 23). Wohingegen nur ca. 8 % aller häuslich versorgten Pflegebedürftigen ausschließlich von professionellen Diensten gepflegt werden[95] (siehe **Abb. 3** auf S. 174).

Die große Gruppe der pflegenden Angehörigen wird deshalb nicht selten als «Deutschlands größter Pflegedienst» bezeichnet. Dies war und ist dem Gesetzgeber bewusst. Daher benennt das SGB XI nicht nur die Pflegebedürftigen als Zielgruppe, sondern beschreibt auch Unterstützungsleistungen für pflegende Angehörige. Diese Leistungen sollen u. a. dazu beitragen, die Pflegebereitschaft im häuslichen Bereich zu erhalten. So werden unter bestimmten Voraussetzungen Beiträge zur Rentenversicherung der pflegenden Angehörigen gezahlt. Darüber hinaus stehen sie für die Zeit der Pflege unter dem Schutz der gesetzlichen Unfallversicherung (vgl. § 44 SGB XI).

Darüber hinaus sind pflegende Angehörige bereits seit der ersten Fassung des Pflegeversicherungsgesetzes explizit als Zielgruppe für die Leistungen Pflegeeinsatz (vgl. § 37 Abs. 3 SBG XI) und Pflegekurse (vgl. § 45 SGB XII) benannt.

---

94 Begründet wird der Vorrang der häuslichen Pflege zum einen mit dem Ziel, «der weit überwiegenden Zahl pflegebedürftiger Menschen Pflege und Betreuung solange wie möglich in der vertrauten Umgebung zu erhalten» (Klie, 1998, S. 106). Zum anderen wird in der Begründung der Bundesregierung der finanzielle Vorteil der häuslichen Pflege hervorgehoben. Eine Modellrechnung aus dem Jahr 2001 für das Land Bremen verdeutlicht dies. Wären in Bremen alle Pflegebedürftigen des Landes entsprechend ihrer Pflegestufen in Einrichtungen der stationären Altenhilfe versorgt worden, hätte dies einen monatlichen Kostenaufwand von ca. 35 Millionen Euro zur Folge gehabt. Die ambulante Versorgung ausschließlich durch pflegende Angehörige wäre auf monatlich ca. 6 Millionen Euro zu beziffern gewesen (Der Senator für Arbeit, Frauen, Gesundheit, Jugend und Soziales des Landes Bremen 2001, S. 75). Die Modellrechnung bildet nicht die Wirklichkeit ab, ermöglicht jedoch eine Einschätzung der finanziellen Dimensionen. Dabei ist u. a. zu beachten, dass im Land Bremen im Jahr 2001 ca. 31 000 Menschen pflegebedürftig im Sinne des SGB XI waren. In NRW beispielsweise hätte von ca. 460 000 Menschen ausgegangen werden müssen.

95 Die übrigen Pflegebedürftigen erhalten neben der Versorgung durch professionelle Anbieter zusätzliche Hilfestellung durch pflegende Angehörige.

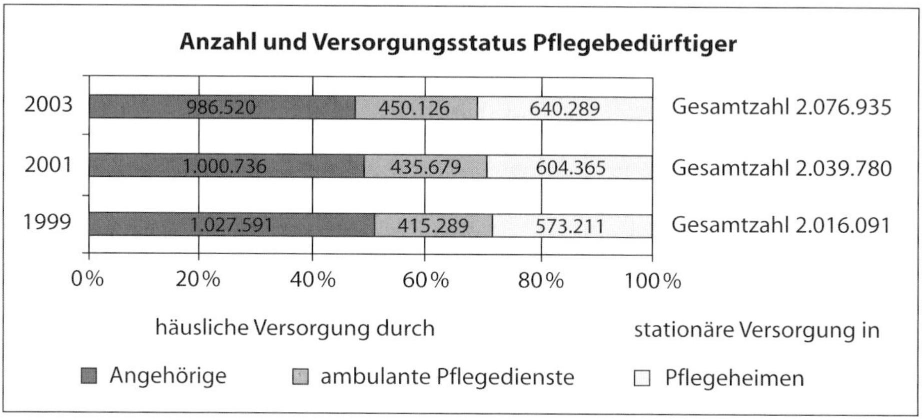

Abbildung 3: Anzahl und Versorgungsstatus Pflegebedürftiger in den Jahren 1999, 2001 und 2003 nach Zahlen des Statistischen Bundesamtes (2005)

Während der Pflegeeinsatz primär der Kontrolle der Pflegequalität der pflegenden Angehörigen und nur sekundär ihrer Entlastung diente, waren die Pflegekurse von jeher als Unterstützungsleistung für pflegende Angehörige gedacht.

Der Pflegeeinsatz wurde – nicht zuletzt wegen des Aspektes der Pflegequalitätssicherung – als verpflichtende Leistung vorgeschrieben[96], wenn die pflegebedürftige Person ausschließlich durch pflegende Angehörige betreut wird und ihre Pflege ohne die Unterstützung durch professionelle pflegerische Dienstleistungen sicherstellt. Pflegekurse hingegen stellen eine Angebotsleistung dar, die in Anspruch genommen werden kann, aber nicht muss.

Als es dann um 11.35 Uhr klingelt, steht nicht Frau Sauer vor der Tür, sondern eine andere Dame vom ambulanten Pflegedienst. Frau Meier ist überrascht und auch etwas verärgert. Sie lässt die junge Frau, die sich als Frau Berns vorstellt, jedoch herein und bittet sie, am Esstisch Platz zu nehmen. Eigentlich ist es doch eine Unverschämtheit, einfach jemand anderen zu schicken. Schließlich kennen Frau Meier und ihr Mann Frau Sauer schon einige Zeit. Frau Meier versucht, sich nicht anmerken zu lassen, dass sie verstimmt ist, aber es gelingt ihr einfach nicht. Frau Berns spürt, dass Frau

96 Die Häufigkeit des Einsatzes ist in Abhängigkeit zur jeweiligen Pflegestufe geregelt. Pflegebedürftige der Pflegestufen I und II haben den Einsatz halbjährlich, Pflegebedürftige der Stufe III vierteljährlich abzurufen. Darüber hinaus können Personen, bei denen ein erheblicher Bedarf an allgemeiner Beaufsichtigung und Betreuung nach § 45 a SGB XI festgestellt wurde und die noch nicht die Voraussetzungen der Pflegestufe 1 erfüllen, den Beratungsbesuch halbjährlich in Anspruch nehmen.

Meier zurückhaltend ist, und das Gespräch nur schwer in Gang kommt. Sie beschließt zunächst zu erläutern, warum sie und nicht Frau Sauer zum Termin erschienen ist. Sie erklärt Frau Meier in groben Zügen die veränderten gesetzlichen Rahmenbedingungen, und dass Frau Sauer nun andere Aufgaben im Pflegedienst übernommen hat. Frau Meier findet dies alles zwar nicht wirklich nachvollziehbar, aber diese Frau Berns scheint ja auch ganz nett zu sein.

Vom Pflegeeinsatz zum Beratungsbesuch

Mit dem Pflegeleistungs-Ergänzungsgesetz (PflEG) vom 1.1.2002 weitete der Gesetzgeber die entlastenden Unterstützungsleistungen für pflegende Angehörige – insbesondere unter dem Aspekt der psychischen Entlastung – aus.

Wird der Beratungsbesuch nach § 37 (3) SGB XI zuvor noch als Pflegeeinsatz bezeichnet, der u. a. der Beratung der häuslich Pflegenden dient, soll nun eine Beratung in der eigenen Häuslichkeit durchgeführt werden. Der Gesetzgeber sieht durch die veränderte Fassung den Beratungscharakter der Einsätze stärker betont und den Kontrollaspekt[97] gemindert. Dadurch wird eine höhere Akzeptanz und somit auch eine verstärkt entlastende Wirkung des Besuches für die pflegenden Angehörigen angestrebt.

Der Gesetzgeber verlangt zudem, dass für den Beratungseinsatz nur «Pflegekräfte eingesetzt werden, die spezifisches Wissen zu dem Krankheits- und Behinderungsbild sowie des sich daraus ergebenden Hilfebedarfs des Pflegebedürftigen mitbringen und über besondere Beratungskompetenz verfügen» (§ 37 [4] SGB XI)[98]. Darüber hinaus sollen die Beratungsbesuche bei einem Pflegebedürftigen

---

97 Der Kontrollaspekt ist jedoch weiterhin unumstritten. Dies liegt einerseits darin begründet, dass die Überprüfung der Qualität der Pflege weiterhin Bestandteil des Besuches ist. Darüber hinaus muss das Ergebnis des Beratungsbesuches der zuständigen Pflegekasse im Anschluss an den Besuch, wenn auch mit dem Einverständnis des Pflegebedürftigen, mitgeteilt werden. Letztlich ist der Beratungsbesuch zudem keine fakultative Leistung. Ruft der Pflegebedürftige die Mindestanzahl der Beratungsbesuche nicht vorschriftsmäßig ab, kann dies zu einer Kürzung oder sogar Streichung der Pflegegeldleistung führen. Der Beratungscharakter wird allerdings dadurch betont, dass der Einsatz über das vorgeschriebene Maß hinaus abgerufen werden kann. Dies trifft jedoch nur für die, durch das PflEG neu definierte Gruppe der «Pflegebedürftigen mit erheblichem allgemeinem Betreuungsaufwand» zu. Diese und ihre pflegenden Angehörigen dürfen den Beratungsbesuch bei Bedarf doppelt so häufig in Anspruch nehmen, wie andere Pflegebedürftige.

98 Entsprechend des Pflege-Weiterentwicklungsgesetzes dürfen auch die Pflegeberater nach § 7a SGB XI die Beratungseinsätze durchführen. Die Richtlinien zur Qualifikation der Pflegeberater und -beraterinnen lagen zum Zeitpunkt des Verfassens dieses Kapitels noch nicht vor. Die dort zu beschreibenden Anforderungen müssen jedoch erst bis zum 30.6.2011 flächendeckend umgesetzt werden.

möglichst auf Dauer von derselben Pflegekraft durchgeführt werden. Der Einsatz speziell geschulter Pflegefachkräfte für den Beratungsbesuch gehöre wesentlich zur Qualitätssicherung. So sollen beispielsweise für Hausbesuche bei demenziell erkrankten Pflegebedürftigen Pflegefachkräfte mit gerontopsychiatrischer Zusatzausbildung eingesetzt werden. Die Umsetzung der Neugestaltung des Pflegeeinsatzes trage somit dazu bei, dass in gewissem Maße ein Case-Management für die Bezieher von Pflegegeldleistungen sichergestellt werden könne.

Die Spitzenverbände der Pflegekassen, der Verband der privaten Krankenversicherung e.V. und die Vereinigungen der Träger der ambulanten Pflegeeinrichtungen auf Bundesebene unter Beteiligung des Medizinischen Dienstes der Spitzenverbände der Krankenkassen wurden verpflichtet, bundesweit gültige Empfehlungen zur qualitätsgesicherten Durchführung der Beratungsbesuche vorzulegen. Diese liegen seit dem 21.11.2003 vor und fließen seit dem 1.1.2006 in die Qualitätsprüfungen des Medizinischen Dienstes der Krankenkassen (MDK) nach §§ 112, 114 SGB XI ein. Ambulante Pflegeeinrichtungen werden nun auch dahingehend überprüft, ob erfahrene Pflegefachkräfte mit besonderer Beratungskompetenz die Beratungseinsätze durchführen und dokumentieren (vgl. Medizinischer Dienst der Spitzenverbände der Krankenkassen e.V. 2005, S. 78).

Leider wird die «besondere Beratungskompetenz der Pflegekräfte» inhaltlich weder durch die Empfehlungen noch durch den Gesetzgeber definiert[99]. Der Qualitätsstandard der Geschäftsstelle der Pflegekonferenz des Kreises Soest wird hier deutlicher. Beispielhaft sind dort Kompetenzen in den Bereichen der gemeinsamen Suche nach Unterstützungsmöglichkeiten, der Gesprächsführung, Informationsvermittlung und praktischer Anleitung sowie dem Verhalten in Konfliktsituationen genannt. Diese und andere Kompetenzen habe sich die Pflegefachkraft durch regelmäßige Fortbildungen anzueignen (vgl. Geschäftsstelle der Pflegekonferenz des Kreises Soest, 2002, S. 8).

Hier zeigt sich, dass Beratung als ein komplexes Geschehen betrachtet wird, das über die bloße Vermittlung von Informationen hinausgeht und vielmehr die subjektive Situation und somit das individuelle Empfinden der in die Pflegesituation involvierten Menschen in den Mittelpunkt stellt (vgl. Schieron, 2003 a, S. 4).

Darüber hinaus ist somit ableitbar, dass es Möglichkeiten gibt, sich solche Kompetenzen anzueignen, und dass diese nicht «angeboren» oder «in der Persönlichkeitsstruktur verhaftet» sind (vgl. Knelange/Schieron, 2000, S. 4–11).

---

99 Laut dem Verband der Angestellten-Krankenkassen (VdAK) wurde dies zwar bei der Entstehung der Empfehlungen diskutiert, aber nicht weiter verfolgt (VdAK, 2006). Ob die Beratungskompetenz bei der Qualifikation der Pflegeberater und -beraterinnen nach § 7 a SGB XI eine Rolle spielen wird, ist zur Zeit nicht absehbar.

Das Gespräch mit der jungen Frau Berns verläuft irgendwie anders als früher mit Frau Sauer. Frau Meier hat das Gefühl, dass sie viel mehr davon erzählen kann, wie es ihr geht und was sie bedrückt. Mit Frau Sauer hat sie meist nur über praktische Fragen zur Pflege gesprochen, aber diese Frau Berns wirkt einfach so, als könne man ihr auch Anderes erzählen. Ungewohnt ist das schon, aber es tut auch gut. Irgendwie scheint es sich in diesem Gespräch auch nicht nur um die Pflege ihres Mannes zu drehen, sondern auch darum, wie es ihr selbst dabei geht.

Pflegerische Beratung beim Beratungsbesuch

Ziel einer engagierten Pflege ist es, dass Pflegebedürftige und ihre Angehörigen ihre Lebenssituation besser bewältigen können. Dafür ist eine breit angelegte und flexible Beratung nötig.

Die Anfangsphase des Beratungseinsatzes muss von der beratenden Pflegefachkraft sehr sensibel gestaltet werden. Nicht selten sind zu Beginn des Beratungseinsatzes Barrieren bei den zu Beratenden festzustellen. In unserem Beispiel fühlt sich Frau Meier beispielsweise durch den Pflichtbesuch in ihrer Privatsphäre gestört. Darüber hinaus hält sie es für vollkommen unangemessen, dass fremde Menschen in ihre Wohnung kommen, um in relativ kurzer Zeit zu beurteilen, ob die Pflegesituation als stabil zu betrachten ist. Sie hat das Gefühl, dies jedoch zulassen zu müssen, der «Pflegeversicherung» ausgeliefert zu sein. So oder ähnlich wird es vermutlich vielen Pflegebedürftigen und ihren Angehörigen ergehen, und somit ist deren Misstrauen gegenüber dem Pflichtbesuch durchaus verständlich.

Auch das Beziehungsgeflecht, das die zum Beratungsbesuch erschienene Pflegefachkraft vorfindet, kann diese zumeist nicht gleich in seiner Gänze begreifen. Dennoch muss sie in der Anfangsphase des Besuches versuchen, ein Vertrauensverhältnis aufzubauen, das es den zu beratenden Personen ermöglicht, die angebotene Beratung als Hilfestellung anzunehmen. Frau Berns als beratende Pflegekraft scheint dies gelungen zu sein. Durch die Information über Sinn und Zweck des Besuches und der Erläuterung, warum jetzt sie und nicht mehr Frau Sauer zu den Meiers kommt, scheint sich zumindest schon einmal Frau Meiers Abwehr gegen den Besuch gemindert zu haben.

Gelingt ein solcher Einstieg in den Beratungsbesuch, können die beteiligten Personen im weiteren Verlauf versuchen, die gesamte Pflegesituation gemeinsam zu analysieren und eventuell vorhandene Probleme zu identifizieren. Somit bestehen wiederum gute Chancen, im weiteren Verlauf des Besuches gemeinsam passende Lösungsstrategien zu entwickeln.

Wichtige Grundlage für ein Vertrauensverhältnis, das solche Entwicklungen zulässt, sind auch ganz formale Aspekte. So sollte bereits zu Beginn des Beratungsbesuches (am besten sogar schon zum Zeitpunkt der Terminvereinbarung) der zeitliche Rahmen des Besuches klar benannt werden. Dies ist nötig, damit die zu Beratenden sich auf die zur Verfügung stehende Zeit einstellen können. Die

Pflegefachkraft sollte jedoch in der Lage sein, mit den vereinbarten zeitlichen Rahmenbedingungen flexibel umzugehen, falls der sich darstellende Unterstützungsbedarf dies erfordert.

Im Rahmen des Besuches können akute Beratungsschwerpunkte deutlich werden. Hier hat die Pflegefachkraft die Möglichkeit, eine häusliche Schulung/Beratung gemäß § 45 SGB XI anzubieten. Diese sollte jedoch nur im Notfall an den geplanten Zeitrahmen angeschlossen werden. Besser wäre es, einen zeitlich nahen Folgetermin zu vereinbaren. So bleibt allen Beteiligten die Möglichkeit, zwischen den Besuchen die angesprochene Problemlage zu reflektieren und eigene Ideen zu entwickeln.

Eine flexible Umgehensweise mit den Beratungsmöglichkeiten im Pflegeversicherungsgesetz bietet die Chance, im Sinne des hier vorgestellten Beratungsansatzes tätig zu werden.

Auch wenn es Frau Meier richtig gut tut, mit der jungen Frau darüber zu sprechen, wie schade es ist, dass die Freundinnen kaum mehr zu Besuch kommen. Oder auch darüber, dass sie selber kaum mehr aus dem Haus kommt, seit sie ihren Mann pflegt, muss Frau Meier jetzt doch auch noch etwas anderes loswerden. Sie erzählt Frau Berns, dass sie zunehmend Rückenschmerzen hat und fragt, ob Frau Berns nicht einen guten Arzt wüsste. Frau Berns nimmt dieses Thema auf und versucht herauszufinden, inwieweit Frau Meiers Rückenbeschwerden mit der Pflege ihres Mannes zusammenhängen. Frau Meier erklärt, dass die Schmerzen besonders schlimm werden, wenn sie ihrem Mann mehrfach aus dem Bett helfen muss. Frau Berns bittet Frau Meier, zu zeigen, wie sie ihren Mann beim Aufstehen aus dem Bett unterstützt. Dabei stellt sich heraus, dass Frau Meier zwar im Krankenhaus gezeigt wurde, wie sie ihren Mann gut unterstützen kann, aber niemand hat sie auf ihre eigene Körperhaltung während der Unterstützung hingewiesen. Über die Möglichkeit des Einsatzes von Pflegehilfsmitteln weiß das Ehepaar Meier auch so gut wie nichts. Frau Berns informiert das Ehepaar über verschiedene Hilfsmittel und auch über das Angebot von Kursen zum rückengerechten Arbeiten. Sie bietet dem Ehepaar Meier an, bei einem weiteren Besuch in einigen Tagen ein paar Hilfsmittel mitzubringen und mit den beiden auszuprobieren.

Natürlich handelt es sich bei diesem Beispiel um einen idealtypisch verlaufenden Beratungsbesuch. Die Pflegefachkraft Frau Berns hat sich auf die vorgefundene Situation eingelassen und kompetent darauf reagiert. Als zum Ende des Beratungsbesuches die Rückenbeschwerden von Frau Meier thematisiert werden, bietet sie dem Ehepaar einen Folgetermin an. Wohlwissend, dass dieses Thema in der verbleibenden Zeit nicht ausreichend zu bearbeiten ist. Darüber hinaus könnte es zudem sein, dass bei Frau Meiers Rückenbeschwerden auch Aspekte psychischer Belastung eine Rolle spielen. Da Frau Berns das Ehepaar Meier heute erst kennen lernte und ein Vertrauensverhältnis erst wachsen muss, kann sie sich bis zum nächsten Besuch ein paar Möglichkeiten überlegen, dieses Thema anzusprechen, ohne Frau Meier zu brüskieren.

Die dargestellte Situation zeigt auf, dass Informationsvermittlung, Schulung und Anleitung Bestandteile von Beratung sind und ein solches Verständnis zu einem Prozess der Optimierung der Pflegesituation für alle Beteiligten führen kann (vgl. Schieron, 2003 b, S. 3).

Durch die aufgezeigten Unterstützungsangebote wird die Selbstständigkeit des Ehepaares gefördert und dennoch die Kontaktmöglichkeit zu potenziellen Anlaufstellen für weitergehende Hilfen (z. B. den Anbietern von Pflegekursen) aufgezeigt.

Nachdem Frau Berns das Ehepaar Meier verlassen hat, müssen die beiden erst einmal über diesen Besuch sprechen. Obwohl gerade Frau Meier zunächst etwas irritiert war, dass eine «neue» Mitarbeiterin des Pflegedienstes und nicht Frau Sauer zum Termin erschienen war, ist sie jetzt doch mehr als zufrieden. Frau Berns ist genauso nett wie Frau Sauer und konnte dem Ehepaar Meier darüber hinaus ein paar wirkliche gute Tipps geben. Frau Meier hatte zudem das Gefühl, dass sie mit Frau Berns auch über andere Aspekte, die sie an der Pflege ihres Mannes belasten, sehr gut sprechen konnte. Auch wenn die Zeit wie immer dann doch etwas zu kurz war. Nun ja, auf jeden Fall kommt Frau Berns nächste Woche wieder, um Frau Meier ein paar praktische Tipps zum Bewegen ihres Mannes zu geben. Und darauf freuen sich die Meiers schon fast ein bisschen. Frau Meier hofft zudem, dass sie auch noch weiter mit Frau Berns über die Gesamtsituation reden kann.

Pflegekurse und häusliche Schulungen gem. § 45 SGB XI

Die Pflegekassen bieten pflegenden Angehörigen und an der Pflege Interessierten Unterstützungsmöglichkeiten an, um die pflegerische Versorgung zu erleichtern, zu verbessern und pflegebedingte körperliche und seelische Belastungen zu mindern. Das Angebot der Pflegekurse besteht schon seit Anbeginn des Pflegeversicherungsgesetzes. Mit Einführung des PflEG wurde das Angebot der Gruppenkurse um individuelle Schulungen in der Häuslichkeit des Pflegebedürftigen erweitert.

Gruppenkurse

Die Gruppenkurse sollen basisrelevantes pflegerisches Wissen für eine häusliche Pflege und Betreuung der pflegebedürftigen Personen vermitteln. Die ehrenamtlich Pflegenden erlernen die alltägliche Grundversorgung, so dass sie Sicherheit im pflegerischen Alltag erlangen.

Teilweise bieten Pflegekassen auch themenbezogene Kurse an, um Angehörige, die sich in einer speziellen pflegerischen Situation befinden, zielgerichteter unterstützen zu können. Dies können zum Beispiel Themen wie «Umgang mit dementiell erkrankten Personen» oder «Pflege und Betreuung von erkrankten Kindern» sein. Ziel solcher Kurse ist es, die individuellen körperlichen und psychischen

Belastungen für die spezielle Pflege- und Versorgungssituation in einer Gruppe «Gleichgesinnter» zu thematisieren und dabei Strategien zu erlernen, die den Pflegealltag entlasten (vgl. Deutsches Institut für angewandte Pflegeforschung e.V., 2006).

Als Frau Berns zum nächsten Besuch beim Ehepaar Meier erscheint, fragt Frau Meier zunächst, wie dieser Besuch denn bezahlt wird. Dies zu fragen, hatte sie beim letzten Mal vollkommen vergessen. Frau Berns erläutert, dass dieser Besuch als häusliche Schulung über die Pflegekasse abgerechnet werden kann.

Frau Berns hat ein paar Pflegehilfsmittel mitgebracht. Gemeinsam probieren die drei, welche Hilfsmittel das Ehepaar Meier bei verschiedenen Transfers unterstützen können und welche nicht so hilfreich sind.

Nach den Übungen ist Herr Meier etwas erschöpft und muss sich hinlegen. Frau Meier und Frau Berns setzen sich zusammen, um über eine Schulung zu sprechen. Frau Berns ist aufgefallen, dass Frau Meier sich bereits gut zu helfen weiß und fragt sie, ob sie noch andere Ursachen für ihre Rückenbeschwerden vermutet. Daraufhin entwickelt sich – wie beim ersten Besuch – ein Gespräch über weitere belastende Aspekte der Pflegesituation, die Frau Meier bedrücken. Da dies nicht alles heute bearbeitet werden kann, vereinbaren Frau Meier und Frau Berns einen weiteren Termin.

Individuelle häusliche Schulungen

Mithilfe von Schulungen, die in der Häuslichkeit des Pflegebedürftigen stattfinden, wird den pflegenden Angehörigen durch die aufsuchende Pflegefachkraft pflegerelevantes Wissen für die individuelle Pflegesituation vermittelt. Hierbei gilt es, gemeinsam die pflegespezifischen Problembereiche der häuslichen Versorgung zu analysieren und Beratungsbedarfe zu erkennen, um Lösungsmöglichkeiten für die individuelle pflegerische Versorgung zu entwickeln. Gleichwohl sollen physische und psychische Überlastungssituationen der Angehörigen erkannt werden.

Mögliche Beratungsschwerpunkte können hierbei sein:

- Umgang mit Ängsten und Befürchtungen
- Möglichkeiten einer professionellen ambulanten Versorgung
- Wohnumfeldverbesserungsmaßnahmen
- sinnvolle (Pflege-)Hilfsmittel.

Häusliche Schulungen bieten die Chance, die Angehörigen mit einer qualifizierten – über pflegefachliche Aspekte hinausgehenden – Beratung individuell zu unterstützen. Angehörige bewerten eine häusliche Schulung erst dann positiv, wenn sie einen persönlichen Nutzen aus der Beratungssituation ziehen. Gerade im Rahmen häuslicher Schulungen ist deshalb die Analyse der individuellen Pflegesituation, des sozialen Umfeldes und der damit in Zusammenhang stehenden Belastungen unerlässlich, um für den pflegenden Angehörigen eine unterstützende Beratung/ Schulung durchführen zu können und zu einer möglichen Verbesserung der individuellen häuslichen Situation zu gelangen (vgl. Diekmann, 2006, S. 40–41).

Um jedoch eine solch komplexe Dienstleistung anbieten zu können, darf die Pflegefachkraft sich nicht nur auf ihr pflegetechnisches Fachwissen verlassen. Sie muss vielmehr in der Lage sein, aus verschiedenen Blickwinkeln auf die vor ihr liegende Situation zu schauen und mithilfe des Beratungsprozesses Pflegebedürftigen und ihren Angehörigen zu hilfreichen Lösungsansätzen zu verhelfen (vgl. Emmerich et al., 2006, S. 34).

Notwendige Kompetenzerweiterung der Pflegefachkräfte

Um eine angepasste Beratung anbieten zu können, ist es zwingend notwendig, die Kompetenzen der durchführenden Pflegefachkräfte zu erweitern. Pflegefachliches Wissen tritt bei der Beratung deutlich einen Schritt zurück, da dem Verstehen einer jeden Situation ausreichend Raum gegeben werden muss. Das Verstehen und Wertschätzen der individuellen Situation von Pflegebedürftigen und ihren pflegenden Angehörigen ist Voraussetzung für den Aufbau einer professionellen Beratungsbeziehung. Wenn im Beratungsprozess die Schritte der Einschätzung und Zielerarbeitung durchlaufen werden, kommen die Beteiligten oftmals von pflegepraktischen Fragestellungen zu den psycho-sozialen Aspekten einer pflegerischen Versorgung. Die Frage nach dem eigenen Umgang mit der Pflegesituation sowie der Selbstsorge ist in der Regel zwingend mit der Beratung verbunden. Aus diesem Grund sollte die Beratung drei übergeordneten Zielen folgen (vgl. Emmerich et al., 2006, S. 30):

- Schaffung von Handlungskompetenzen
- Förderung der Lebensqualität
- Reduktion oder Bearbeitung emotionaler Belastung.

Beratung ist für die Pflege eine gesetzlich vorgeschriebene Aufgabe. Doch oftmals sind Pflegefachkräfte unsicher, wenn sie auf psycho-soziale Problemlagen der Pflegebedürftigen und ihrer Angehörigen stoßen. Der Umgang mit solchen Situationen wurde vielfach nicht oder nur unzureichend erlernt «(...), so dass Pflegefachkräfte schließlich mit Beratungssituationen konfrontiert werden, deren emotionale Intensität sie mit ihren bestehenden Beratungskompetenzen kaum bewältigen können» (vgl. Emmerich et al., 2006, S. 33).

Beratung wird auch durch das persönliche Pflegeverständnis einer jeden Pflegefachkraft beeinflusst. Dieses wiederum ist geprägt durch individuelle Prioritätensetzung und durch den erworbenen Wissens- und Erfahrungsschatz. Andererseits kann nur durch bewusstes Reflektieren der eigenen Einstellung, das Erweitern kommunikativer und psychosozialer Kompetenzen[100] sowie das Wissen um systemische Zusammenhänge eine professionelle Beratung in der Pflege erfolgen.

Professionelle Beratung, die von Pflegenden erbracht wird und die in der beschriebenen Art und Weise in die Pflegearbeit integriert ist, bedarf bestimmter Voraussetzungen. Diese bestehen insbesondere in den Wissensbeständen und persönlichen Kompetenzen der beratenden Person. Sie sind sowohl in der Aus- und Weiterbildung zu erwerben, als auch im Verlauf einer reflektierten Berufspraxis zu erweitern. Erkenntnisse und Methoden aus anderen Feldern der beruflichen Beratung können in angepasster Form auf das Feld der Pflege übertragen werden. Wichtige Voraussetzungen für Beratung in der Pflege sind:

- Kenntnisse der theoretischen Grundlagen der Beratung
- die methodische Kompetenz, einen Beratungsprozess zielorientiert und systematisch zu gestalten
- die Fähigkeit, die Pflegebedürftigen und ihre Angehörigen in ihrer individuellen Situation umfassend wahrzunehmen
- die Bereitschaft, auf die eigene Fähigkeit zur Intuition zu achten, sie weiter zu entwickeln und sie in angemessener Weise für das Verstehen von Situationen einzusetzen
- die Fähigkeit, die relevanten Wissensbestände, Informationen, Handlungsanleitungen und Erfahrungen in einer der Situation angemessenen Weise mit den Beteiligten zu teilen.

Solche Kompetenzen sind heute in der Regel noch nicht ausreichend entwickelt. Daher gelingt es in noch zu geringem Maße, Beratungsbedarfe zu erkennen und Beratungsprozesse zu bewältigen. Eine gezielte Förderung des Erwerbs bzw. der Vertiefung solcher Kompetenzen stellt eine der zentralen Herausforderungen an die pflegerischen Aus-, Fort- und Weiterbildung dar. Es reicht nicht aus, Beratung als Aufgabe der Pflege zu formulieren, wenn nicht gleichzeitig die dazu notwendigen Kompetenzen gefördert werden. Ähnliches gilt für die Herstellung von Arbeitsbedingungen, die eine Gestaltung von Beratungsprozessen in der beruflichen Praxis unterstützen, statt sie zu behindern, wie dies heute noch weitgehend der Fall ist. Nur so kann gewährleistet werden, dass Pflegefachkräfte zu **beratenden** Pflegefachkräften werden, die den vielfältigen Anforderungen in Beratungssituationen gewachsen sind.

100 Hier seien beispielhaft Empathie, Akzeptanz, Authentizität sowie das Wissen um die Notwendigkeit und die Fähigkeit zu Perspektivwechseln in der Beratungssituation genannt.

10. Grenzen der Beratung

Die aufmerksame Analyse unterschiedlicher Handlungsfelder der Pflege im vorangegangenen Kapitel zeigt deutlich, dass Beratung nicht ein Mittel sein kann, das man in besonders schwierigen Situationen «aus dem Hut zaubert», um diese in den Griff zu bekommen. Vielmehr muss Beratung ein integraler Bestandteil der Pflege sein, der bewusst und systematisch dem Pflegehandeln in unterschiedlichen Kontexten zugeordnet ist. Sie kann – von besonderen Situationen abgesehen – nicht an andere Berufsgruppe delegiert werden.

Beratung von Menschen, die der Pflege bedürfen, und die Beratung ihrer Angehörigen trägt ebenso zum Wohlbefinden und zur Gesundung bei wie medizinisch-technisch orientierte Maßnahmen und Hilfeleistungen. Das Wissen über das Zusammenspiel von Körper, Geist und Seele (vgl. Kap. 5.4) und seine Bedeutung für den Prozess der Heilung zu ignorieren, ist höchst fahrlässig.

Dennoch nehmen wir im Alltag der Pflege auf unterschiedlichen Ebenen Grenzen einer Beratung durch Pflegende wahr. Es sind überwindbare und unüberwindbare Grenzen.

Zunächst tritt uns in der Außen- und Innenwahrnehmung der Pflege ein Bild entgegen, in dem Beratung in der Regel als ein Anhängsel zentraler pflegerischer Aufgaben angesehen und vorrangig mit Informieren und Anleiten assoziiert wird.

Dieses Bild hat historische Wurzeln und prägt nach wie vor – wenn auch nicht mehr ungebrochen – unsere Vorstellungen. Pflege jedoch bewegt sich – so sahen wir – im Spannungsbogen zwischen Fürsorge[101] einerseits und Achtung der Selbstmächtigkeit und Autonomie derer, die vorübergehend oder anhaltend der Pflege bedürfen, andererseits.

Mit Hinweis auf akute, lebensbedrohliche Situationen, auf Bewusstlosigkeit, demenzielle Störung oder Unwissenheit der Menschen wird der Fürsorgecharakter der Pflege bzw. die Dominanz des (Fach-)Wissens der Pflegenden zementiert. Eine entfaltete Beratung – leiborientiert und dialogisch – findet in einer solchen Argumentation keinen Platz, wird als überflüssig oder gar schädlich betrachtet.

101 Fürsorge soll hier als weitreichende Übernahme von Verantwortung und Entscheidung für den Patienten verstanden werden.

Doch bei genauerem Hinsehen hat eine solche Argumentation keinen Bestand. Sie zeigt Grenzen auf, die aber auf Dauer nicht haltbar bzw. ganz oder teilweise überwindbar sind: Die akute, lebensbedrohliche Situation geht vorüber, ein leiborientierter Kontakt kann (wieder) hergestellt werden. Vorausgegangene Maßnahmen, die ohne Zustimmung oder Wissen des Patienten geschahen, können in den anschließenden Beratungsprozess einfließen. Fehlendes Wissen kann durch Information und Reflexion minimiert werden. Und im Falle demenzieller Störung können Wege des Zugangs und des Kontaktes gefunden werden, die die kognitiven Beeinträchtigungen ausgleichen.[102]

Das tradierte und in der Gesellschaft tief verankerte Bild von Pflege begrenzt noch weitgehend eine selbstverständliche Integration professioneller Beratung in den Alltag der Pflege. Beratung liegt auch selten im Erwartungshorizont der (potenziellen) Kunden der Pflege. Die gesetzlichen Rahmensetzungen in der Alten- und Krankenpflege benennen zwar zunehmend entsprechenden Bedarf und neue Anforderungen an die Pflegenden (vgl. Kap. 2.8 und 9.5). Für einen tief greifenden Wandel reichen diese Impulse jedoch nicht aus, solange sie nur zögerlich in die Praxis umgesetzt werden. Beratung – als zentrales Element professioneller Pflege – muss alle Bereiche der Pflege durchdringen und in pflegewissenschaftlich untermauerten Konzepten ihren Niederschlag finden. Weit verbreitet ist jedoch noch die Vorstellung, dass sich Beratung im Informieren, Anleiten und Schulen erschöpft (vgl. London, 2003).

«Unterstützung bei der Krankheitsbewältigung, Versorgungsnutzung, Entscheidungsfindung und Problemlösung, Förderung von Selbsthilfekompetenzen und Partizipationschancen» benennen andere Autoren(vgl. Ewers et al., 2006, S. 172) als «zentrale Elemente einer Patientenberatung». Diese versteht sich jedoch «als spezifische Form institutionalisierter Hilfe» (…) und «befasst sich also mit der Patientenberatung, -information und -aufklärung in speziell dafür ausgewiesenen Einrichtungen und Institutionen und weniger mit der Beratung als integraler Bestandteil professionellen und institutionellen Handelns im Gesundheitswesen, wiewohl auch diese sich zu thematisieren lohnte» (Schaeffer et al., 2006, S. 7).[103]

Es verwundert nicht, dass die Ergebnisse einer Studie von Darmann, die sich mit Anforderungen an die kommunikative Kompetenz von Pflegekräften beschäf-

102 Beratung im Bereich der Pflege von Menschen mit demenziellen Störungen ist ein gesondertes Thema. Sie bedarf anderer Herangehensweise und Perspektiven. Die grundsätzliche Haltung, nämlich Achtung der Autonomie und Würde des Menschen bleibt davon unberührt.

103 Es ist ein lohnendes Zukunftsprojekt, eine entfaltete Beratung als integralen Bestandteil jedweden Pflegehandelns (wie es in der vorliegenden Veröffentlichung entwickelt wird) in die institutionalisierte Pflegeberatung aufzunehmen (Schaeffer et al., 2006).

tigt, zeigen, dass «eher wenige Patienten sich auch vorstellen können, mit Pflegekräften über ihre Sorgen zu sprechen». Vielmehr geben in Interviews die Patienten an, «dass sie sich in erster Linie eine ‹normale› Kommunikation und zugewandte Umgangsformen wünschen» (Darmann, 2000, S. 223).

Es ist grundsätzlich schwierig, in Befragungen über das Vertraute und Erwartbare hinaus, Wünsche zu äußern. Trotzdem gibt es die «wenigen Patienten», die andere Vorstellungen äußern. Erwartungen und Anfragen dieser Art (offen oder verdeckt) können wir ebenfalls erkennen, wenn wir Pflegesituationen sorgfältig beobachten und reflektieren (vgl. Kap. 4, 6, 8 und 9).

Sicherlich werden Patienten aus unterschiedlichen Gründen eine Beratung durch Pflegende oder andere Professionelle im Gesundheitswesen ablehnen. Sie sind nicht bereit oder in der Lage, auf die Angebote einzugehen. Eine akute, lebensbedrohliche Situation bindet alle für das Überleben des Organismus notwendigen Kräfte. Oder Patienten sind nicht gewohnt oder willens, ihre Erkrankung als ein ganzheitliches Geschehen einzuordnen und sehen diese eher als einen reparaturbedürftigen Defekt an. Sie sind nicht bereit, mit anderen, die ihnen fremd sind, Gedanken und Gefühle auszutauschen, oder sie versuchen die Folgen ihrer Krankheit für die Gestaltung ihres Lebens zu verdrängen. Möglicherweise verfügen sie über andere Formen der Bewältigung ihres Krankseins, ihrer Situation oder sie ziehen andere Unterstützungs- und Beratungsmöglichkeiten vor (z. B. durch Angehörige, Freunde).

Beratung in unserem Verständnis beruht auf Freiwilligkeit. Und trotzdem gibt es zwischen Zurückweisung durch den Patienten einerseits und dem Verzicht durch die Pflegenden andererseits Spielräume, die erst im kontinuierlichen Kontakt von beiden Seiten ausgelotet werden können. Das Angebot der Beratung kann in der Regel erst in einer Atmosphäre des wachsenden Vertrauens angenommen werden.

Auf Seiten der Pflegenden versperren mehrere Barrieren die Übernahme von dezidierten und entfalteten Beratungsaufgaben. Die eingeschränkte Erwartung von Patienten oder alten Menschen, von Pflegenden Beratung zu erhalten, ist nur ein Punkt. Schwerer wiegt der nicht vollzogene Abschied von einem traditionellen Pflegeverständnis, unzureichendes Fachwissen und nicht entwickelte Kompetenzen einerseits und das Empfinden der Pflegenden, mit dieser Aufgabe überfordert zu sein andererseits. Pflegende sind in der Regel für diese Aufgabe bisher nicht ausgebildet[104] und es mangelt an Konzepten der Integration von Beratung in die

---

104 Zu Beginn des Studiums der Pflegewissenschaft befragte ich regelmäßig die Studierenden, inwieweit sie in der Aus- oder Weiterbildung mit Gesprächsführung oder Beratung konfrontiert wurden. Das Ergebnis war niederschmetternd. Eine Studentin drückte es so aus: «Wir reden in der Pflege den ganzen Tag, aber wenn es darauf ankommt, sind wir sprachlos.» Die Entwicklung kommunikativer Kompetenzen in einem professionellen Verständnis scheint noch ein Schattendasein zu führen.

Pflege. Hösl-Brunner und Herbig kommen in einer qualitativen Studie zum Pflegeverständnis von Pflegefachkräften im stationären und ambulanten Bereich zu folgendem Ergebnis:

> Bei Pflegekräften des stationären Bereiches bestehen Zweifel darüber, ob Pflegeberatung überhaupt zu ihren Tätigkeiten gehört ... Die Pflegekräfte tun sich schwer mit der Verwendung des Begriffs Pflegeberatung, vermutlich hat der Begriff in beiden Bereichen (stationär und ambulant) noch keinen Eingang in den beruflichen Alltag gefunden. (Hösl-Brunner et al., 1998, S. 779–780)

Eindrücklich zeigt eine Studie zum Thema Beratung in der Altenpflege, mit welcher Hilflosigkeit Pflegende der Beratung im Feld der Pflege begegnen. «Für eine der Befragten ist Beratung ein kaltes Wort, das die Menschlichkeit außen vor lässt. Sie schlägt den Begriff Betreuung vor.» Wörtlich sagt sie: «... dieser Ausdruck Beratung ... ist ... so kalt ... das ist alles nur fachlich. Alles, was so mehr menschlich ist, das verstehe ich unter Betreuung» (Froehlich, 2001, S. 47).

Werden Pflegende mit schwierigen Situationen konfrontiert, die Beratung unübersehbar erforderlich machen, so greifen sie auf ihre Alltagskompetenzen zurück, geben Rat und Zuspruch, versuchen zu überzeugen (vgl. Kap. 4; Knelange, 1999; Schieron, 1999; Froehlich, 2001) oder aber sie stützen sich auf ihre Fachkompetenzen und versuchen mit schlüssigen Argumenten den Weg zu weisen.

Mit einem traditionellen Beratungsverständnis versuchen sich Pflegende auch vor psychischer Überlastung zu schützen. Diese befürchten sie, wenn sie sich auf die oft schwierigen existenziellen Fragen von kranken und pflegebedürftigen Menschen einlassen. Die Pflegerin von Frau Senefeld (vgl. Kap. 4) antwortet auf die Frage, warum sich niemand um das gebetsmühlenartige Jammern von Frau Senefeld kümmert: «Ich wüsste, dass ich so tief in ihre Probleme reingeraten würde, dass mich das übermäßig beschäftigen würde. Und bei wem könnte ich dann abladen? Nein, das kann ich nicht» (Koch-Straube, 1997, S. 243).

Schließlich können emotionalen Barrieren zwischen Gepflegten und Pflegenden, die oft aus unerkannten Übertragungsprozessen entstehen oder zu sehr an ungelöste Konflikte rühren, den Dialog über die sachlich-technische Verständigung hinaus verhindern. Diese Barrieren werden oft als Antipathie erlebt oder mit dem Hinweis beschrieben, dass die «Chemie» nicht stimme und unter Umständen aggressive Gefühle mitspielten. Im Benennen der psychischen Überlastung und Überforderung mahnen Pflegende eine ihnen vorenthaltene Unterstützung für ihre Arbeit an.

Pflegende, die dennoch versuchen, im Rahmen ihrer Möglichkeit beratend tätig zu werden, stoßen auf Unverständnis von Kollegen, Kolleginnen, Vorgesetzten, Angehörigen anderer Berufsgruppen und werden u. U. als «SchwätzerInnen» betitelt, die sich vor der richtigen Arbeit drücken.

Schließlich schränken institutionelle Rahmenbedingungen die Möglichkeit der Pflegenden ein, ihre Patienten beratend zu begleiten. Es mangelt an Zeit und an geeigneten Räumen (ein Mehrbettzimmer ist selten ein günstiger Rahmen für ein intensives Gespräch). Zu kurze Aufenthalte in Institutionen, zu viele Patienten, die die gleiche Aufmerksamkeit erfordern, verhindern zudem die wesentlichen Voraussetzungen, um eine Atmosphäre beratender Zuwendung überhaupt zu schaffen (Offenheit, Kennenlernen, Vertrauen). Die Organisationsformen der Pflege (z. B. Funktionspflege) sind denkbar ungeeignet, um Kontinuität des Kontaktes und Vertrauen zu ermöglichen.

Hinter den einschränkenden institutionellen Rahmenbedingungen, die Pflegende und (potenzielle) Kunden beklagen, steht ein Gesundheitswesen, das seine Effizienz nicht an der Steigerung subjektiven Wohlbefindens seiner Patienten misst, sondern fast ausschließlich am Vermögen, Störungen im Körpersystem zu beseitigen. (Der böse Scherz «Operation gelungen, Patient tot» ist der zugespitzte Ausdruck dieses Un-Verhältnisses.) Die Vorstellung vom reparaturbedürftigen und reparaturfähigen Körper stößt jedoch spätestens beim chronisch Kranken, beim alten Menschen, bei Menschen mit Behinderung an seine Grenzen (vgl. Waldschmidt, 1999).

Barrieren, die sich den Pflegenden in den Weg stellen, sind für Einzelne oft unüberwindbar, oder sie erscheinen so, an einem Ort ohne Vision für eine Professionalisierung der Pflege. Aus diesem Grunde bleibt es im Alltag der Pflege häufig beim «Weitergeben von Informationen und Ratschlägen und erzieherischen Gesprächen und Instruktionen» (Schroeder, 2000, S. 610).

Notwendige Veränderungen wenig unterstützend wirken auch Konzepte, die Beratung in der Pflege auf die «Aushandlung pflegebezogener Entscheidungen» beschränken und die bereits eine pflegerische Kommunikation, die sich am Konzept der klientzentrierten Gesprächsführung orientiert, verwerfen (Darmann, 2000, S. 225). Eine solche Position nährt den Verdacht, dass die Dominanz des Fachwissens der Pflegenden erhalten bleiben soll und kommunikative Kompetenzen vorrangig dazu gebraucht werden, «Compliance»[105] des Patienten zu erreichen und den Aushandlungsprozess reibungsloser vonstatten gehen zu lassen.

Professionalität heißt, an den Grenzen zu arbeiten, sich mit ihnen auseinander zu setzen und beständig zu prüfen, ob und in welcher Weise diese verrückt oder überwunden werden können. Denn allzu leicht nehmen wir die Vorgaben unseres Gegenübers, des Patienten oder der Institution, zum Anlass, uns aus der Begegnung zu stehlen und unsere eigenen blinden Flecken und Barrieren zu übersehen. Die Begründungen für die eigene Zurückhaltung heißen dann z. B. so: «Frau Senefeld

105 Compliance engl.: Einwilligung, Befragung, Willfährigkeit (vgl. Kap. 7.1, Stichwort: Verhaltensmedizin).

(vgl. Kap. 4) ist viel zu verwirrt, als dass man mit ihr ein vernünftiges Gespräch führen könnte.» – «Der Stress auf dieser Station ist so groß, wir haben zu wenige Mitarbeiterinnen, da muss ich sehen, wie ich mit dem Notwendigsten zurecht komme.» (Doch zum Notwendigsten gehören in der Regel nicht Gespräche, Beratung, sondern medizinisch-pflegerische Aufgaben.)

Doch die Grenzen des Gewohnten zu überschreiten oder sich der eigenen inneren Widerstände bewusst zu werden, ist nicht leicht, erfordert in erster Linie Selbstreflexion und Einsicht in die Dynamik interpersonaler Beziehungen, aber auch sozialwissenschaftliches Grundlagenwissen, um Aufgaben und Veränderungspotentiale von Organisation und Gesellschaft zu erkennen. Eine Basis dafür muss in der Ausbildung gelegt werden, auf die in der Fort- und Weiterbildung aufgebaut werden kann. Doch auch Berater brauchen Beratung, Unterstützung, z. B. in Form von Supervision, kollegialer Beratung, Balint-Gruppen, um im Dschungel der Anforderungen, eigenen Ansprüchen, Gedanken und Gefühlen einen die eigene Individualität schützenden Weg zu finden.

Eine Grenze ist jedoch zu beachten, die zwischen Beratung und Therapie, auch wenn diese Grenze nicht eindeutig zu bestimmen ist (vgl. Kap. 5.1).

Offenbart sich in einer leiborientierten Pflege(-Beratung) die Situation eines Menschen als höchst komplex, sind tief greifende Persönlichkeitsstörungen oder schwere innerpsychische Konflikte wahrnehmbar, so sind auch gut ausgebildete und erfahrene Pflegende überfordert. Die Begleitung überschreitet ihre Kompetenzen. In einer solchen Situation ist es erforderlich, dass Pflegende die Überleitung in ein anderes Beratungssetting oder eine Therapie gestalten. Damit ist nicht allein die Information über Beratungsstellen oder therapeutische Praxen und deren Vermittlung gemeint. Vielmehr wird es darum gehen, den Betroffenen darin zu unterstützen, seine schwierige Situation wahrzunehmen, seine inneren Ressourcen zu befragen und die Einsicht zuzulassen, dass professionelle Hilfe außerhalb des Pflegesystems erforderlich ist und hilfreich sein kann.

Eine ganz andere Grenze der Beratung ist überschritten, wenn Pflegende zu Erfüllungsgehilfen der Interessen anderer werden, sich vor den Karren persönlicher, institutioneller oder gesellschaftlicher Forderungen spannen lassen. Eine solche Beratung kann als blinde oder verdeckte Anpassungsberatung bezeichnet werden. Blind, weil sie ungeprüft (u. U. ohne Not) den von außen gesetzten Zielvorgaben (z. B. möglichst schnelle Entlassung eines Patienten, die aus pflegerischer und personenbezogener Sicht jedoch nicht geboten erscheint) nachkommt. Verdeckt, weil sie die Chance verpasst, die Kontextbedingungen einer Situation in die Beratung mit einzubeziehen und im gemeinsamen Diskurs – erwägend und erprobend – mit dem Klienten/Patienten nach einer akzeptablen Lösung zu suchen. Das Ergebnis eines solchen Diskurses ist eine reflektierte, vom Klienten getragene Entscheidung, die Widersprüche, Widerstände, Anpassung, Kompromiss oder auch die Entdeckung von Alternativen bedeuten kann.

Beratung als integraler Bestandteil der Pflege ist grundsätzlich an jedem Ort der Pflege und zu jeder Zeit möglich und geboten. Trotzdem ist der Bedarf an Beratung, die Intensität der Beratung und die Art und Weise davon abhängig, in welchen Einrichtungen und in welchen Situationen sie geschieht. In langfristigen Pflegebeziehungen wie z. B. in der ambulanten Pflege oder in Pflegeheimen oder in verdichteten wie in Hospizen gibt es andere Möglichkeiten der Entfaltung von Beratung als z. B. in Akut-Krankenhäusern. Das heißt aber auch, dass jede Situation einer eigenen Analyse und Reflexion bedarf.

11. Konsequenzen

11.1 Gesundheitswesen

Bedenke ich die Grenzen der Beratung (Kap. 10) aus einer gewissen Distanz, so fällt auch hier Folgendes auf: Beratung in die Pflege als eine Selbstverständlichkeit und Notwendigkeit zu integrieren, wird nicht dadurch erreicht, dass Kurse in Gesprächsführung durchgeführt werden oder in der Aus-, Fort- und Weiterbildung Techniken der Beratung gelehrt werden. Auf diese Weise bliebe Beratung (weiterhin) nur ein Anhängsel einer Pflege, die sich vorrangig als eine handwerklich-medizinorientierte Profession versteht.[106] Die Folge: Pflegende stöhnen mit Recht über den unzumutbaren Zuwachs weiterer Aufgaben und Anforderungen.

Beratung in der Pflege hat nur eine Chance, wenn sich die Ziele und der Prozess der Pflege aus der Umklammerung der Medizin lösen und Pflegende mit ihrer spezifischen Perspektive auf den kranken oder behinderten Menschen und ihren spezifischen Kompetenzen PartnerInnen der MedizinerInnen und anderer Berufsgruppen im Gesundheitswesen werden.

Und wenn es zutrifft, dass – wie Uexhüll, einschlägige Untersuchungen zusammenfassend, aussagt – nur ungefähr 5 % der Krankheiten «mit dem mechanistischen Konzept der Schulmedizin erfasst werden können» (Uexhüll, 2000, S. 14)[107], dann erhebt sich für mich die Frage, ob der vorrangig naturwissenschaftlich technisch ausgebildete Mediziner in der ersten Reihe der Gesundheitsversorgung am richtigen Platz steht.[108]

Sachlich angemessener erscheint mir, dass Menschen, mit ihren Gesundheitsfragen oder Krankheitsproblemen zunächst auf Professionelle treffen, die geschult

---

106 Natürlich kann in der Aus-, Fort- und Weiterbildung das Bewusstsein für eine Integration der Beratung entwickelt und gestützt werden, bei Lernenden und Lehrenden.

107 Thure von Uexhüll betrachtet Psychosomatik nicht wie üblich als eine Fachrichtung, sondern als ein Prinzip der Medizin.

108 Rührt die Unzufriedenheit vieler MedizinerInnen aus der Diskrepanz zwischen Selbst- und Fremderwartungen, und aus der oft uneingestandenen Realität, dass ihnen in den meisten Fällen die Hände gebunden sind, sie häufig nur an Symptomen kurieren können?

sind, nicht die Krankheit in den Mittelpunkt der Interaktion zu stellen, sondern dass Kranksein in seiner Bedeutung für das Lebensganze und darüber mit dem Betroffenen in einen entfalteten ergebnisorientierten Dialog treten. Am Ende einer solchen Beratung steht dann die reflektierte Entscheidung des Klienten (und nicht die undiskutierte Empfehlung des Professionellen), gegebenenfalls einen Arzt, eine Spezialistin aufzusuchen oder andere Formen der Unterstützung zu suchen. Es ist eine Entscheidung, eine kluge Wahl (vgl. Schmid, Kap. 3.3), die sich aus der gemeinsamen Suche nach dem Kern des Problems entwickelt und in die das Fachwissen, die Erfahrung des Professionellen und das Selbst-Expertentum der Klientin und ihre Lebenswünsche und -ziele einfließen.

Dabei geht es nicht darum, Kosten zu sparen oder den Patienten den Zugang zum Medizinsystem zu versperren[109], sondern Patienten darin zu unterstützen, einen für ihre Situation angemessenen Weg der Heilung zu finden.[110]

Eine solche Erstberatung könnte in den unterschiedlichsten Institutionen des Gesundheitswesens eine Aufgabe der Pflegenden sein, die sich eher als Gesundheits- oder PflegeberaterInnen und nicht als AssistentInnen der Ärzte verstehen. Das breite medizinische Wissen, das in der Ausbildung grundgelegt wurde und durch Berufserfahrung bedeutend erweitert werden kann, müsste also um den Aspekt einer konsequent holistischen Sichtweise vom Gesundsein und Kranksein bereichert werden und in die zu entwickelnde Beratungskompetenz einfließen.[111]

Auf diesem Hintergrund können nun die Konsequenzen für die Aus-, Fort- und Weiterbildung einerseits und die Forschung andererseits gezogen werden. Bildung und Forschung werden jedoch nur einen Beitrag, wenn auch einen nicht unbedeutenden, leisten können, um den Koloss «Gesundheitswesen» in Bewegung zu bringen und die Verknöcherungen innerhalb des Pflegeberufes aufzulösen.

---

109 Selbstverständlich ist in lebensbedrohlichen Situationen der unmittelbare Weg zum Medizinsystem unerlässlich.

110 Ich habe dennoch den Verdacht, dass der bisher nicht einzudämmenden Kostenexplosion im Gesundheitswesen auf diesem Wege Einhalt geboten werden könnte: Weniger Irrwege durch das große Angebot des Gesundheitssystems, weniger «doctor-shopping», weniger Inanspruchnahme von Leistungen des Gesundheitswesens, wenn ganz andere Problemlösungen angezeigt und sinnvoll sind.

111 Patienteninformationszentren, die in den USA entstehen und z.B. in der BRD am Kreiskrankenhaus Lüdenscheid als pflegerisches Modellprojekt in Kooperation mit der Universität Witten/Herdecke erprobt werden, sind ein Schritt in diese Richtung. Die Vermehrung des Wissens über Krankheiten und die Vermittlung von «Kenntnissen und Fertigkeiten, die den Umgang mit Erkrankungen und Behinderungen erleichtern», reichen jedoch nicht aus (vgl. Risse et al., 1999, S. 20; Abt-Zegelin, 2007).

11.2 Aus-, Fort- und Weiterbildung

Es ist hier nicht der Ort, umfassende Curricula für diese Bereiche zu entwickeln. Vielmehr will ich mich im Folgenden um Hinweise bemühen, die für eine Integration der Beratung in die Pflege in Konzepte der Aus-, Fort- und Weiterbildung bedeutend sind.

Zum gegenwärtigen Zeitpunkt geht es zunächst darum, die bestehenden Aus- und Weiterbildungssysteme und curriculare Bausteine im Bereich Interaktion und Beratung entscheidend zu erweitern. Gleichzeitig wird das Konzept der Integration der Beratung in die Pflege als ein wesentlicher Aspekt der Professionalisierung der Pflegeberufe weit reichende Impulse für ein sich wandelndes Bildungssystem in einem sich veränderten Gesundheitswesen setzen.[112]

In der Aus-, Fort- und Weiterbildung von Pflegenden soll nach dem hier vorgelegten Konzept über die Förderung allgemeiner interaktiver Kompetenzen hinaus eine leiborientierte Beratungskompetenz entwickelt werden.

Selbstverständlich werden in der Ausbildung weiterhin – jedoch mit Akzentverschiebungen versehen – unter anderem Pflegewissenschaft und Pflegepraxis, Biologie, Medizin und Sozialwissenschaften einschließlich der Psychologie die Basis bilden. Aus diesem Reservoir von Wissen und Kenntnissen kann eine spezifische Beratung schöpfen und sich entwickeln, die wir als leiborientierte Beratung charakterisiert haben (vgl. Kap. 5.4).

Ziel der Entwicklung einer systematischen Beratungskompetenz ist in jedem Falle die Überwindung einer «technizistischen Einstellung» in der Begegnung mit Patienten als auch einer Beratung, die auf «vertraute Handlungs- und Begründungsmuster des Privatlebens» zurückgreift (Weidner, 1995, S. 237). Denn eine fehlende professionelle Distanz bzw. Nähe gerät in beiden Handlungsmustern zum Schaden von Pflegenden und Gepflegten.

In der pflegewissenschaftlichen Literatur finden sich bisher noch relativ pauschale oder nur verdeckte Aussagen über die notwendigen Kompetenzen von BeraterInnen in der Pflege. Von interaktiven Kompetenzen ist immer die Rede (vgl. Kap. 2), darüber hinaus von «interpretativen strategischen und problemlösenden» (Görres et al., 1996, S. 67) und von Feldkompetenz im Sinne von Bewusstheit und Aufnahmefähigkeit «für alle Prozesse, die in ihrem Beratungsfeld anlaufen». Bewusstheit wird hier «als Fähigkeit verstanden, Dinge mit allen Sinnen zur Figur werden zu lassen» (Abt-Zegelin et al., 1999, S. 18).

112 Ein solcher Perspektivenwechsel ist auch dem Neuen Krankenpflegegesetz, das am 1.1.2004 in Kraft trat, zu entnehmen. Dort wird ein Beratungsauftrag eindeutig formuliert.

Für eine differenzierte Darstellung notwendiger Kompetenzen wird es also sinnvoll sein, sich in anderen Bereichen der psychosozialen Beratung umzuschauen.

> Als Voraussetzung einer professionellen Beratungstätigkeit werden sowohl Wissen und Fähigkeiten von professionellen Beratern einerseits wie andererseits spezifische Haltungen und Persönlichkeitsmerkmale definiert. (Nestmann, 1997, S. 168)

Zu den Wissensbeständen werden beratungsbezogene Grundlagen aus der Psychologie (z. B. Entwicklung), der Physiologie (z. B. Wachstum), der Soziologie (z. B. soziale und kulturelle Unterschiede), der Gruppendynamik (Kenntnis gruppendynamischer Abläufe), des Rechts (z. B. gesetzliche Grundlagen) und der Ethik (z. B. Beachtung der Grenzen der Beratung) genannt. Es bedarf aber auch der Fähigkeit, individuelle Lebenssituationen zu würdigen und einzuschätzen (z. B. über Diagnostik, Beobachtung, Gespräch) und der Fähigkeit zur Reflexion und Evaluation der eigenen Arbeit (vgl. Nestmann, 1997, S. 170).

Zentrale Persönlichkeitsanforderungen sind nach Belkin (1984, zitiert in: Nestmann, 1997, S. 170):

- Sicherheit (z. B. Selbstvertrauen und Angstfreiheit der BeraterInnen)
- Vertrauen (eine Atmosphäre des Vertrauens schaffen)
- Mut und Courage (z. B. Abhängigkeiten der KlientInnen zulassen, aushalten und wieder auflösen).

Bardon und Bennett (1974, zitiert in: Nestmann, 1997, S. 171) gehen von folgenden Voraussetzungen aus:

> Echtheit (im Sinne des Interesses an Klienten und deren Problem), der Empathie (als Identifizierungsfähigkeit und Respekt) sowie ein positiver Skeptizismus, der BeraterInnen ein zielgerichtetes Handeln erlaubt, obwohl sie um die Begrenztheit heute erwiesener psychosozialer Kenntnisstände wissen. Positiver Skeptizismus äußert sich dann in vorsichtig reflektiertem, aber optimistischem Handeln.

Teilweise vergleichbare Aspekte bezüglich Basiswissen, Kompetenzen und Persönlichkeitsanforderungen finden wir bei Belardi. Grundsätzlich plädiert er für einen pragmatischen Eklektizismus bei der Übernahme von Ansätzen aus unterschiedlichen wissenschaftlich begründeten Erkenntnissen der Therapie- und Beratungswissenschaften (vgl. Belardi, 1996, S. 95; vgl. Kap. 7.3).

Als grundlegende Kompetenzen nennt er:

- Unterscheidungen der Inhaltsebene von der Beziehungsebene eines Gesprächs (vgl. Watzlawick et al., 1969)

- die Basisvariablen einer gelingenden Beratungsbeziehung aus dem Konzept der Gesprächspsychotherapie von Rogers (vgl. Kap. 7.1): Empathie (Einfühlung), Akzeptanz, Authentizität (Aufrichtigkeit).

Beide Wissensbestände bzw. Kompetenzen sind allgemein anerkannte Voraussetzungen für eine professionelle Gesprächsführung im Raum sozialer Arbeit (einschließlich der Pflege) und heben von Alltagsberatung ab. Das Wissen über die verschiedenen Ebenen der Kommunikation und die Basisvariablen der Beratungsbeziehung reichen jedoch nicht aus, sie müssen erlebt, reflektiert, eingeübt werden.

Belardi führt darüber hinaus an, dass BeraterInnen Kenntnisse und Erfahrungen mit den aus der Tiefenpsychologie stammenden Konzepten der Projektion[113], der Übertragung[114] und Gegenübertragung[115] einerseits und des Widerstands[116] andererseits haben müssen (vgl. Belardi, 1996, S. 48–52; vgl. Kap. 7.1). Eine Aufmerksamkeit gegenüber diesen Phänomenen menschlicher Beziehung ist in entfalteten Gesprächs- bzw. Beratungssituationen hilfreich und notwendig, um im Dschungel der Vielfalt sich zum Teil widersprechender Gedanken, Gefühlen und Empfindungen die Orientierung zu behalten.

Die Komplexität der Anforderung wird auch in der folgenden Aufstellung von Mahoney und McCray Patterson (1992, zitiert in: Nestmann, 1997, S. 171–73) deutlich: «Optimale Beratung

1. befasst sich zunächst mit den dringendsten Angelegenheiten
2. liefert den KlientInnen eine sichere Grundlage durch Bereitstellung einer Umgebung und einer Atmosphäre, die angenehm, ruhig und durchgängig fördernd ist
3. beinhaltet drei Dimensionen:
   – die Beratungsbeziehung selbst (zwischen KlientInnen und BeraterInnen),
   – die Beratungsphilosophie bzw. -theorie (die die Veränderungshypothese beinhaltet) und
   – die Vorgehensweise oder Rituale, die für die KlientInnen persönlich und emotional bedeutungsvoll sind

---

113 Projektion – Verlagerung abgespaltener Persönlichkeitsanteile auf andere Menschen.

114 Übertragung – psychoanalytische Bezeichnung für die unbewusste Verlagerung von affektiven Einstellungen oder Bindungen aus einer früheren Beziehung in eine spätere, in irgendeiner Hinsicht ähnliche Beziehung.

115 Gegenübertragung – unbewusste Reaktion des Therapeuten/des Beraters als Reaktion auf die Übertragung der Klientin/des Klienten.

116 Widerstand – Weigerung eines Menschen, sich seiner unbewussten, verdrängten Wünsche und Gefühle bewusst zu werden.

4. ist auf das einzigartige Individuum orientiert und respektiert die Unterschiedlichkeit von KlientInnen in Bezug auf Geschlecht, Ethnizität, sexuelle Orientierung, Behinderungen, aber auch die biologischen, kulturellen, sozialen, zwischenmenschlichen, geistigen und religiösen Zusammenhänge, in denen die KlientInnen leben
5. wird von BeraterInnen durchgeführt, die die persönliche Lebenswelt und Deutungswelt der KlientInnen respektieren und verstehen
6. wird gestaltet durch BeraterInnen, die im Stande sind, als Modelle für psychische Gesundheit, Wohlbefinden und Widerstandsfähigkeit zu dienen, gleichzeitig aber eigene Menschlichkeit (auch in Schwächen) akzeptieren
7. wird gefördert durch die Sorge von BeraterInnen für sich selbst und die Offenheit und Fähigkeit, Hilfe von anderen zu suchen und zu akzeptieren
8. ermutigt die Selbstexploration und den Ausdruck der gesamten Spannbreite von Emotionen der KlientInnen in einem Kontext, der sowohl selbstbezogen als auch sozial verantwortlich ist
9. arbeitet mit den, statt gegen die Widerstände der KlientInnen
10. hat das Ziel, den KlientInnen Verfügungsmacht und Kontrolle über sich und ihre Umwelt zu verschaffen, indem Achtung für individuelle Rechte auf Privatheit und Selbstbestimmung gezeigt wird
11. beinhaltet eine intime, nicht sexuelle Beziehung zwischen den BeraterInnen und den KlientInnen, indem die Bedürfnisse der KlientInnen vor denen des Beraters rangieren
12. fördert Zuneigung, Nachsicht und Liebe sowohl bei KlientInnen als auch bei BeraterInnen für sich selbst und für andere
13. anerkennt und respektiert das letztendliche Recht und die Verantwortlichkeit jedes Individuums, seine und ihre eigene Wahl zu treffen, soweit dies menschenmöglich ist
14. unterstreicht die Erwünschtheit von primärer Prävention gegenüber korrektiver Intervention.»

Die Auseinandersetzung mit Wissens- und Anforderungsprofilen in anderen Bereichen der sozialen Arbeit bietet durchaus Anregungen für eine Beratung in der Pflege. Es wird jedoch notwendig sein, diese vielfältigen Aspekte an der spezifischen Situation der Pflege und ihrer Fragestellungen auszurichten. Eine Ausbildung in leiborientierter Beratung wird sich also durch qualifizierte Adaptation und Differenz auszeichnen.

Die Neukonzeption der Ausbildung, in die Beratung integriert ist, wird eine Antwort darauf finden, in welcher Weise theoretische Grundkenntnisse und Einübungen in die Praxis der Beratung in das gefächerte System der Ausbildung aufgenommen werden können. Was ist realistischerweise in die Grundausbildung einzubeziehen? Was gehört in ein Pflegestudium, was in eine Weiterbildung, die auf die Ausbildung einer Pflegeberaterin (Arbeitstitel) zielt?[117]

Eine Pflegeausbildung, die Beratung als integralen Bestandteil von Pflege betrachtet, wird darauf verzichten, sich weiterhin in lebensalterspezifische Ausbildungen zu zersplittern (Kinder-, Kranken-, Altenpflege). Im Zentrum des Lernens wird die Entwicklung der Fähigkeit stehen, Zugang zu Menschen zu finden, zu ihrer Persönlichkeit, zu ihren individuellen Lebenssituationen, zu ihren Wünschen und Perspektiven, zu Menschen mit Behinderungen, mit akuten oder chronischen Erkrankungen, zu Menschen, die der Pflege und Begleitung bedürfen. Und dies geschieht eher über hermeneutisches Sinnverstehen und nicht allein über die Ansammlung von Wissen über die Lebenssituation in verschiedenen Lebensaltern.[118] Trotzdem dienen z.B. Sozialisationstheorien und Erkenntnisse aus der Entwicklungspsychologie der Einordnung von Phänomenen aus dem Pflegealltag und der Orientierung für ein kundiges Pflegehandeln.

In Pflegestudiengängen könnten neben den Fachrichtungen Pflegepädagogik und Pflegemanagement auch Pflegeberatung angeboten werden[119], nämlich dann, wenn Beratung nicht nur als ein integraler Bestandteil jedweden Pflegehandelns verstanden wird, sondern Pflegende auch dezidiert als PflegeberaterInnen ausgebildet werden sollen.

Es ist für eine Übergangsphase auch denkbar, dass Weiterbildungen, die entweder auf einer grundständigen Pflegeausbildung oder auf ein Pflegestudium aufbauen, diese Aufgabe übernehmen.

Beratungskompetenz (in der Pflege und anderswo) baut auf Grundkenntnissen verschiedener Wissenschaften auf. Jedoch macht ein solchermaßen angehäuftes Wissen noch keine(n) Berater/Beraterin aus. Die Fähigkeit, andere Menschen zu beraten, bedarf – das sei noch einmal betont – lebenslanger Übung und Erfahrung

---

117 vgl. Oelke et al., 2004; Beitrag von Becker-Jensen im Anhang 2.

118 Aus diesem Grunde ist es notwendig, Supervision bereits in die Ausbildung einzubeziehen.

119 Im Diplomstudiengang der Evangelischen Fachhochschule in Bochum wurde ein «Mittelweg» beschritten. Studierende mussten für den Abschluss ihres Studiums in Pflegewissenschaft zwei der im Hauptstudium angebotenen Kompetenzprofile wählen: Pflegeforschung, Pflegemanagement, Beratung in der Pflege. Aufbauend auf die Lehr- und Lerneinheiten «Beratung» im Grundstudium, die sich vorrangig theoretisch und praktisch mit den Bereichen Interaktion/Kommunikation und Gesprächführung beschäftigten, eigneten sich die Studierenden, die sich für das Kompetenzprofil Beratung entschieden hatten, im Hauptstudium eine entfaltete Beratungskompetenz für unterschiedliche Bereiche und Settings in der Pflege an. Nach Einführung der Bachelor- und Masterstudiengänge hat sich die Zielrichtung und Struktur des Studiengangs in Bochum verändert.

(vgl. Benner, 1994, S. 50–57), der Auseinandersetzung und Reflexion dieser Erfahrungen. Deshalb wird keine Beraterin ohne berufsbegleitende Supervision oder andere unterstützende und reflektierende Verfahren gänzlich auskommen.

Eine Neugestaltung der Pflegeausbildung kann ohne Konzepte der Pflege und des Gesundheitswesens insgesamt, die sich den sich verändernden «gesellschaftlichen Ansprüchen an professionelle Betreuungsverhältnisse und therapeutische Beziehungen» anpassen, keine Chance haben. Eine Realisierung professionellen Handelns, dessen Qualität «sich nicht allein am Gradmesser einer technischen, einer bürokratischen oder ökonomischen Rationalität bestimmen» lässt, sondern «vielmehr auch inhaltlichen Ansprüchen an eine personenbezogene Dienstleistungstätigkeit genügt» (Remmers, 2000, S. 5), wird zwangsläufig Veränderungen in den Strukturen der Gesundheitsberufe, den institutionellen Rahmenbedingungen und Organisationsstrukturen nach sich ziehen (vgl. Robert Bosch Stiftung, 2000). Das ist ganz sicher ein längerer Prozess, in dem das Thema «Beratung in der Pflege» einen wichtigen Antrieb darstellt.

11.3 Forschung

Die Forschung dagegen besitzt – trotz aller Einschränkungen, z. B. hinsichtlich der Finanzierung oder der personellen Ressourcen – größere Freiheitsgrade und hat die Aufgabe, den Prozess der Professionalisierung im Besonderen voranzutreiben und qualitativ zu untermauern. So sind im Zusammenhang der Integration von Beratung und Pflege dringend Forschungsvorhaben angesagt, die die Notwendigkeit und Wirkung von Beratung darstellen.

Zwischen dem Wunsch und der Realität klafft jedoch noch eine große Lücke. Eine Beratungsforschung im Bereich psychologisch und sozialwissenschaftlich orientierter Beratung gibt es erst in Ansätzen (vgl. Straus/Stiemert, 1991, S. 323–326). Und innerhalb der Pflege sind nur erste Tastversuche zu erkennen.[120]

Die meisten der Veröffentlichungen im deutschsprachigen Raum beschreiben die Situation von Klienten der Pflege und die Erfahrungen der Professionellen in der Pflege und leiten aus diesen – zum Teil orientiert an allgemeinen Beratungskonzepten – den Bedarf an Beratung ab (vgl. Renneke, 2000). Gefragt ist jedoch eine Pflegeforschung (auch in Bezug auf die Integration von Beratung in die Pflege), «die auf die lebensweltlichen Bedürfnisse und den Bedarf von Patienten und Angehörigen in unterschiedlichen Problemlagen» zielt, «sowie auf damit

120 Hierzu gehören unter anderen die Studie von Darmann (2000), die pflegewissenschaftlichen bzw. pflegepädagogischen Diplomarbeiten, die den Beiträgen im Kap. 9 zugrunde liegen, das Forschungsprojekt von Mattmüller (1995).

in Einklang stehende pflegerische Interventionen ...» (Schaeffer et al., 1997, S. 293).

Von Seiten der psychosozialen und sozialpädagogischen Beratung wird eine «qualitative und subjektorientierte Beratungsforschung» gefordert, die sich als Praxisforschung versteht. Letztendlich soll sie «die gleiche Sensibilität dem Alltag und der Lebenswelt von Beratern und Beraterinnen sowie den Ratsuchenden gegenüber aufbringen, wie für die Beratung immer wieder gefordert wird» (Sickendiek et al., 1999, S. 54).

In der Gegenüberstellung der beiden oben aufgeführten Forschungsanforderungen wird deutlich, dass sich Pflegeforschung im Bereich der Beratung durchaus an den «Tendenzen zu einer disziplinübergreifenden Forschung» orientieren kann (vgl. Sickendiek et al., 1999, S. 56).[121] Trotzdem müssen aus der Pflege Forschungsfragen und -projekte entwickelt werden, die den Besonderheiten der Pflege («Gegenstand» und Themen der Pflege) und dem spezifischen Alltag und den Lebenswelten von Pflegenden und Gepflegten einschließlich ihrer Angehörigen gerecht werden.[122] Insbesondere hat sie sich mit ausgrenzenden Vorstellungen auseinander zu setzen, die innerhalb und außerhalb der Pflege vertreten werden. Diese bündeln sich in einer Argumentation von Brunner und Schönig: «Nicht von ‹Beratung› sprechen sollten wir, wenn dauerhafte Beeinträchtigungen von Mitmenschen ein ständiges Pflegeverhältnis erforderlich machen. Diese zwischenmenschlichen Beziehungen sollten vielmehr als Betreuungsverhältnisse verstanden werden» (Brunner und Schönig, 1990, S. 158). Das heißt, dass Menschen, die schwer pflegebedürftig oder chronisch krank sind, und die wir vorwiegend in der ambulanten Pflege und in Pflegeheimen in Kontinuität antreffen, Beratung verwehrt ist. Der Hintergrund dieser Abgrenzung bezieht sich u. a. auf den temporären Charakter von Beratung, der mit der Dauerhaftigkeit von Pflege bzw. von Betreuung nicht vereinbar sei («und den Beratungsbegriff unscharf machen würde», Brunner und Schönig, 1990, S. 158).

Wir vertreten im Gegensatz dazu die Überzeugung, dass auch innerhalb dauerhafter Pflegeverhältnisse zeitlich begrenzte Beratungen durch Pflegende möglich sind und weisen gerade auf deren besondere Vorteile und Chancen hin (vgl. Kap. 5.2 und 5.4). In der Tat sehen wir es als eine grundlegende Forschungsfrage an, den Nutzen der Verknüpfung von Betreuung und Beratung (besser: die Integration von Beratung in die Pflege) empirisch darzustellen.

---

121 Es entspricht dem Stand der gegenwärtigen Diskussion in der Beratungsliteratur und der bisherigen Zurückhaltung im Bereich der Pflege, dass zu den «Diziplinen» Pädagogik, Sozialpädagogik/Sozialarbeit und Psychologie, nicht aber Pflege genannt werden.

122 Ausdrücklich sei auf die Hinweise zum Forschungs- und Entwicklungsbedarf in folgender Veröffentlichung hingewiesen: Hüper, Christa; Hellige, Barbara (2007): Professionelle Pflegeberatung für chronisch Kranke. Frankfurt a. M., S. 166–168.

Im Kapitel «Alltägliche Situationen III» (Kap. 8) wird von den Anfängen eines Beratungsprozesses innerhalb eines Betreuungsverhältnisses berichtet. In dieser Szene «schaltet» der Krankenpfleger Herbert nach vergeblichen Mühen, Frau Senefeld das Einschlafen zu erleichtern, auf eine andere Gestalt des Kontaktes, der Beziehung um. Er wird zum Berater von Frau Senefeld mit dem vorrangigen Ziel, eine biografisch orientierte psychische Entlastung zu ermöglichen. Nach diesem ersten Schritt (in der Nacht) könnten durchaus weitere Beratungsgespräche folgen. Diese hätten möglicherweise die Chance, den biografisch frühen Verletzungen, Kränkungen oder Schuldgefühlen so viel Raum in der Gegenwart und Anerkenntnis durch emotional bedeutende Bezugspersonen (hier der Pfleger Herbert) zu geben, dass Frau Senefeld die innere Bereitschaft entwickeln kann, sich dem Alltag in der Gegenwart und den Mitmenschen darin zu öffnen.

In dieser Szene stecken meiner Einschätzung nach zentrale Fragestellungen:

- Wie ist Pflegenden das «Umschalten» in dauerhaften Pflegeverhältnissen möglich? Welcher Voraussetzungen bedarf es?[123]
- Erfahren Patienten und Patientinnen und Angehörige durch Beratung im Rahmen der Pflege Entlastung und wie wird das im Verhalten der Patienten/Patientinnen und der Angehörigen sichtbar?

«Beratung gilt als ein ‹heikler› Forschungsgegenstand» (Sickendiek, 1999, S. 53), ein flüchtiger. Mit einem einfachen Reiz-Reaktions-Schema sind diese Wirkungen nicht zu erfassen. Zu viele Variablen wirken unplanmäßig und unerkannt auf den Beratungsprozess ein. Was im Falle der Wirkung des Beratungskontaktes zwischen dem Krankenpfleger Herbert und Frau Senefeld hypothetisch formuliert wurde, kann in der Realität nur behutsam nachvollzogen werden. Die Erkenntnisse der Beobachtung des Beratungsprozesses bzw. der Beschreibung und Selbstreflexion durch den Beratenden müssen den Ergebnissen der Befragung der Klienten bzw. der Beobachtung eines sich möglicherweise verändernden Verhaltens gegenüber gestellt werden.

Da aber, wie in der Therapie- und Beratungsliteratur nachzulesen, Wirkungen von Beratung (bzw. Therapie) weniger auf den Einsatz spezifischer Methoden zurückzuführen sind, sondern vielmehr von einer der Situation angemessenen Gestaltung der Beziehung zwischen Beratung und Klient, wird es «heikel» sein, die

123 Dahinter steckt natürlich auch die Frage, ob der Wechsel von handwerklich pflegerischem Handeln zu beraterischem überhaupt als Umschalten erlebt wird (erlebt werden muss). Oder ob Pflegende nicht ohnehin gewohnt sind, beständig unterschiedliche Zugänge zu den Patienten zu suchen?

entscheidenden Bausteine zwischen «Input und Output» zu benennen. Trotzdem müssen wir diesen heiklen Forschungsweg beschreiten. In der Abfolge der Szenen des Alltags (Kap. 4, 6, 8) war durchaus nachzuvollziehen, dass ein Wechsel der Intervention der Pflegenden Wirkung auf Seiten der Patientin, Frau Zimmermann, bzw. der Bewohnerin des Pflegeheims, Frau Senefeld, zu sichtbaren Veränderungen im Verhalten führte (aus dem ein größeres Wohlbefinden zu erschließen ist).

Trotz aller Schwierigkeiten werden sich mit der zunehmenden Zahl von Wirkungsforschungen verallgemeinerbare Antworten (im Sinne von Annäherung) sowohl auf die Frage nach den Möglichkeiten und Grenzen der Beratung in der Pflege ergeben als auch Antworten hinsichtlich des Zusammenhangs von Interventionsformen, Beratungssettings und Beratungsmethoden einerseits und Zielgruppen und deren Problemlagen andererseits herausschälen.

Vor der Wirkungsforschung steht jedoch die Frage nach den lebensweltlichen Bedürfnissen und dem Bedarf von Patienten und Angehörigen in unterschiedlichen Problemlagen. Ein solcher Forschungsschwerpunkt ist meiner Einschätzung nach zu projektieren und zu gestalten. Unterschiedliche Zugänge sind denkbar:

- die Befragung von Pflegenden aus unterschiedlichen Feldern der Pflege zum Verständnis von Beratungen, zu ihrem Stellenwert und zu den Erfahrungen mit Beratung[124]
- die Analyse der Interaktion zwischen Pflegenden und Gepflegten hinsichtlich erkennbarer Beratungsbedarfe[125]
- die Befragungen von Patienten, Klienten hinsichtlich ihrer Erwartungen und Wünsche nach Beratung durch Pflegende[126].

Die Beratungsforscher werden die Aufgabe haben, die einer leiborientierter Pflegeberatung wesentlichen Qualitätsmerkmale (vgl. Kap. 5.4 und 7.3) aufzunehmen und sie hinsichtlich ihrer Relevanz zu überprüfen.

Um die Vielfalt der Fragestellung im Bereich der Beratung in der Pflege zu veranschaulichen, werden im Folgenden mögliche Forschungsthemen angedeutet, die auf dem Hintergrund der Praxisbeispiele (vgl. Kap. 9) entwickelt wurden:

---

124 Beispiele sind die Diplomarbeiten von Froehlich (2001), Knelange (2000) und Schieron (2000).

125 Vgl. Koch-Straube 1997. Ohne dass es Ziel dieser ethnologischen Studie (Fremde Welt Pflegeheim) gewesen wäre, den Beratungsbedarf zu erheben, kann dieser aus den Ergebnissen erschlossen werden. Auf diese Weise könnten auch andere empirische Studien, die sich zentral mit dem Thema Interaktion beschäftigen, für eine Analyse des Beratungsbedarfes benutzt werden.

126 Hier ist Vorsicht geboten, vgl. die Anmerkung zur Studie von Darmann 2000 im Kap. 10, die sich auf die Grenze der Frage nach Erwartungen und Wünschen bezieht.

- Welche Sichtweisen haben Angehörige hinsichtlich der Entlassung und welchen Beratungsbedarf sehen sie für sich?
- Wie schätzen Pflegende den (pflegerischen) Beratungsbedarf der Patienten und ihrer Angehörigen im Rahmen der Entlassung eines Patienten aus dem Krankenhaus ein?
- Wie kann der Pflegeprozess zu einem professionellen Instrument im Entscheidungsprozess werden?
- Gibt es eine Interdependenz von Pflegeprozess und Beratungsauftrag in der Pflege und wie zeigt sie sich in der Pflegepraxis?
- Welchen spezifischen Anforderungen muss eine (leiborientierte Beratung) unterschiedlicher Zielgruppen der Pflege genügen (Kinder, alte Menschen, Migrantinnen/Migranten, etc.)? – Sichtweise der Klienten, Angehörigen und Pflegenden?
- Lässt sich die Effizienz von Pflegeüberleitung durch (leiborientierte) Beratung steigern (u. a. um Drehtüreffekte zu vermeiden, z. B. bei der Entlassung aus dem Krankenhaus)?
- Welche Effekte lösen Pflichtberatungseinsätze im Rahmen der Pflegeversicherung bei Patienten und Angehörigen aus? Sind Verbesserungen der Pflegequalität durch die Beratungseinsätze nachzuweisen?
- Welchen Beratungsbedarf sehen Pflegende für ihre eigene Profession zur Unterstützung und Optimierung ihrer Arbeit?

12. Übergänge

Eine Beratungsfunktion von Pflegenden wurde in den bisherigen Erörterungen vorrangig an das alltägliche Pflegehandeln gebunden und als Integration einer leiborientierten Beratung in die Pflege konzipiert.

Eine zweite Möglichkeit – wenn auch weniger deutlich dargestellt – ist die Übernahme von Beratung durch Pflegende als eine Spezialaufgabe. Hierzu ist an die Arbeit in Beratungsstellen zu denken wie z. B. Pflegebüros, Patienten-Informationszentren, Gesundheits- und Lebensberatungsstellen oder an die gesonderte Position einer Gesundheits- bzw. Pflegeberaterin innerhalb der traditionellen Institution des Gesundheitswesens (Krankenhaus, Pflegeheim, Sozialstation; vgl. Schaeffer et al., 2006).

Beide Varianten einer Beratung in der Pflege bleiben im Bereich des unmittelbaren Kontaktes zu den Kunden des Gesundheitswesens, den Patientinnen und Klienten.

Im Sinne der Professionalisierung der Pflege, der Erweiterung des Gestaltungsspielraumes und der Einflussnahme auf Rahmenbedingungen, Konzeption und deren Umsetzung in die Handlungsfelder der Pflege bedarf es jedoch auf der Ebene der Beratung weiterer Schritte. Gemeint ist die Beratung der Pflegenden und der Organisation: Praxisberatung – Supervision – kollegiale Beratung – Organisationsberatung.[127]

12.1 Beratung der Pflegenden

Praxisberatung

In den Ausbildungen der Pflegeberufe ist der Anteil des Lernens in der Praxis hoch. Den SchülerInnen wird in der Praxisphase ihrer Ausbildung in den unterschiedlichen Einrichtungen eine Praxisanleitung zur Seite gestellt. Diese zielt vor-

127 Eine weitere Ebene soll nicht unerwähnt bleiben wie z. B. die Fachberatung in Ministerien, Krankenkassen, Wohlfahrtsverbänden durch Expertinnen der Pflege. Diese wird in dem Maße wachsen, in dem Absolventinnen der Pflegestudiengänge die Hochschulen verlassen und sich für diese Aufgaben qualifizieren.

rangig auf die Vermittlung des Handlungswissens, der «handwerklichen» Seite der Pflege. Vielfach ist zu beobachten, dass der Transfer von der Theorie zur Praxis für die Auszubildenden zum Problem wird, dass der Praxisschock zu Zweifeln an der Berufswahl führt, zur Resignation. Das heißt, dass die Fragen, die im Praxisfeld für die Auszubildenden auftauchen, nicht allein durch sorgfältige Anleitung aufgelöst werden können. Konflikte, die zwischen der ursprünglichen Motivation der Berufswahl und den damit verbundenen Vorstellungen und Wünschen, anderen Menschen «wirklich» helfen zu können einerseits und den Realitäten im Alltag der Pflege andererseits, entstehen, bedürfen ebenso der Beachtung. Aus diesem Grunde ist es ratsam, die Praxisanleitung zu einer Praxisberatung auszuweiten, in der neben Fachfragen auch die individuellen Erfahrungen der Lernenden und ihre Zweifel und Konflikte angesprochen und bearbeitet werden können.

Eine solche Veränderung würde sicher zur höheren Zufriedenheit in den Pflegeberufen, zur Minderung des Burn-out-Syndroms und zur Verringerung der hohen Fluktuation beitragen.[128] Voraussetzung dafür ist, dass dem Theorie-Praxis-Transfer in der Ausbildung eine höhere Aufmerksamkeit geschenkt wird[129] und die Ausbildung der PraxisanleiterInnen in diesem Sinne qualifiziert wird, sie zu PraxisberaterInnen werden.[130]

Supervision

Supervision ist eine berufsbezogene Beratungsform, die die persönlichen und fachlichen Kompetenzen der Professionellen in allen Bereichen der sozialen Arbeit unterstützt und erweitern hilft.[131] Sie beschäftigt sich mit Fragen, Problemlagen und Konflikten, die auf der Ebene der Zusammenarbeit mit Klienten, im Team und in der Institution entstehen. Supervision wird als Einzel-, Gruppen- oder Teamsupervision angeboten. Wir finden sie in den Einrichtungen periodisch wiederkehrend zur Optimierung der Arbeit insgesamt oder ad hoc zur Überwindung eines konkreten Konfliktes, einer drängenden Fragestellung.

Selbst wenn flächendeckend Praxisberaterinnen die Ausbildungen begleiten und Supervision selbstverständlich in die Ausbildung integriert wird (vgl. Kap. 10), so

128 Nicht wenige der SchülerInnen in der Altenpflege beschließen bereits während ihrer Ausbildung, nach der Ausbildung den Beruf nicht zu ergreifen (vgl. Meifort, 1992; Becker/Meifort, 1994).

129 Angesichts des hohen Arbeitsdruckes in den Institutionen werden Auszubildende nicht selten eher als billige Arbeitskräfte, denn als Lernende betrachtet.

130 Offen ist die Frage, wo diese Ausbildung anzusiedeln ist: in der Weiterbildung wie bisher oder (auch) in der Hochschule?

131 Supervision gibt es auch im Bereich der Bildung, der Wissenschaft und ebenso im Profitbereich. Supervision wird besonders im Gesundheitswesen auch in Form von Balint-Gruppen angeboten. Hier liegt der Fokus auf der Berater-Klient-Beziehung.

bleibt dennoch – wie in anderen helfenden Berufen auch – eine oft schwer zu ertragende Diskrepanz zwischen einem hohen Maß menschlichen Bemühens und großer Anstrengungen einerseits und den Misserfolgen und der Missachtung der geleisteten Arbeit andererseits bestehen. Routinen, die sich zur Abwehr solcher kränkender Erfahrungen bilden, werden immer wieder durch die Konfrontation mit den existenziellen Fragen, der Konfrontation mit schwerer Krankheit, mit Leiden, Sterben und Tod durchbrochen. Die Hintergründe für die Entstehung von Routine und deren Auflösung sind – dort wo sie für Pflegende und Gepflegte zum Schaden werden – zentrale Themen der Supervision. Darüber hinaus entstehen im Alltag der Pflege innere und äußere Konflikte und Belastungssituationen, die mit den gesellschaftlichen und institutionalen Rahmenbedingungen und mit «Unverträglichkeiten» der Arbeit im Team zusammenhängen können (vgl. Koch-Straube, 1999).

Trotz dieser «Diagnose» gehört das Angebot und die Inanspruchnahme von Supervision – ganz besonders in der Altenpflege – nicht zu den Selbstverständlichkeiten in der Pflege. Und wenn es dennoch geschieht, so übernehmen diese Aufgabe fast ausschließlich SupervisorInnen, die keine ausreichende Feldkompetenz besitzen. (Pflegenden war der Zugang zur Supervision bisher verwehrt, da die Supervisionsausbildung den Abschluss eines Hochschulstudiums voraussetzt.)

Pflegende erleben diese Konstellation – meiner Erfahrung nach besonders in der Altenpflege – als kränkend und lehnen aus diesem Grunde Supervision als für sie nicht hilfreich ab. «Mitarbeiterinnen in der Altenpflege sind sehr verletzlich und mit einer großen Fähigkeit ausgestattet, auch verdeckte (Vor-)Urteile gegenüber ihrer Arbeit und Missachtung ihrer Anstrengungen aus Worten und Gesten von Außenstehenden herauszuspüren» (Koch-Straube, 1999, S. 220).

Es ist also unerlässlich, dass Pflegende sich als SupervisorInnen qualifizieren und die Beratung der eigenen Gruppe nicht allein anderen Professionen überlassen. Gleichzeitig wird auch diese Veränderung die Sonderstellung und Isolation der Pflegeberufe im Bereich anderer Berufe der sozialen Arbeit aufheben, da das Arbeitsfeld Pflege und seine Konstellation zwangsläufig in die Ausbildung und die Konzepte der Supervision hineingetragen werden. Das heißt nicht, dass SupervisorInnen mit anderen Grundausbildungen (z. B. Psychologie, Sozialarbeit/Sozialpädagogik) von der Supervision im Bereich der Pflege ausgeschlossen werden, dass sie dort überflüssig sind. Denn auch fachfremde SupervisorInnen können förderlich sein, da ihre größere Distanz Einsichten und Wahrnehmungen erlaubt, die denjenigen, die mit der Situation vertraut sind, entgehen können.[132]

132 Es ist auch der Gefahr entgegen zu treten, «dass der hauptberufliche Supervisor – oft selbst ein frustrierter Helfer – über die neue Qualifikation auszusteigen versucht und ein neues abgehobenes Aufgabenfeld findet» (Pühl/Schmidbauer, 1986, S. 15).

Kollegiale Beratung

Die auch als «Intervision» bezeichnete kollegiale Beratung ist Supervision ohne Supervisor. Sie entwickelt sich im günstigen Falle aus der Supervision heraus. Sie setzt die dort gemachten Erkenntnisse und Erfahrungen bezüglich der Art und Weise, wie schwierige Themen und Probleme bearbeitet werden, in der Regie eines Teams fort. Sie eignet sich besonders für die so genannten Fallbesprechungen, d. h. Fragen, die in der Beziehung zwischen Pflegenden und Gepflegten entstehen. Teams, die in einer vorangegangenen Supervision für die kollegiale Beratung befähigt wurden, erzielen großen Gewinn und Zufriedenheit für ihre Besprechungen in Übergaben und anderen Formen des Austausches über ihre Arbeit. Supervision wird dadurch nicht überflüssig, da z. B. Teamkonflikte in der kollegialen Beratung schwerlich zu bearbeiten sind.

12.2 Beratung in Organisationen (Organisationsberatung, Organisationsentwicklung)[133]

«Organisationen sind von Menschen geschaffene Systeme, die Bedeutung für ihre Mitglieder durch ihre Wahrnehmung, Deutung und Interpretation gewinnen» (Rosenstiel, 2000, S. 238). Sie prägen das Erleben und Verhalten ihrer Mitglieder, so wie umgekehrt jedes Mitglied Aufbau und Prozesse der Organisation beeinflusst. Organisationen befinden sich im ständigen Wandel (planmäßig oder ungeplant).

Die wechselseitige Einflussnahme von Individuum und Organisation macht deutlich, dass Supervision und Organisationsberatung/Organisationsentwicklung eng miteinander verknüpft sind. (Team-)Supervision ist Beratung von MitarbeiterInnen in sich wandelnden Organisationen. Dies ist besonders dann der Fall, wenn Supervision nicht vorrangig individuumzentriert arbeitet (Fallsupervision), sondern die Struktur und Rahmenbedingungen und Organisationsabläufe und deren Wirkung auf die Arbeitsbedingungen jedes Einzelnen, seine Entfaltungsspielräume und Berufszufriedenheit in den Blick nimmt (vgl. Weigand, 1990).

133 In der Literatur werden die Begriffe Organisationsberatung und Organisationsentwicklung häufig synonym benutzt. Eine Unterscheidungsmöglichkeit bietet Schreyögg an: In der Organisationsberatung «fungiert der Berater als Dialogpartner von Organisationsmitgliedern, damit diese die Organisation laufend in ihrem Sinne verändern». Im Organisationsentwicklungsprozess ist der Berater «Experte, um die Organisation bei Krisen (oder im Zusammenhang mit einem von außen vorgegebenen Veränderungsdruck, Anm. Koch-Straube) umzugestalten» (Schreyögg, 1991, S. 475).

Das «Ergebnis» einer Supervision kann ein Impuls für eine Veränderung der Struktur und Abläufe der Organisation sein. Auf der anderen Seite wird Supervision im Rahmen von Organisationsentwicklungsprozessen notwendig, um die MitarbeiterInnen in diesen Prozess einzubinden, ihre Kompetenzen und Sichtweisen einzubeziehen.

Ebenso wenig wie in der Supervision von MitarbeiterInnen waren in der Vergangenheit ExpertInnen der Pflege in einer gestaltenden Rolle an der Organisationsberatung oder -entwicklung von Einrichtungen, die ausschließlich, vorrangig oder in großen Teilen zur Domäne der Pflege gehören, beteiligt. Leitungskräfte der Pflege werden angehört, MitarbeiterInnen werden befragt, doch die Übernahme der externen Position einer pflegekundigen Organisationsberatung ist weitgehend noch Zukunftsmusik.[134] Und wieder gilt, was schon im Zusammenhang mit Supervision ausgesagt wurde, dass Organisationsberatung/Organisationsentwicklung durchaus auch aus der Position anderer Professionen installiert werden muss. Gründe dafür liegen nicht in einer formalen «Gleichbehandlung», sondern in der Chance, die Vorteile der Mehrperspektivität zu nutzen, den qualifizierten und qualifizierenden Blick aus unterschiedlichen Professionen.

Organisationsentwicklung versteht sich «als eine Strategie, die neben anderen Zielen die Lernfähigkeit der Organisation, ihre Flexibilität und Innovationsbereitschaft steigern will und zu diesem Zwecke versucht, die Berater-Klienten-Beziehung in eine Subjekt-Subjekt-Beziehung zu transformieren sowie die Trennung zwischen Betroffenen und Akteuren auch innerhalb der Organisation aufzuheben» (Gebert, 1991, S. 300). Eine auch oder gegebenenfalls vorrangig von der Pflege getragene Organisationsberatung/Organisationsentwicklung ist Voraussetzung dafür, dass als ein entscheidender innovativer Schritt im Gesundheitswesen Beratung in die Pflege als selbstverständlich und entfaltet integriert wird.

Insgesamt betrachtet, bleiben Sachverstand und Kompetenzen der Pflege in Konzepten zur Weiterentwicklung des Gesundheitswesens bisher weitgehend unberücksichtigt. Erst mit der späten Entscheidung zur Akademisierung der Pflege und den vielfältigen Bemühungen zur Professionalisierung auf den verschiedensten Ebenen werden diesbezügliche Veränderungen sichtbar. Die Gestaltung der Übergänge auf den verschiedenen Ebenen der Pflege, die hier exemplarisch für den Bereich der Beratung von Pflegenden und Organisationen dargestellt wurde, ist eine spannende und notwendige Aufgabe. Sie überwindet den Zustand der Lähmung und Ohnmacht, wie er uns in der Pflege häufig entgegentritt.

---

134 Mit der stetig wachsenden Zahl von Absolventen der Pflegestudiengänge an Fachhochschulen und Universitäten wächst die Chance, dass sich Pflegekundige zur Organisationsberaterin/zum Organisationsberater ausbilden lassen.

Nachwort

Relativ «unschuldig» erschien mir damals, vor 13 Jahren, der Beginn einer intensiven Beschäftigung mit dem Thema «Beratung in der Pflege», relativ begrenzt seine Reichweite. Mit der Zeit erst und ganz besonders im Entstehen dieses Buchprojektes entpuppten sich seine tief greifenderen Dimensionen.

Gelingt es uns, Beratung in die Pflege zu integrieren, anstatt sie weiterhin im Schatten anderer als bedeutender eingeschätzten Pflegehandlungen verkümmern zu lassen, so trägt dies ganz wesentlich zu den – in der öffentlichen Diskussion als unerlässlich erachteten – Umwälzungen im Gesundheitswesen im Allgemeinen und in der Pflege im Besonderen bei. Die Integration kann zum Bestandteil einer radikalen Veränderung werden und gleichzeitig ihr Motor. Denn eine Pflege, die die Eigenmächtigkeit der Patienten und Klienten so ernst nimmt, wie es in einer professionellen Beratungssituation geboten ist, bedarf sich wandelnder politischer, institutioneller, fachlicher und persönlicher Rahmenbedingungen (wie z. B. auch Selbstmächtigkeit der Pflegenden). Nur so können das Selbstbild des Patienten und seine Lebenssituation, zu der im Vollzug der Pflege Kranksein und Behinderung gehören, in die individuelle Pflegeplanung nicht nur einbezogen werden, sondern diese auch wirkungsvoll und nachhaltig bestimmen. Pflegende, die ihr Wissen und Können in den Diskurs mit ihren Patienten und Klienten einbringen und gleichzeitig die Letztentscheidung in der Verantwortung der Patienten belassen, verlieren nicht an Einfluss und Kompetenz. Im Gegenteil, sie gewinnen ein Mehr davon und darüber hinaus ein höheres Maß an Zufriedenheit, Anerkennung und Selbstbewusstsein.

Natürlich bedarf es auch des mündigen Patienten, der sein Schicksal nicht bewusstlos in die Hände anderer legt (auch wenn dies in manchen Situationen unvermeidbar ist). Mündige Patienten können wir nicht «aus dem Boden stampfen», doch wir können durch angemessene Konzepte der Pflege und alltägliches Handeln zur wachsenden Mündigkeit und Selbstbehauptung beitragen. (Es darf ja nicht übersehen werden, dass das von Hilflosigkeit und Regression gekennzeichnete Verhalten mancher Patienten und alter Menschen nicht allein ihrer Persönlichkeit geschuldet ist, sondern den überkommenen, Autorität heischenden Strukturen des Gesundheitswesens.)

Der Blick auf Pflege und Gesundheitswesen lässt viele Menschen, Professionelle, Patienten und Außenstehende resignieren. Sie weisen auf die Verhärtung von Strukturen und den großen Einfluss wirtschaftlicher Interessen, die in Hinblick auf die originären Aufgaben der Pflege kontraproduktiv wirken. Ich kann diese Mutlosigkeit oft teilen. Doch gleichzeitig nehme ich in den verschiedensten Einrichtungen des Gesundheitswesens und ganz besonders auch im Bemühen und Engagement der Pflegenden viele Ansätze wahr, die patriarchalischen Versorgungsweisen zu überwinden. Wer anders als wir, die Professionellen und (potenziellen) Patienten auf den verschiedenen Ebenen des Gesundheitswesens und der Pflege, sollte am Rad dieser Entwicklung weiterdrehen?

Es ist ein Irrtum zu glauben es wären die kleinen Dinge, die wir beherrschen und nicht die großen – es ist genau umgekehrt! Den kleinen Unfall können wir nicht verhindern, das winzige Detail, das zum Schicksal wird, wenn du schnell mal zurück läufst, weil du etwas vergessen hast, und dich dieser Moment vor dem Unfall bewahrt – oder einen verursacht. Die größere Ordnung aber, die großen menschlichen Werte, die können wir jeden Tag verwirklichen – und das ist die einzige Ordnung, die uns erreichbar ist.

Anne Michaels, Fluchtstücke

Anhang 1

«Beratung in der Pflege» e. V.: Beratungsverständnis (Bochum, April 2007)

Vorbemerkung

Beratungsbedarf und Beratungsangebote begegnen uns allerorten. Sie durchziehen viele Bereiche unseres sozialen, kulturellen, politischen und wirtschaftlichen Lebens. Wenn im Folgenden die Beratung in der Pflege thematisiert wird, ist nicht die relativ beliebige alltägliche Unterstützung gemeint, wie wir sie häufig spontan im beruflichen und privaten Kontext leisten und selbst annehmen. Der Fokus unseres Konzeptes liegt vielmehr auf der Beratung als integralem Bestandteil professionell erbrachter Pflege. Beratung wird in verschiedenen beruflichen Kontexten und aus unterschiedlichen wissenschaftlichen Perspektiven thematisiert. So finden sich psychoanalytische, systemische, gestalttheoretische u. a. Ansätze. Sie können auch für die pflegerische Beratung relevant sein und sind bei der Erarbeitung des folgenden Textes berücksichtigt worden. Allerdings ist ihre Tauglichkeit immer im Licht der Besonderheiten pflegerischen Handelns einzuschätzen. Der Text versteht sich als Grundsatzpapier, nicht als konkrete Anleitung zur Gestaltung von Beratungsprozessen in der Praxis.

Beratung als Aufgabe der Pflege

In der Pflege gewinnt das Thema Beratung seit Jahren an Bedeutung. Als Teil des beruflichen Selbstverständnisses der Pflege findet sie beispielsweise ihren Niederschlag in den Inhalten der Expertenstandards des Deutschen Netzwerks für Qualitätsentwicklung in der Pflege (DNQP)[135] und den neuen Qualitätsniveaus der Bundeskonferenz zur Qualitätssicherung im Gesundheits- und Pflegewesen (BUKO-QS).[136] Beratung nimmt hier als pflegerisches Angebot einen wichtigen Stellenwert ein. Auch in der Rahmenberufsordnung, die der Deutsche Pflegerat im Jahr 2004 vorgelegt hat, wird Beratung der «Leistungsempfänger» und ihrer

135 z. B. DNQP 2005
136 z. B. BUKO-QS 2006

Bezugspersonen nicht nur als eigenständige Aufgabe professionell Pflegender aufgeführt, es wird darüber hinaus eine Pflicht zur Beratung dieser Personengruppen postuliert.[137]

Die Erlangung von Beratungskompetenz stellt dementsprechend ein wichtiges Ausbildungsziel der pflegerischen Berufsausbildung dar. So findet sich im Krankenpflegegesetz in § 3 Absatz 2 folgende Formulierung:

> Die Ausbildung für die Pflege nach Absatz 1 soll insbesondere dazu befähigen 1. die folgenden Aufgaben eigenständig auszuführen: Beratung, Anleitung und Unterstützung von Patientinnen und Patienten und ihrer Bezugspersonen in der individuellen Auseinandersetzung mit Gesundheit und Krankheit.

Das Altenpflegegesetz gibt in § 3 vor:

> Die Ausbildung in der Altenpflege soll die Kenntnisse, Fähigkeiten und Fertigkeiten vermitteln, die zur selbständigen und eigenverantwortlichen Pflege einschließlich der Beratung, Begleitung und Betreuung alter Menschen erforderlich sind. Dies umfasst insbesondere:
>
> (…)
>
> 8. die Betreuung und Beratung alter Menschen in ihren persönlichen und sozialen Angelegenheiten
>
> (...)
>
> 10. die Anregung und Begleitung von Familien- und Nachbarschaftshilfe und die Beratung pflegender Angehöriger.[138]

Als weiterer Indikator für die Bedeutung von Beratung als pflegerischer Aufgabe findet sich im Kontext des Pflegeversicherungsgesetzes eine Verpflichtung zur Beratung von Pflegebedürftigen und Angehörigen. Zu nennen sind hier die Beratung im ambulanten Bereich gemäß Rahmenempfehlung nach § 132 SGB V, die Beratungseinsätze durch ambulante Pflegedienste bei Bezug von Pflegegeld nach § 37.3 SGB XI, die Beratung pflegender Angehöriger nach § 45 SGB XI und die Arbeit der Pflegeberatungsstellen. Krankenhäuser sind durch die Rahmenempfehlung nach § 112 SGB V ebenfalls zur Beratung der Patienten verpflichtet. Auch wenn Pflege dort nicht explizit genannt wird, muss sie sich als größte Berufsgruppe dieser Beratungspflicht im Krankenhaus stellen.

---

137 Deutscher Pflegerat 2004

138 Ergänzend ist hier auch «die Anleitung, Beratung und Unterstützung von Pflegefachkräften, die nicht Pflegefachkräfte sind», zu nennen.

Es ist also offensichtlich, dass Beratung im beruflichen Selbstverständnis der Pflege zu ihren eigenverantwortlichen Aufgaben gehört, und diese Tatsache inzwischen auch in Ausbildungsinhalten und leistungsrechtlichen Regelungen ihre Entsprechung findet. Pflegefachkräfte sind sowohl autorisiert als auch verpflichtet, Pflegebedürftige und ihre Bezugspersonen zu beraten.[139] Obwohl in der Pflegepraxis Beratungsleistungen bereits häufig erbracht werden, fehlt es bisher an aus der Pflege heraus entwickelten Konzeptionen von Beratung. Als Grundbausteine einer solchen Konzeption werden nachfolgend zunächst drei zentrale Annahmen zur Leiblichkeit des Menschen, zum Gesundheitsverständnis und zur professionellen Beziehung dargestellt. Sie schaffen die Basis für die sich anschließende Beschreibung des Beratungsprozesses.

Leiblichkeit

Der Mensch ist ein Körper-Seele-Geistwesen, dem wir immer in dieser Komplexität begegnen. Diese kategorische holistische Grundannahme überwindet die Addition der als getrennte Einheiten gedachten Einzeldimensionen. Der Begriff des Leibes bezeichnet diese unauflösliche Interdependenz der Dimensionen. Der Mensch zeigt sich niemals nur als Körper, denn er ist wesentlich mehr als ein funktionaler Zusammenhang von anatomischen Strukturen und physiologischen Vorgängen. Er erlebt sich selbst und besitzt eine innere Repräsentation von sich und der Welt: «Ein Leib ist ein wahrnehmender und sich gewahrseiender, sich erinnernder Organismus.»[140] Soentgen führt zum Leibbegriff weiter aus:

> Der Unterschied zwischen Körper und Leib besteht darin, dass der Körper etwas Gegenständliches, Materielles ist: ein Ding. Körper ist das, was wir von uns sehen und tasten können, sich aus Organen zusammensetzt und von der Haut begrenzt wird. Der Leib dagegen ist nicht gegenständlich. Der Leib ist das, was wir von uns spüren: Der Leib *ist* das leibliche Befinden. Was wir spüren sind keine Organe, sondern die sich stetig wandelnden (in den Vordergrund rückenden und wieder verschwindenden) «Leibesinseln». Dieses Spüren ist unwillkürlich und unmittelbar. Der Leib lässt sich nicht gut erklären und lässt sich anderen nicht zeigen.[141]

Der Leibbegriff negiert den Körper als materielle Einheit also nicht, geht aber wesentlich darüber hinaus. Zwar sind in der Pflege der funktionale Körper und das Wissen darüber von großer Bedeutung. Sich aber vorrangig darauf zu konzentrieren, schränkt die Wahrnehmung der Vielgestaltigkeit menschlichen Lebens ein. Die Einsicht von der Leiblichkeit des Menschen erweitert unsere Wahrnehmung, unser Verstehen von Pflegesituationen und der in sie involvierten Personen

---

139 vgl. Becker-Jensen, 2005
140 Rahm et al., 1995, S. 77
141 Soentgen, 1998, S. 16 f.; Hervorhebung im Original

entscheidend. Sie verändert die Beziehung zwischen Pflegenden und Gepflegten. Für das Pflegehandeln eröffnen sich auf diese Weise neue Dimensionen, denn die Wahrnehmung wird auf Phänomene gelenkt, die in pflegerischen Situationen sonst kaum erkennbar sind. Dies kann uns helfen, sie ernst zu nehmen und in den Prozess der Pflege wirkungsvoll einzubeziehen:

> Indem wir den Körper eines Menschen pflegen, berühren wir ebenso seine Emotionen, seine Werte und Vorstellungen vom Leben. Aus diesem Grund können wir auf die Pflege bezogen von leiborientierter Beratung sprechen. Damit wird deutlich, dass Beratung nicht als eine zusätzliche Dienstleistung verstanden werden kann, die bei Bedarf eingesetzt wird, sondern dass wir bereits in der ersten Begegnung uns nicht allein auf den kranken oder beschädigten Körper konzentrieren dürfen, sondern den Menschen in seiner Leiblichkeit wahrnehmen.[142]

Der Mensch ist als leibliches Wesen existenziell in sein soziales und ökologisches Umfeld eingebunden und steht mit ihm in beständigem Austausch, in Ko-respondenz.[143] Er wird in seinem Selbstverständnis, in seinem Fühlen, Denken und Handeln vom Umfeld bestimmt und wirkt gleichzeitig bestätigend und verändernd darauf ein. Der Mensch als leibliches Wesen bewegt sich im Kontinuum von Vergangenheit und Zukunft: Er wird sowohl von seiner individuellen Biografie, historischen Ereignissen usw. als auch von individuellen Zielen, Hoffnungen, gesellschaftlichen Perspektiven usw. geprägt:

> Ko-respondenz vollzieht sich also als Entwicklungs- und Veränderungsprozeß des Leibsubjektes in der Zeit. (Vergangene Erfahrungen werden als Grundlage der Persönlichkeitsstrukturen gespeichert und als Erwartungen in die Zukunft projiziert. Die Menschen ko-respondieren mit ihrer Mitwelt, indem sie wahrnehmen, sich ausdrücken, handeln, Neues schaffen und sich erinnern).[144]

So entwickelt der Mensch eigene soziale bzw. intermentale Welten, ein «eigenes» System. Seine mentalen Repräsentationen sind subjektiv und gleichzeitig durchtränkt von kollektiven Repräsentationen, die wiederum von individuellen sozialen Welten gebildet werden. Jeder Mensch teilt mit anderen bestimmte Sichtweisen auf die Welt, die seine subjektiven Theorien anschlussfähig machen.[145]

Gesundheitliche Veränderungen (wie beispielsweise Krankheiten) sind keine isolierten oder isolierbaren patho-physiologischen Prozesse. Sie sind vielmehr und gleichzeitig Veränderung des leiblichen Bezugs des Menschen zu sich selbst, den Mitmenschen und der Lebenswelt. Diese unauflöslichen Zusammenhänge

142 Koch-Straube, 2005
143 Rahm et al., 1995, S. 88
144 a. a. O.
145 Petzold, 2005, S. 17

sind bei einer professionellen Beratung in der Pflege in jedem Fall zu beachten und zu reflektieren. Beratung heißt daher auch, den Menschen in Ko-respondenz-prozessen zwischen Pflegenden und Gepflegten darin zu unterstützen, zu einem besseren Verständnis seiner selbst im lebensweltlichen Kontext zu finden und seine schöpferischen Kräfte zu stärken.[146]

Gesundheit

Pflege unterstützt Menschen in der Auseinandersetzung mit ihrer Gesundheit unter anderem durch Beratung. Beratung in der Pflege muss dabei auf einem Verständnis von Gesundheit aufbauen, das über den naturwissenschaftlichen Entwurf grundlegend hinausgeht. Das salutogenetische Modell eignet sich für die pflegerische Perspektive in besonderer Weise und bietet Anknüpfungspunkte für Beratung.

Im Gegensatz zu der verbreiteten Vorstellung von einer Dichotomie zwischen Gesundheit und Krankheit, geht die Salutogenese von einem Gesundheitskontinuum aus. Gesundheit wird hier als kontinuierlicher Prozess der Auseinandersetzung zwischen schützenden und belastenden Faktoren verstanden, dessen Ergebnis die Position auf einem Kontinuum bestimmt.[147] Ein Zitat des Begründers der Salutogenese, A. Antonovsky, verdeutlicht die Vorstellung:

> (…) meine fundamentale philosophische Annahme ist, dass der Fluss der Strom des Lebens ist. Niemand geht sicher am Ufer entlang. (…) Es gibt Gabelungen im Fluss, die zu leichten Strömungen oder in gefährliche Stromschnellen und Strudel führen. Meine Arbeit ist der Auseinandersetzung mit folgender Frage gewidmet: «Wie wird man, wo immer man sich in dem Fluss befindet, dessen Natur von historischen, soziokulturellen und physikalischen Umweltbedingungen bestimmt wird, ein guter Schwimmer?»[148]

Es kann also nicht darum gehen, «gesund» zu bleiben, indem man nicht ins Wasser fällt. Jeder Mensch befindet sich bereits im Fluss und arbeitet kontinuierlich daran, sich über Wasser zu halten, indem er sich mit den Bedingungen auseinandersetzt. Auch diese Lebensbedingungen des Menschen sind wiederum auf einem Kontinuum verortet, dessen Endpunkte von Ressourcen und Stressoren gebildet werden. Bei den Ressourcen wird unterschieden zwischen:

- sozialen Ressourcen (Familienverhältnisse, Freundschaften, Nachbarschaft usw.)
- materiellen Ressourcen (finanzielle Ausstattung, Wohnstandard usw.)

146 vgl. Rahm, 2000, S. 87 ff.
147 Antonovsky, 1987; Waller, 1995
148 Antonovsky, 1997, S. 92

- kulturellen Ressourcen (Schulbildung, Ausbildung, Freizeitangebote usw.)
- Traditionsressourcen (Familientradition, Bewusstsein von persönlichen Wurzeln usw.)
- Weltbildressourcen (religiöse Bindung, Überzeugungen usw.).[149]

Stressoren, können unterteilt werden in:

- chronische Stressoren (relativ kontinuierlich wirkende Phänomene, die zu negativen Lebenserfahrungen beitragen; Beispiele sind Armut, soziale Ausgrenzung usw.)
- einschneidende Lebensereignisse (Scheidung, Kündigung, Tod eines Angehörigen usw.)
- alltägliche Widrigkeiten («daily hassles»: Zeitdruck, verlegter Schlüssel usw.).[150]

Die Auseinandersetzung mit den jeweiligen Lebensbedingungen führt zu unterschiedlichen Lebenserfahrungen. Diese wiederum prägen das so genannte «Kohärenzgefühl» als zentraler Komponente des salutogenetischen Gesundheitskonzeptes. Dabei handelt es sich um ein Bündel menschlicher Orientierungen, die von entscheidender Bedeutung für die Gesundheit sind. Es werden drei Komponenten differenziert:

- **Verstehbarkeit:** Das Vertrauen darauf, die Anforderungen des Lebens verstehen, erklären und deuten zu können. Das Ausmaß, «in welchem man interne und externe Stimuli als kognitiv sinnhaft wahrnimmt, als geordnete, konsistente, strukturierte und klare Informationen und nicht als Rauschen – chaotisch, ungeordnet, willkürlich, zufällig und unerklärlich.»[151]
- **Handhabbarkeit:** Das Vertrauen auf die persönliche Handlungskompetenz und Problemlösungsfähigkeit. Die Überzeugung, Bewältigung durch Nutzung der verschiedenen Ressourcen leisten zu können.
- **Sinnhaftigkeit**[152]: Das Leben wird als sinnhaft empfunden. Veränderungen stellen eher Herausforderungen als Belastungen dar. Diese Komponente wird als besonders wichtig für das Kohärenzgefühl erachtet und kann negative Ausprägungen in den beiden anderen teilweise kompensieren.[153]

---

149 angelehnt an Plümer, 1995, S. 44
150 vgl. Antonovsky, 1997, S. 44 f.
151 Antonovsky, 1997, S. 34
152 Dieser Bezeichnung von Bengel et al. (1998) wird hier der Vorzug gegeben vor dem Begriff «Bedeutsamkeit» aus Antonovsky, 1997 (vgl. Klettke, 2003, S. 33).
153 Antonovsky, 1997, S. 37; Bengel et al., 1998, S. 30

Das positive Ende des Gesundheitskontinuums ist gleichbedeutend mit einer starken Ausprägung des Kohärenzgefühls, während das andere Ende als «Demoralisierungsgefühl» bezeichnet worden ist: Eine Grundeinstellung, die von geringem Selbstwertgefühl, Hilflosigkeit, Hoffnungslosigkeit und Angst charakterisiert ist. Hier heißt es eher «Welt gestaltet mich» als «ich gestalte Welt», wie es bei einem starken Kohärenzgefühl der Fall ist.[154]

Insgesamt betont das salutogenetische Konzept die subjektiven Anteile des Menschen und bietet zahlreiche Anknüpfungspunkte für Beratung in der Pflege. Undeutlich ist, inwieweit das Kohärenzgefühl noch im fortgeschrittenen Lebensalter weiterentwickelt und beispielsweise in Beratungsprozessen beeinflusst werden kann. Während Antonovsky davon ausgeht, dass die Ausbildung des Kohärenzgefühls mit rund 30 Lebensjahren abgeschlossen ist und eine Veränderbarkeit lediglich noch im Kontext radikaler Lebensveränderungen vermutet, mehren sich in den letzten Jahren Anzeichen dafür, dass auch im fortgeschrittenen Alter Weiterentwicklungen wahrscheinlich sind.[155]

Beziehung

Das Selbstbestimmungsrecht des Klienten[156] ist Ausgangspunkt der professionellen Beziehung. Jeder Mensch hat das Recht, sein Leben nach eigenem Ermessen selbst zu gestalten. Er ist Experte für seine eigene Situation, seine Bedürfnisse, Probleme und Ressourcen und verfügt über ein individuelles Repertoire subjektiver Theorien, Erfahrungen und Bewältigungsoptionen. Es ist von einer grundsätzlichen Handlungs- und Entscheidungsautonomie jedes Menschen auszugehen.[157] Aufgrund besonderer Umstände, wie beispielsweise einer Verschlechterung des Gesundheitszustands, können Menschen in Situationen «defizitären Handlungssinns»[158] geraten. «Handlungs- und Deutungsunfähigkeit»,[159] in der die bewährten individuellen Bewältigungsmuster versagen, kann die Folge sein. Es gilt dennoch auch in dieser Situation, dass die Autonomie der Lebenspraxis zu respektieren ist.[160]

Pflegende begegnen Klienten immer in individuellen Situationen. Es ist entscheidend, sich bewusst zu machen, dass die Situation eines Klienten nicht mit einer objektiv gegebenen Konstellation identisch ist. Daher kann sie nicht allein

---

154 Heffels, 2003, S. 108
155 Hintermair, 2003; Straube, 2006
156 Solche geschlechtsspezifischen Formulierungen dienen der Lesbarkeit und schließen selbstverständlich immer beide Geschlechter ein.
157 Dewe et al., 1995
158 Weidner, 1995, S. 328
159 Dewe et al., 1995, S. 139
160 Oevermann, 1996

auf der Basis externer Beobachtung erfasst werden. Von zentraler Relevanz ist die subjektive Bedeutung der Situation für den Klienten, Bedeutung konstituiert seine Situation. Sie muss «*vom Subjekt her*» begriffen werden.[161] Für die Beratung in der Pflege gilt es daher, «*jeder Situation die eigene Gestalt zu belassen, sie als solche zu erkennen und im Kontext mit dem aufgefundenen Bedeutungsgehalt zu beantworten*»[162] Dazu ist es erforderlich, die Situation gemeinsam mit dem Klienten zu erschließen, um das Theorie- und Erfahrungswissen der Pflegenden zu dieser einzigartigen Konstellation in Beziehung setzen zu können. Die Beschäftigung mit der jeweiligen Situation des Klienten, so wie er selbst sie sieht, ist Ausgangspunkt jeder Beratung.

Ein wesentlicher Gesichtspunkt bei der Beratung im Rahmen pflegerischen Handelns ist die Abkehr von der Vorstellung eines Expertentums des Professionellen, dessen Aufgabe darin besteht, dem Klienten aufgrund seiner fachlichen Expertise Verhaltensanweisungen zu erteilen. Stattdessen ist der Klient gleichwertiger Dialogpartner. Jede Bevormundung durch den Berater verbietet sich. Beratung zielt nicht darauf ab, Veränderungen in bestimmte, vom Beratenden definierte Richtungen zu erreichen, sondern dient als Unterstützungsleistung, die (Selbst-)Veränderung ermöglicht. Die von Ko-respondenz getragene Bearbeitung einer Krise mit dem Ziel der Wiederherstellung der Handlungsautonomie kennzeichnet die professionelle Arbeit. Beratung in der Pflege – wie auch die Pflege insgesamt – entspricht damit denselben Anforderungen an Professionalität wie andere höhere personenbezogene Dienstleistungen.[163]

Die professionelle Pflege begegnet dieser Anforderung durch die Anwendung der Methode des Pflegeprozesses, die ihre grundlegende denk- und handlungsstrukturierende Arbeitsmethode ist. Der Pflegeprozess stellt eine systematische Verknüpfung von konsensorientierter Interaktion und Problembearbeitung dar. Pflegende und Klienten werden als Personen betrachtet, die ihre jeweilige Expertise in die Interaktion einbringen: Die Pflegenden ihre Fachlichkeit und ihr Erfahrungswissen, die Klienten hingegen ihr Wissen, ihre Lebenserfahrungen und Überzeugungen, ihre erprobten Bewältigungsstrategien und ihre Emotionalität. Auf der Basis dieser Kompetenzen arbeiten sie verständigungsorientiert an der Lösung pflegerelevanter Probleme, indem sie diese gemeinsam definieren, Ziele und Maßnahmen planen und die Wirksamkeit der Bemühungen gemeinsam evaluieren.[164]

---

161 Markowitz, 1979, S. 16
162 Schöniger/Zegelin-Abt, 1998, S. 308; die Formulierung bezieht sich auf den Pflegeprozess, hat aber ebenso Gültigkeit für den Beratungsprozess.
163 Oevermann, 1996; vgl. Habermas' Theorie des kommunikativen Handelns (1981)
164 Ashworth et al., 1987, S. 35

Beratung ist als integraler Bestandteil des Pflegeprozesses zu verstehen.[165] Für beide gelten die oben aufgezeigten Prinzipien der Professionalität (Respektierung der Entscheidungsautonomie des Klienten, Interaktions- und Konsensorientierung). Die Integration von Beratung in den Pflegeprozess fördert die Möglichkeiten Pflegender, indem sie den Menschen in seiner Leiblichkeit wahrnehmen und die Beziehung entsprechend gestalten hilft.

Folgerungen für die Beratung in der Pflege

Aus diesen Annahmen zu Leiblichkeit, Gesundheit und Beziehung können verschiedene Folgerungen für die Beratung in der Pflege abgeleitet werden:

1) Die Integration von Beratung in die Pflege schützt und fördert das Selbstbestimmungsrecht des Klienten. Sie ist nicht direktiv, sondern versteht sich als Prozessberatung. Diese Beratung ist ergebnisoffen, begleitend und eher fragend als antwortend.
2) Die Situation des Klienten und seine subjektive Sicht ist Ausgangspunkt des Beratungsprozesses.
3) Auch wenn Beratung im Dialog mit einer einzelnen Person ihren Ausgangspunkt hat, ist das Umfeld des Klienten stets zu berücksichtigen und nach Bedarf einzubeziehen.
4) Beratung in der Pflege ist leiborientiert. Es wird vermieden, sich vorrangig auf die physischen Aspekte von Krankheit oder Behinderung zu konzentrieren. Die Beratung bezieht alle für die jeweilige Situation relevanten Dimensionen menschlichen Seins ein und berücksichtigt dabei sowohl die sozialen Kontexte, als auch biografische Gegebenheiten und Zukunftserwartungen des Klienten.
5) Pflege beansprucht dabei nicht die Zuständigkeit für alle Themen des Lebens. Kristallisationspunkt jeder Beratung in der Pflege bleibt die Förderung und der Erhalt von Gesundheit. Dabei folgt sie dem salutogenetischen Gesundheitsverständnis und legt den Schwerpunkt der Beratung auf die Förderung der jeweils individuell vorhandenen Ressourcen.

Der Beratungsprozess

Die bisherigen Darstellungen vermitteln das grundlegende Verständnis einer Beratung im Kontext der Pflege. Diese Annahmen erfordern eine entsprechende Gestaltung des Beratungsprozesses, der im Folgenden in seinen wesentlichen Phasen skizziert wird:[166]

---

165 Koch-Straube, 2001, S. 128–135

166 vgl. Rahm, 2000, S. 124 ff.; Koch-Straube, 2001, S. 118 ff. Die Unterteilung des Prozesses in einzelne Phasen ist analytischer Natur und dient der Beschreibung. In der Praxis sind diese Phasen häufig nur schwer voneinander zu trennen.

- **Die Beziehung aufbauen (Initialphase)**
  Ausgangspunkt eines jeden Beratungsprozesses ist eine schwierige bzw. eine als schwierig empfundene oder eingeschätzte Situation des Klienten bzw. seiner Bezugspersonen. Sie haben das Recht auf Beratung durch professionelle Pflegende, ihre Inanspruchnahme beruht jedoch seitens der Klienten auf Freiwilligkeit.[167] Eine gelingende Beratung setzt ein von Vertrauen getragenes Arbeitsbündnis voraus. Eine Vertrauensbasis aufzubauen, ist daher das zentrale Anliegen dieser ersten Phase. Darüber hinaus geht es um eine Verständigung über den «Gegenstand» der Beratung einschließlich einer Präzisierung der Fragestellung. Den Abschluss dieser Phase bildet die implizite oder explizite Vereinbarung, das angesprochene Thema gemeinsam zu bearbeiten.

- **Die Situation klären (Aktionsphase)**
  In dieser Phase wird das Thema in seinen verschiedenen Dimensionen entfaltet. Mit geeigneten Beratungsmethoden kann es in seinen biografischen und sozialen Kontext gestellt werden. Emotionale, kognitive und somatomotorische Anteile eines inneren oder äußeren Konfliktes werden deutlich. So entsteht für den Klienten und seinen Berater ein vielgestaltiges Bild des Themas und eine differenzierte und tiefe Einsicht in die Zusammenhänge einer als problematisch erscheinenden Situation.

- **Die Einsichten reflektieren, Entscheidungen treffen, Lösungen finden (Integrationsphase)**
  Das vom Berater methodisch unterstütze Nachempfinden und Überdenken des in der Aktionsphase Erlebten führt zu neuen Erkenntnissen über die Situation, zu neuen Deutungen und sich verändernden Einstellungen. Auf dieser Basis kann nun eine Entscheidung getroffen werden.

- **Neues erproben (Neuorientierungsphase)**
  In dieser Phase werden die gewonnenen Einsichten in die eigene Situation integriert und die möglichen Veränderungsschritte mithilfe von Imaginationen und – wenn möglich – mithilfe von verhaltens- und realitätsorientierten Übungen erprobt. Diese Vorwegnahme zukünftiger Einstellungen und Verhaltensweisen dient der Verankerung und Absicherung. An dieser Stelle sind auch Formen der Unterstützung wie Information, Schulung und Anleitung zu verorten, die häufig synonym mit der Bezeichnung «Beratung» verwendet werden. Der Berater teilt dabei sein Wissen mit dem Klienten und ermöglicht oder erleichtert Bewältigung.

167 siehe Becker-Jensen, 2005

Der Beratungsprozess dient insbesondere dazu:

- «die im Prozess des Krankseins entstehenden Lebensthemen und Probleme anzusprechen und zu verstehen
- Krisen und Konflikte bewusst wahrzunehmen, gegebenenfalls zu bewältigen
- unabwendbare Veränderung und Einschränkung anzunehmen
- Wissens- und Handlungsstrategien zu erlangen
- Entscheidungen zu treffen – und letztlich zu einer befriedigenden Lebensweise trotz Krankheit, Behinderung oder Alter zu finden.»[168]

Beratungskompetenz

Professionelle Beratung, die von Pflegenden erbracht wird und die in der beschriebenen Art und Weise in die Pflegearbeit integriert ist, bedarf bestimmter Voraussetzungen. Diese bestehen insbesondere in den Wissensbeständen und persönlichen Kompetenzen der beratenden Person. Sie sind sowohl in der Aus- und Weiterbildung zu erwerben als auch im Verlauf einer reflektierten Berufspraxis. Erkenntnisse und Methoden aus anderen Feldern der beruflichen Beratung können in angepasster Form auf das Feld der Pflege übertragen werden. Wichtige Voraussetzungen für Beratung in der Pflege sind:

- Kenntnisse der theoretischen Grundlagen der Beratung
- die methodische Kompetenz, einen Beratungsprozess zielorientiert und systematisch zu gestalten
- die Fähigkeit, den Klienten und seine Situation leiblich wahrzunehmen
- die Bereitschaft und Fähigkeit, die Perspektive des Klienten einzunehmen und Empathie zu entwickeln, ohne das Bewusstsein «getrennter Identitäten» aus dem Auge zu verlieren[169]
- die Bereitschaft, Intuition zu entwickeln und sie in angemessener Weise für das Verstehen von Situationen einzusetzen
- die Fähigkeit, die relevanten Wissensbestände, Informationen, Handlungsanleitungen und Erfahrungen in angemessener Weise mit dem Klienten zu teilen.

Solche Kompetenzen sind heute in der Regel noch nicht ausreichend entwickelt. Daher gelingt es noch zu wenig, Beratungsbedarfe zu erkennen und Beratungs-

168 Koch-Straube, 2005, S. ###
169 vgl. Bischoff-Wanner, 2002, S. 272 f.

prozesse zu bewältigen. Eine gezielte Förderung des Erwerbs bzw. der Vertiefung solcher Kompetenzen stellt eine der zentralen Herausforderungen an die pflegerischen Aus-, Fort- und Weiterbildung dar. Es reicht nicht aus, Beratung als Aufgabe der Pflege zu formulieren, wenn nicht gleichzeitig die dazu notwendigen Kompetenzen gefördert werden. Ähnliches gilt für die Herstellung von Arbeitsbedingungen, die eine Gestaltung von Beratungsprozessen in der beruflichen Praxis unterstützen, statt sie zu behindern, wie dies heute noch weitgehend der Fall ist.

Arbeitsdefinition «Beratung in der Pflege»

Unter «Beratung in der Pflege» verstehen wir eine in den Pflegeprozess integrierte, von Pflegefachkräften mit Beratungskompetenz eigenverantwortlich erbrachte Form der Unterstützung. Sie ist eine leiborientierte, also dem Menschen in all seinen Dimensionen, mit seinem Umfeld und seiner Biografie begegnende Beratung. «Beratung in der Pflege» dient der Förderung der Gesundheit und zielt, orientiert am salutogenetischen Modell, auf die Stärkung individueller Ressourcen. Sie versteht sich als nondirektive Beratung gleichwertiger Personen, in deren Verlauf der Klient eigene Entwicklungs- und Entscheidungsprozesse bewältigen kann. Ausgangspunkt ist die Situation des Klienten, durch deren gemeinsame Klärung und Reflexion eine Neuorientierung, Entscheidungsfindung und erweiterte Handlungsfähigkeit entsteht.

Anhang 2

Ein Beispiel aus der integrierten Pflegebildung

Beratung als elementarer Bestandteil der Pflegeausbildung – curriculare und didaktische Impulse

Gabriele Becker-Jensen

Vortrag (gekürzt) 18.11.2005 in Bochum, Veranstalter: Beratung in der Pflege e. V. und Berufsgenossenschaftliche Kliniken Bergmannheil in Bochum
Eine berufspolitische Stellungnahme leitet das Thema ein: Bereits im vorherigen Krankenpflegegesetz kam dem Ausbildungsziel «Beratung und Anleitung zu gesundheitsförderndem Verhalten» eine besondere Bedeutung zu. Eine grundsätzliche Einschränkung bestand jedoch darin, den damaligen professionell Pflegenden grundsätzlich nur eine verantwortliche Mitwirkung am Behandlungsprozess zuzugestehen. Vielleicht lag darin auch einer der Gründe, warum Beratung in der täglichen Pflege so wenig Umsetzung erfuhr.

Wem Beratung als Aufgabe zugewiesen wird, dem wird im gleichen Atemzug auch inhaltliche Kompetenz zugeschrieben. Mit der Aufnahme der Beratung in den Kanon der eigenverantwortlichen Tätigkeiten wird deutlich markiert, dass Pflegende nicht nur etwas mitzuteilen haben, sondern dass sie auch eindeutig autorisiert sind, dieses zu tun – im Gegensatz zu vorher. Insofern liegt in dieser Neuerung des Krankenpflegegesetzes auch eine hohe **emanzipatorische** Bedeutung für die Weiterentwicklung des Pflegeberufs.

Frau Prof. Dr. Koch-Straube begründet in ihren Publikationen sehr nachvollziehbar, aus welchen Gründen Beratung zu einem holistisch ausgerichteten Pflegeauftrag gehört. Über körpernahe Arbeiten, die Nähe zum aktuellen Alltag, der für den jeweilig betroffenen Menschen eine Ausnahmesituation darstellt, entsteht ein «dichter Kontakt» zum psychosozialen Erleben des Pflegebedürftigen, der diese Arbeitsbeziehung als eine besondere kennzeichnet. Wir können daher gedanklich gut mitgehen, wenn sie von einem offenen Beratungsangebot spricht, das dem zu Pflegenden im gleichberechtigten Dialog gemacht wird.

Auch was die Möglichkeit auf praktische Umsetzung anbelangt, die in Anbetracht der zum Teil sehr knappen personellen Ausstattung der pflegerischen Abteilungen oft kritisch gesehen wird, verfolgen wir in der Performanz unserer Ausbildungsgrundsätze den Ansatz der nachhaltigen Annäherung.

Das gilt insbesondere für unsere Bildungsziele, anhand derer unsere spezifische Betrachtung des Themas Beratung deutlich werden soll.

Herleitung des Themas aus den Bildungszielen der integrierten Pflegeausbildung am Campus Kiel

Am Bildungszentrum für Gesundheitsfachberufe am Campus Kiel haben wir zusammen mit Frau Kerstin Schönlau und Frau Prof. Margot Sieger von September 2001 bis Anfang 2004 ein eigenes Curriculum für die integrierte Pflegeausbildung entwickelt, das innerhalb dieses Jahres noch eine grundständige Revision erfahren hat. Wir haben ein modularisiertes Ausbildungssystem entworfen, dem acht Bildungsziele als definierte Werteorientierung vorangestellt sind (Schönlau/Sieger, 2003, S. 39).

Hieraus ergeben sich die Basiskategorien unserer Pflegeausbildung wie die **Professionelle Beziehungsgestaltung**, das **Lernen in Eigenverantwortung**, die **Innere Stabilität** als Voraussetzung von Pflege und die **Prozessgesteuerte Problemlösung** in der Pflege. Innerhalb dieser Normen werden die Bedingungen der Möglichkeit von Beratung in der Pflege kenntlich gemacht. Es werden also a priori die förderlichen und notwendigen beruflichen Haltungen angesprochen, die auch den Beratungsbegriff für uns inhaltlich determinieren.

Ich habe die Bildungsziele gezielt analysiert hinsichtlich der Bezugspunkte zum Thema Beratung, das hier jedoch nicht explizit verankert ist. Ich verrate Ihnen, dass ich persönlich während der Phase der curricularen Konstruktion dafür gestritten habe, Beratung hier mit aufzunehmen. Vielleicht kennen Sie das: Wenn einem ein Thema wichtig ist, dann möchte man es an jeder möglichen Stelle betonen. Es gab jedoch Gründe, davon abzusehen, die mir erst jetzt, wo ich diesen Vortrag schreibe, wirklich einsichtig werden.

Sie im Verein für Beratung in der Pflege sprechen von dem Ziel, Beratung im Berufsfeld der Pflegenden zu verankern, und genau da ist dieses Thema auch didaktisch richtig verortet, also im Bereich der beruflichen Qualifikationen. Das Abstraktionsniveau der Bildungsziele wäre zur Benennung praxisbezogener Aufgabenfelder zu hoch, und so habe auch ich im Nachhinein ein Einsehen. Das bedeutet nicht, dass Beratung in unseren Bildungszielen ein Schattendasein fristet. Es finden sich zahlreiche Bezugspunkte, und diese möchte ich Ihnen jetzt im Einzelnen vorstellen.

Die **Präambel** unserer Bildungsziele beinhaltet zwei zentrale Grundlagen: Besonders zu betonen wäre die **Autonomie des Subjekts**, was unter anderem bedeutet, Situationen unter Berücksichtigung des Aushandelns zu gestalten. Beratung ist damit als Angebot zu sehen, über dessen Umsetzung der Patient allein entscheidet. Wir folgen damit also dem Ansatz des Vereins «Beratung in der Pflege», Respekt vor der Selbstbestimmung des Einzelnen als Grundlage für den Beratungsprozess zu betrachten.

Zusätzlich fordert die Präambel unserer Bildungsziele das **In-Kontakt-Sein mit den realen Gegebenheiten**, was in diesem Zusammenhang bedeutet, dass Themen angesprochen werden, deren Relevanz dem Patienten bereits zugänglich ist bzw. verstehbar gemacht wurde. Weiterhin entscheidet über den Beratungserfolg, ob die herausgearbeiteten Ziele vom Ratsuchenden als anstrebenswert und umsetzbar erlebt werden.

Beispiel: Eine medizinisch gut informierte Raucherin, die ihren Zigarettenkonsum als unproblematisch empfindet und bereit ist, alle Folgen dieses Verhaltens in Kauf zu nehmen, wird sicherlich eher beratungsresistent sein bzw. selbst den Zeitpunkt des Aufhörens bestimmen wollen.

Die Einschätzung des richtigen Beratungszeitpunktes ist also zu leisten, an dem sich der Patient auf eine neue Erfahrung einlassen kann. Das kann ein ganz sensibles Thema sein, besonders wenn es beispielsweise um die Bereitschaft geht, die Folgen einer Krankheit in das weitere Leben zu integrieren (vgl. Koch-Straube, 2001, S. 177).

Inwiefern nun die Bildungsziele im Einzelnen das Thema Beratung auf der Objektebene aspektieren, möchte ich im Folgenden aufzeigen und so das Bild von Beratung modellieren, wie es innerhalb der integrierten Pflegeausbildung am Campus Kiel entworfen und auf den Weg gebracht wurde. Hierzu machen wir nun einen «Ausritt» durch die Auswahl an Bildungszielen, in denen Beratungsaspekte enthalten sind.

Bildungsziel B: Ich und das Gegenüber

Betrachtet man dieses Ziel durch die «Beratungsbrille», sieht man hier einen Hinweis auf die oben beschriebene **situative Günstigkeit des Beratungszeitpunktes**. Weiterhin kann durch die Betonung der **Fähigkeiten** des Gegenübers eine Ressourcenorientierung im Sinne einer **ganzheitlichen Gesundheitsberatung** umgesetzt werden, die Selbstheilungskräfte ermittelt und fördert.

Eine anzubahnende angemessene **Entscheidung** bedingt die Notwendigkeit einer verantwortungsbewussten, organisierten Reflexion, die eventuell im Rahmen einer **Beratung** getroffen werden kann.

Der Hinweis auf die Umsetzung neuer **pflegerischer Handlungsfelder** bringt die **Anerkennung von Beratung als originären Auftrag** mit sich (s. **Abb. 4**).

Bildungsziel B: Ich und das Gegenüber (Kinder)

Die Mittel zur Verwirklichung von Entwicklungsförderung bei Kindern können sehr vielfältig sein und müssen **nicht aktive Intervention**, sondern können genauso gut «**sein lassen**» bedeuten im Sinne von Maria Montessori. Einer gezielten Förderung könnte möglicherweise eine Beratung für die Eltern des Kindes oder für das Kind selbst vorausgehen, um genau jene **Ziele**, die verfolgt werden sollen, **diskursiv abzustimmen** (s. **Abb. 5**).

Bildungsziel D: Ich und die Profession

Sofern es im Beratungsprozess auch um Wissensvermittlung geht, sollten die weitergegebenen **Erkenntnisse aktuell** sein. Ideal wäre es außerdem, wenn die oder der Ratsuchende auf eine **Motivation der Pflegeperson** treffen würde, aus der sich eine positive Beratungssituation gestalten ließe. Das tatsächliche Beratungsanliegen des Gegenübers sollte systematisch in den Blick genommen und bearbeitet werden, was beinhaltet, Themen **sinnvoll zu begrenzen** und das Gegenüber nicht zu überfordern (s. **Abb. 6**).

Fazit: Beratung soll kein Forum der Selbstdarstellung sein, die Regie liegt in der Bedürfnislage des Ratsuchenden.

- Die/der Lernende nimmt die Situation seines Gegenübers wahr und erkennt dessen Not, aber auch seine Fähigkeiten.
  Sie/er trifft die der Sache und der Person angemessenen Entscheidungen und trägt die Folgen.
  - Die/der Lernende kann pflegerische Handlungsfelder im Gesundheits- und Sozialwesen unterscheiden und ausfüllen.

Abbildung 4: Ich und das Gegenüber

- Die/der Lernende versteht Kindheit und Jugendalter als gesellschaftlich-kulturelle Größe und verwirklicht das Recht der Kinder und Jugendlichen auf Entwicklung.
  - Sie/er kann die kognitive, psychomotorische und emotionale Entwicklung eines Kindes nach pflegespezifischen Gesichtspunkten einschätzen und gezielt fördern.

Abbildung 5: Ich und das Gegenüber (Kinder)

- Die/der Lernende besitzt ein Pflegebewusstsein im Blick auf aktuelle Ergebnisse der Pflegeforschung, Entwicklung der Pflegewissenschaft und berufspolitische Tendenzen.
  - Sie/er behält ihre/seine Neugierde und Lust am Lernen, Entdecken und Erklären.
  - Sie kann spezifische Informationsquellen erschließen, auswählen und entsprechend einer Fragestellung anwenden.

Abbildung 6: Ich und die Profession

- Die/der Lernende fühlt sich verantwortlich und kann sich positionieren in einer multiprofessionellen und arbeitsteilig organisierten Institution.
  - Sie kann sich interdisziplinär und konstruktiv mit der Situation des Patienten auseinandersetzen und ein gemeinsames Ziel mit ihm ermitteln.

Abbildung 7: Ich und die Institution (Team, Patient)

- Die/der Lernende übernimmt Mitverantwortung für die Gestaltung der zwischenmenschlichen Beziehungen und der ökonomischen, politischen, gesellschaftlichen und soziokulturellen Verhältnisse.
  - Sie setzt in jeder Arbeitssituation alle Ressourcen unter Abwägung ökologischer und ökonomischer Bedingungen im Sinne des Patienten verantwortungsvoll ein.

Abbildung 8: Ich und die Außenwelt

Bildungsziel E: Ich und die Institution

Hier wurde verankert, die **berufliche Verantwortung** für Beratung **wahrzunehmen**, das heißt, sensibel zu sein für ein gutes Gesprächsklima und sich entsprechend einzubringen. Außerdem wird durch das Betonen eines **gemeinsamen Ziels** der Anspruch einer **Subjektorientierung** hervorgehoben (s. **Abb. 7**).

Bildungsziel G: Ich und die Außenwelt

Dieses Bildungsziel gibt gleichzeitig einen Hinweis auf die **modulare Verankerung** von Beratung: Das Thema wird innerhalb des Moduls **Professionelle Beziehungen** bearbeitet. Beratung kann als **organisiertes Element von Beziehungsgestaltung** gesehen werden. Das wird später näher erläutert (s. **Abb. 8**).

Wenn hier von verantwortungsvollem Ressourcenumgang gesprochen wird, dann sind primär materielle Ressourcen gemeint. Richtet man jedoch das Augenmerk auf die **personalen Ressourcen** des Patienten, dann geht es darum, in der Beratungssituation Fähigkeiten einzubinden, jedoch **nicht zu überfordern**.

Zunächst wird kurz skizziert, wie wir uns dem Beratungsbegriff definitorisch annähern und in welcher Weise die genannten Aspekte der Bildungsziele hier wirksam werden.

Interpretation des Beratungsbegriffs

Beratung ist in den seltensten Fällen gleichzusetzen mit «Rat geben», sondern verfolgt nach unserer Auffassung die Intention, das Gegenüber zu befähigen, selbst für sich eine Lösung zu finden. Im Bewusstsein und in Kenntnis unterschiedlicher Paradigmen verstehen wir diesen Prozess somit primär als einen Lernweg für den Einzelnen. Das Ziel wäre eine weiterentwickelte Problemlösekompetenz. Innerhalb einer allgemeinen **definitorischen Bestimmung** würden wir Beratung sehen als

> zwischenmenschlicher Prozess, in welchem eine Person in und durch die Interaktion mit jemand anderem (der Beraterin/dem Berater) mehr Klarheit gewinnt über eigene Probleme und deren Bewältigungsmöglichkeiten. (Rechtien et al., 2000)

Beratung setzt ein vertrauensvolles Verhältnis voraus. Grundsätzlich kann man Vertrauen im menschlichen Miteinander als ein Verzichten auf Sicherheiten verstehen (vgl. Rippberger, 1998). Dadurch soll die Komplexität des menschlichen Miteinanders auf ein gewisses, vielleicht erträgliches Maß reduziert werden, wenn man den Einsichten Niklas Luhmanns folgen will (vgl. Luhmann, 1973).

In den helfenden Berufen wird dieses Vertrauen natürlich gesetzlich untermauert durch die Regelungen der Schweigepflicht im Strafgesetzbuch. Damit erfährt der ethische Wert des Vertrauens eine komplexe Absicherung. Dieser Sachverhalt wird unseren Lernenden gleich zu Beginn der Ausbildung im Kontext der professionellen Kontaktaufnahme vermittelt. Er wird dadurch begründet, dass sich in der helfenden Beziehung fremde Menschen begegnen unter Bedingungen, in denen Macht zunächst einmal ungleich verteilt ist. Wir versuchen zum einen, diesen Unterschied über die klare Orientierung am Subjekt abzufedern, betrachten aber die gesetzliche Schweigepflicht zusätzlich als «organisierten Vertrauensvorschuss», der sich auf der Beziehungsebene positiv auswirkt und damit auch eine Grundlage für Beratung bildet.

Modulare Einbindung

Auf der Planungsebene wird jetzt konkretisiert, innerhalb welcher Modulstrukturen das **Thema Beratung verortet** ist. Unser Lehrplan ist mittels unterschiedlicher Abstraktionsebenen spiralig aufgebaut. Ähnliche Inhalte werden in zunehmender

Vertiefung und Abstraktion als Voraussetzung eines neuen Lerngegenstands wieder aufgegriffen.

Konstruktionsgrundsätze des spiraligen Curriculums
Vier Prinzipien:

- vom leicht Verstehbaren zum Komplexen
- vom Physiologischen zum Pathologischen
- vom Allgemeinen zum Speziellen (Regeln → Fall → Situation)
- von jungen zu älteren Menschen (lebenschronologisch).

Modul 1: Abstraktionsebenen
Eine inhaltliche Einführung in das Thema erfolgt am Anfang des vierten Semesters. Wir bewegen uns dann auf der zweiten Abstraktions- und Vertiefungsebene des Moduls «Professionelle Beziehungen». Diesen Themenbereich haben wir «Beziehungen gestalten» genannt (s. **Abb. 9**).

Die beiden folgenden Abbildungen zeigen den inhaltlichen Kontext, in dem Beratung steht und die Grobziele des Themas (s. **Abb. 10** und **11** auf S. 230).

Methodische Impulse und Transfer

Exemplarisch: Methoden der ersten Unterrichtseinheit
Die Unterrichtseinheit beginnt mit einer **Diskussion**, über die wir eine hohe Aufmerksamkeit bei den Lernenden erreichen konnten. Innerhalb eines normativen Legitimationsansatzes des Beratungsthemas über das Krankenpflegegesetz 2004 beschäftigen sich die Teilnehmerinnen und Teilnehmer mit folgenden Fragen:

- Wie kann der Beratungsauftrag **verantwortungsbewusst wahrgenommen werden**?
- Welche neuen **beruflichen Handlungsfelder** eröffnen sich?
- Welche **berufspolitischen Auswirkungen** lassen sich insgesamt ableiten?

Anschließend folgt ein **Lehrervortrag** zur Abgrenzung der Begriffe Beratung und Therapie, es werden verschiedene Beratungskonzepte und -ansätze vorgestellt. Weiterhin werden die Intentionen von Beratung, Anleitung und Schulung miteinander abgeglichen.

Vertiefungs- bzw. Abstraktionsgrade:

- I-1 Kontakt aufnehmen
- I-2 Beziehungen gestalten
- I-3 Beziehungen reflektieren und bewerten.

Abbildung 9: Modul I: Professionelle Beziehungen

	Themenbereich 2: Beziehungen gestalten	Std.soll	GKP	MNW	GSW	RPW
1.	**Kommunikationsabläufe im Pflegealltag**					
	Mitarbeiterbesprechung, Formen der Übergabe, ärztliche Visite	6	6			
	Der pflegerische Informationsaustausch mit dem Patienten	4	4			
2.	**Beratung**					
	Beratungskonzepte	4			4	
	Patientenedukation: Patienten als Experten ihrer Krankheit	2				2
	Praktische Übung: Umsetzung des Beratungsansatzes z. B. Beratung von Eltern bzw. Angehörigen	4	4			
3.	**Das fremde Gegenüber**					
	Einstellungen, Vorurteile, Stereotype ...	4			4	
	Der Kulturbegriff	2			2	
	Eigene kulturelle Identität, Reflexion vorhandener Muster	2			2	
	Besonderheiten der Pflege in anderen Kulturkreisen	6	6			
	Transkulturelle Pflege nach Madeleine Leininger	4	4			

Abbildung 10: Modul I: Professionelle Beziehungen

Beratungskonzepte:
Die/der Lernende kann Beratung und Therapie voneinander abgrenzen, zum Beratungsbegriff Stellung nehmen und kennt verschiedene Beratungskonzepte.

Patientenedukation: Patienten als Experten ihrer Krankheit
Die/der Lernende sieht das Krankheitserleben des Patienten als Basis des Pflegehandelns und folgt einer pflegerischen Denklogik, die eine Beteiligung von Patienten an Entscheidungsprozessen umsetzt und fördert.

Praktische Übung: Umsetzung des Beratungsansatzes
Die/der Lernende kann einen Beratungsablauf strukturiert umsetzen und reflektieren, hierbei bereits bekannte Gesprächsführungstechniken anwenden und weiter vertiefen.

Abbildung 11: Beratung: Grobziele der Unterrichtseinheiten

In einer nächsten Unterrichtsphase werden Gesprächsführungskonzepte **aktualisiert**, die auf der ersten Abstraktionsebene des Moduls «Professionelle Beziehungen», also ganz zu Beginn der Ausbildung, vermittelt und geübt worden waren. Dazu gehören die Regeln der themenzentrierten Interaktion von Ruth Cohn, das Modell des vierohrigen Empfängers von Friedemann Schultz von Thun.

Besonderen Wert legen wir auch auf eine nicht-direktive Gesprächshaltung im Sinne der klientenzentrierten Gesprächsführung nach Carl Rogers. Zum Beispiel wird das Instrumentarium des aktiven Zuhörens innerhalb des Beratungskonstrukts gezielt eingesetzt.

Die Auffrischung dieser Gesprächsführungskonzepte erfolgt spielerisch anhand kleiner Übungseinheiten, die wir uns zum Teil bei der letzten Präsentation unserer Erstkursschüler abgeschaut haben. Am Ende des ersten Halbjahres präsentieren die Lernenden vor den Kollegen der Praxis auf oft sehr kreative Weise ihren Wissenszuwachs. Bei dieser Gelegenheit sahen wir z. B. eine Umsetzungsvariante des vierohrigen Empfängers, die uns gut gefiel…

Die abschließende **Reflexion** erfolgt anhand des Alltagsthemas «Rauchen». Es sollte die Beratungsbereitschaft bei den Rauchern unter den Lernenden ermittelt werden. Daran soll deutlich werden, ob überhaupt ein Problembewusstsein besteht, was für den Erfolg einer Beratung entscheidend sein kann.

In der nächsten beiden Stunden werden dann unterschiedliche «Fälle» angeboten, zu denen in kleinen Lerngruppen in verteilten Rollen beraten wird: Die Zuhörer geben ein regelgeleitetes ein Feedback (s. **Abb. 12**).

1) **Transfer von Beratungsprozessen innerhalb des Moduls «Beratung anwenden»:** Praktische Übungsphasen innerhalb eines ausgewählten Anwendungsbereiches stellen den Transfer sicher. Wir haben hierfür den Modulbereich der

Diskussion:
Beratungsauftrag verantwortungsbewusst wahrnehmen
Neue berufliche Handlungsfelder, berufspolitische Auswirkungen

Lehrervortrag:
Begriffe Beratung und Therapie, Beratungskonzepte

Aktualisierung:
Gesprächsführungskonzepte

Reflexion:
Erfahren der situativen Günstigkeit des Beratungszeitpunkts

Abbildung 12: Exemplarisch: Methoden der ersten Unterrichtseinheit (Konzept: Christiane Lettner)

Stoffwechselprozesse ausgewählt, in dem der Beratungsbedarf real besteht und bereits so etabliert ist, dass es hier sogar ausgebildete Berater gibt. Themen wie gesunde Ernährung, Obstipationsgefährdung oder Kontinenztraining sind Beratungsanlässe und damit Handlungsfelder, die sich anbieten, didaktisch zum Lernfeld aufbereitet zu werden.

2) **Parallele berufliche Entwicklung Pflegender und Lehrender zur Umsetzung des Beratungsauftrags:** Interessanterweise erfährt in diesem Punkt nicht nur das Aufgabenprofil und die Verantwortung Pflegender eine deutliche Akzentuierung; parallel hierzu entwickelt sich auch die berufliche Rolle der Unterrichtenden von der lehrerzentrierten Instruktion zur schülerzentrierten Konstruktion von Lerneinheiten, was insbesondere über das selbstorganisierte Lernen umgesetzt wird. Lehrerinnen und Lehrer werden damit selbst zu Beratern, die eine dementsprechende berufliche Haltung vorleben und dadurch im Idealfall ein Lernen am Modell ermöglichen. Das allein reicht natürlich nicht aus, um Beratung als Thema hinreichend zu vermitteln. Allerdings liegt darin die Chance, dass der Aufbau, die Notwendigkeit und die Wirkung nichtdirektiver Prozesse, die das Entdecken eigener Lösungen initiieren, von den Lernenden selbst erlebt und verinnerlicht werden können.

Literatur

Abt-Zegelin, Angelika (Hrsg.). (2007). Patienteninformationszentren als pflegerisches Handlungsfeld. Hannover

Abt-Zegelin, Angelika (2000). Neue Aufgabe für die Pflege: Patientenedukation. In: Die Schwester der Pflege, 39. Jg. 1/2000, S. 56–59

Abt-Zegelin, Angelika; Huneke, Michael J. (1999). Grundzüge einer systematischen Pflegeberatung. In: PR-Internet 1/99, S. 11–18

Achterberg, Jeanne (1993). Die Frau als Heilerin. Die schöpferische Rolle der heilkundigen Frau in Geschichte und Gegenwart. Bern

Aldridge, David (Hrsg.) (2003). Music Therapy World. Musiktherapie in der Behandlung von Demenz. Norderstedt

Andrews, Margaret; Boyle, Joyceen (2001). Transcultural Concepts in Nursing Care. Philadelphia

Antonovsky, A. (1987). Unravelling the mystery of health: How people manage stress and stay well. San Francisco

Antonovsky, A. (1997). Salutogenese: Zur Entmystifizierung der Gesundheit. Tübingen

Ashworth, P.; Bjorn, A.; Déchanoz, G.; Delmotte, L.; Farmer, E.; Kordas, A.; Kristiansen, E.; Kyriakidou, E.; Slajmer-Japelj, M.; Sorvettula, M.; Stankova, M. (1987). People's needs for nursing care: A European study. Kopenhagen

Bachmair, Sabine et al. (1989). Beratung will gelernt sein. Weinheim

Bachmann, Sandra (2000). Beratung in der Kinderkrankenpflege – Eine empirische Untersuchung zu den Erwartungen von Eltern chronisch kranker Kinder. Diplomarbeit im Studiengang Pflegepädagogik. Katholische Fachhochschule Nordrhein-Westfalen, Abteilung Köln (unveröffentlicht)

Bartel, Dorothee; Rüschenschmidt, Ingrid (1999). Praxisrelevante Aspekte interkultureller Pflege im Krankenhaus. Diplomarbeit im Studiengang Pflege an der Evangelischen Fachhochschule Rheinland-Westfalen-Lippe. Bochum (unveröffentlicht)

Bauer, Annemarie; Bauer, Ulrike (1990). Macht und Kränkung als Korrelate pflegender Berufe, Supervisions- und Balinterfahrungen mit Krankenschwestern und -pflegern. In: Pühl, Harald. Handbuch der Supervision. Berlin, S. 464–476

Bauer, Joachim (2005). Warum ich fühle, was du fühlst. Intuitive Kommunikation und das Geheimnis der Spiegelneuronen. Hamburg

Bauer, Joachim (2006). Prinzip Menschlichkeit – Warum wir von Natur aus kooperieren. Hamburg

Beck, Ulrich (1983). Jenseits von Stand und Klasse? Soziale Ungleichheiten, gesellschaftliche Individualisierungsprozesse und die Entstehung neuer sozialer Formationen und

Identitäten. In: Kreckel, P. (Hrsg.). Soziale Ungleichheiten, Sonderband 2 der Sozialen Welt. Göttingen, S. 35–74

Beck, Ulrich (1986). Risikogesellschaft – Auf dem Weg in eine andere Moderne. Frankfurt a. M.

Becker-Jensen, G. (2005). Beratung als elementarer Bestandteil der Pflegeausbildung – curriculare und didaktische Impulse. Vortrag anlässlich des Fachforums des Vereins Beratung in der Pflege am 18. November 2005 in Bochum

Becker, Wolfgang; Meifort, Barbara, Bundesinstitut für berufliche Bildung (Hrsg.) (1994). Pflegen als Beruf: ein Berufsfeld in der Entwicklung. Gütersloh

Belardi, Nando (1996). Beratung. Eine sozialpädagogische Einführung. Weinheim

Belardi, Nando et al. (1999). Beratung. Eine sozialpädagogische Einführung. Weinheim

Bengel, J.; Strittmatter, R.; Willmann, H. (1998). Was erhält Menschen gesund? Antonovskys Modell der Salutogenese – Diskussionsstand und Stellenwert. Köln

Benner, Patricia (1994). Stufen zur Pflegekompetenz – From Novice to Expert. Bern (Originalausgabe 1984)

Biege, Bernd (2000). Helfer unter Hitler. Das Rote Kreuz im Dritten Reich. München

Bischoff, Christiane (1992). Frauen in der Krankenpflege. Zur Entwicklung von Frauenrollen und Frauenberufstätigkeit im 19. und 20. Jahrhundert. Frankfurt a. M.

Bischoff-Wanner, Christiane (1997). Berufskonstruktion der Krankenpflege im 19. Jahrhundert. In: Bundesausschuss der Länderarbeitsgemeinschaften der Lehrerinnen und Lehrer für Pflegeberufe (Hrsg.). Bildung und Pflege. Stuttgart

Bischoff-Wanner, C. (2002). Empathie in der Pflege. Bern, Göttingen, Toronto, Seattle

Blanz, Bernd (1994). Die psychischen Folgen chronischer Krankheiten im Kindes- und Jugendalter. In: Petermann, Franz (Hrsg.). Chronische Krankheiten bei Kindern und Jugendlichen. Berlin, München, S. 11–28

Boeger, Annette; Pickartz, Andrea (1998). Die Pflege chronisch Kranker in der Familie. In: Pflege 6/98, S. 319–323

Böhle, Fritz; Brater, Michael; Maurus, Anna (1997). Pflegearbeit als situatives Handeln. Ein realistisches Konzept zur Sicherung von Qualität und Effizienz. In: Pflege 10: 1, S. 18–22

Braun, Helmut (1992). Spannungsfeld Vernetzung: Altenarbeit zwischen Egoismen und Kooperation. In: Braun, Helmut; Bruder, Jens; Dierl, Reinhard; Veelken, Ludger; Werner, Hansjörg (Hrsg.). Vernetzung in Altenarbeit und Altenpolitik. Probleme und Perspektiven in der neuen Bundesrepublik. Köln

Bräutigam, Christoph (2000). Professionelles Situationsverstehen im Pflegeprozess. Ein analytischer und phänomenologischer Zugang im Vergleich. Diplomarbeit im Studiengang Pflege an der Evangelischen Fachhochschule Rheinland-Westfalen-Lippe. Bochum (unveröffentlicht)

Bräutigam, Christoph (2002). Professionelles Situationsverstehen im Pflegeprozess. Ein analytischer und phänomenologischer Zugang im Vergleich. In: Denken & Handeln. Schriftenreihe der Evangelischen Fachhochschule Rheinland-Westfalen-Lippe. Bochum, Band 44

Bräutigam, Christoph; Bergmann-Tyacke, Inge; Rustemeier-Holtwick, Annette; Schönlau, Kerstin; Sieger, Margot (2005). Verstehen statt Etikettieren. In: Pflege & Gesellschaft 2/05, S. 83–89

Brearley, Gill; Birchley, Peter (1995). Beratung und Gesprächsführung bei Krankheit und Behinderung. Berlin

Brearley, Gill; Birchley, Peter (1997). Beratung und Gesprächsführung. Berlin, Wiesbaden
Bright, Ruth (1984). Musiktherapie in der Altenhilfe. Stuttgart
Bruder, Jens (1997). Wenn der Geist schwindet – senil Demente in der Familie. In: Dörner, Klaus; Egetmeyer, Albrecht; Koenning, Konstanze (Hrsg.). Freispruch der Familie. Bonn
Brunner, Ewald Johannes; Schönig, Wolfgang (Hrsg.) (1990). Theorie und Praxis von Beratung. Freiburg
Bruns-Neumann, Erdmut (2006). Das Erleben von Eltern nach der Frühgeburt ihres Kindes. In: Pflege. 19. Jg., Heft 3, S. 146–155
Buber, Martin (1992). Das dialogische Prinzip. Gerlingen
Budnik, Birgitt (1999). Pflegeplanung – leicht gemacht. München
Buijssen, Huub (1997). Die Beratung von pflegenden Angehörigen. Weinheim
BUKO-QS (Bundeskonferenz zur Qualitätssicherung im Gesundheits- und Pflegewesen) (2006): HYPERLINK «http://www.buko-qs.de/pdf/QN_III_Stand_130306.pdf» http:// www.buko-qs.de/pdf/QN_III_Stand_130306.pdf (Download am 15. Juni 2006)
Bundesministerium für Familie, Senioren, Frauen und Jugend (2005): Fünfter Bericht zur Lage der älteren Generationen der Bundesrepublik Deutschland, Bericht der Sachverständigenkommission. Berlin.
Bundesministerium für Familie, Senioren, Frauen und Jugend (2006): Erster Bericht über die Situation der Heime und die Betreuung der Bewohnerinnen und Bewohner. Berlin.
Burnard, Philip; Morrison, Paul (1991). In: Nurse Education Today 11/1991, S. 104–109
Busse-Widmann, Petra (2005). Alltagsbelastungen und Folgen für die berufliche Entwicklung von Eltern chronisch kranker Kinder am Beispiel Diabetes mellitus. Dissertation vorgelegt an der Medizinischen Fakultät der Ludwig-Maximilians-Universität zu München
Canabbio, Mary M. (1998). Praxishandbuch Patientenschulung und -beratung. Wiesbaden
Collatz, Jürgen (2006). Armut bei älteren Migranten. IKoM Newsletter 4/2006.
Corbin, Juliet M.; Strauss, Anselm L. (1993). Weiterleben lernen: Chronisch Kranke in der Familie. München
Corbin, Juliet, M. (1995). Chronicity and Trajectory Framework (WZB-Paper P 94–202). Berlin, Wissenschaftszentrum für Sozialforschung
Daly, Barbara J. (1997). Der Umgang mit chronisch Kranken im Krankenhaus. In: Funk, Sandra. G. et al. (Hrsg.). Die Pflege chronisch Kranker. Bern, S. 33–42
Darmann, Ingrid (2000). Anforderungen der Pflegeberufswirklichkeit an die kommunikative Kompetenz von Pflegekräften. In: Pflege 2000, 13, S. 219–225
Darmann, Ingrid (2000). Kommunikative Kompetenz in der Pflege. Stuttgart
Dash, Kimberly. et al. (1996). Discharge Planning for the Elderly. New York
Deutscher Pflegerat (2004). Rahmenberufsordnung. HYPERLINK «http://www.deutscher-pflegerat.de/pdfs/Rahmenberufsordnung.pdf» http://www.deutscher-pflegerat.de/pdfs/Rahmenberufsordnung.pdf (Download am 15.5.2006)
Deutsches Institut für angewandte Pflegeforschung e.V. (Hrsg.) (2006). Pflegekurse im Blickpunkt. Hannover.
Deutsches Kinderkrebsregister (2005). Jahresbericht www.kinderkrebsregister.de
Deutsches Netzwerk für Qualitätsentwicklung in der Pflege (Hrsg.) (2000–2006). Nationale Expertenstandards in der Pflege zu den Themen: Dekubitusprophylaxe, Entlassungsmanagement, Schmerzmanagement, Sturzprophylaxe, Förderung der Harnkontinenz. Osnabrück

Deutsches Netzwerk für Qualitätsentwicklung in der Pflege (Hrsg.) (2004). Expertenstandard «Entlassungsmanagement in der Pflege». Osnabrück

Dewe, B.; Ferchhoff, W.; Scherr, A.; Stewe, G. (1995 Ç). Professionelles soziales Handeln: Soziale Arbeit im Spannungsfeld zwischen Theorie und Praxis. Weinheim

Diekmann, Juliane (2006). Kursleiter besser ausbilden. In: Forum Sozialstation, Nr. 141, Juli/August 2006: 40–41.

Döhner, Hanneli (2001). Information und Beratung – Ein Beitrag zur Gesundheitsförderung und -versorgung. In: Zeitschrift für Gerontologie und Geriatrie 34/2001, S. 48–55

Doll, Axel; Hummel-Gaatz, Sonja (2006). Lernfeld Beratung in der Pflege. PrinterNet 04, S. 206–217

Domenig, Dagmar (Hrsg.) (2001). Transkulturelle Pflege. Handbuch für Lehre und Praxis. Bern.

Domscheid, Stefan; Wingenfeld, Klaus (1996). Pflegeüberleitung in NRW. In: Institut für Pflegewissenschaft an der Universität Bielefeld (Hrsg.). Bielefeld

Dörner, Klaus; Plog, Ursula (1996). Irren ist menschlich: Lehrbuch der Psychiatrie, Psychotherapie. Bonn

Dornheim, Jutta (1997). Unterschiedliche Kulturbegriffe und ihre Bedeutung für Theorien der transkulturellen Pflege. In: Uzarewicz, Piechotta. Transkulturelle Pflege. Berlin, S. 11–32

DQNP (Deutsches Netzwerk für Qualitätsentwicklung in der Pflege) (Hrsg.) (2005). Expertenstandard Sturzprophylaxe in der Pflege. Osnabrück

Eisler, Peter (1991). Berühren aus Berührtsein in der Integrativen Leibtherapie. In: Integrative Therapie, H. 1–2, S. 85–116

Eiwanger, Gisela (1999). Patientenbefragung zur Entlassung. In: Die Schwester/Der Pfleger, 38. Jahrg. Nr. 2, S. 134–136

Emmerich, Dirk; Hotze, Elke; Moers, Martin (2006). Beratung in der ambulanten Pflege. Seelze.

Emshoff, Gerda (2000). Probleme des Sorge-Begriffs in der Pflegetheorie von Patricia Benner und Judith Wrubel unter besonderer Berücksichtigung der geschlechtsspezifischen Arbeitsteilung. In: Pflege und Gesellschaft 3/2000, S. 76–81

Engel, Frank; Nestmann, Frank; Sickendiek, Ursel (2006). Theoretische Konzepte der Beratung. In: Schaeffer, Doris; Schmidt-Kähler, Sebastian (Hrsg.). Lehrbuch Patientenberatung. Bern, S. 93–126

Erikson, Erik (1965). Kindheit und Gesellschaft. Stuttgart (Orig. Ausg. 1950)

Ewers, Michael; Schaeffer, Doris; Ose, Dominik (2006). Aufgaben der Patientenberatung. In: Schaeffer, Doris; Schmidt-Kaehler, Sebastian. Lehrbuch der Patientenberatung. Bern, S. 153–175

Fadimann, Anne (2000). Der Geist packt dich und du stürzt zu Boden. Ein Hmong-Kind, seine westlichen Ärzte und der Zusammenprall zweier Kulturen. Berlin.

Fagermoen, May Solveig (1999). Humanismus und Fürsorge. In: Kollak, Ingrid; Kim, Hesook Suzie (Hrsg.). Pflegetheoretische Grundbegriffe. Bern, S. 197–222

Fatzer, Gerhard; Eck, Klaus D. (Hrsg.) (1990). Supervision und Beratung. Ein Handbuch. Köln

Fierdag, Andreas (1999). Ein Ansprechpartner müsste eigentlich immer vor Ort sein – Erwartungen von Krebspatienten an die Pflege im Krankenhaus. In: Moers, Martin;

Schiemann, Doris; Schnepp, Wilfried (Hrsg.). Pflegeforschung zum Erleben chronisch Kranker und alter Menschen. Bern
Flick, Uwe; Kardorff, Ernst von; Steinke, Ines (Hrsg.) (2000). Qualitative Sozialforschung. Ein Handbuch. Reinbek
Fried, Erich (1989). Gründe. Berlin
Froehlich, Maren (2001). Der Stellenwert der Beratung in der stationären Altenpflege. Diplomarbeit im Studiengang Pflege an der Evangelischen Fachhochschule Rheinland-Westfalen-Lippe. Bochum (unveröffentlicht)
Gauss, Uta (1996). Bildungsplan Pflege ‹mit System› – Eckdaten für eine Neuordnung der Ausbildung, In: Bundesausschuss der Länderarbeitsgemeinschaften der Lehrerinnen und Lehrer für Pflegeberufe. Tagungsband – 6. Bundestagung. Bocholt, S. 115–117
Gebert, Diether (1991). Organisation. In: Flick, Uwe et al. (Hrsg.). Handbuch qualitative Sozialforschung. München, S. 299–302
Gehrke, Ulrika (1998). Zur Expansion kinderkrankenpflegerischer Handlungsfelder. Historische und gesundheitliche Voraussetzungen. In: Berufsverband für Kinderkrankenschwestern und Kinderkrankenpfleger (BKK) e. V. (Hrsg.). Zielsetzung und Kompetenzsicherung in der Kinderkrankenpflege. Neuss, S. 8–15
Geißler, Karlheinz A. (2000). Vom Beten zur Beratung ohne Ende. In: Supervision 2/2000, S. 36–40
Gennaro, Susan; Brooten, Dorothy; Klein, Audrey; Stringer, Marilyn; York, Ruth; Brown, Linda (1979). Die Kosten von niedrigem Geburtsgewicht. In: Funk, Sandra G. (Hrsg.). Die Pflege chronisch Kranker. Bern
Geschäftsstelle der Pflegekonferenz des Kreises Soest (2002). Qualitätsstandard Beratungseinsatz nach § 37.3 SGB XI. Soest.
Gesetz über die Berufe in der Krankenpflege (KrPflG) (2003). Bundesgesetzblatt, Teil 1, Nr. 36
Gesetz zur strukturellen Weiterentwicklung der Pflegeversicherung (Pflege-Weiterentwicklungsgesetz) vom 14.3.2008.
Giesecke, Wiltrud (2001). Erwachsenenpädagogische Prämissen für die Ausbildung. In: Sieger, Margot. Pflegeberufliche Bildung. Manuskript, Veröffentlichung 2001. Bern
Gill, Winfried; Mantej, Waltraud (1997). Die Sozialvisite – mehr als eine Pflegeüberleitung. In: Pflege aktuell 6/97, S. 376–380
Gillis, Angela J. (1995). Wenn der Geist noch nicht willig ist … In: Krankenpflege/Sons Infirmiers 11/95, S. 8–12
Gittler-Hebestreit, Norbert (2006). Pflegeberatung im Entlassungsmanagement. Hannover
Glaser, Barney G.; Strauss, Anselm L. (1995). Betreuung von Sterbenden. Göttingen
Glaser, Barney G.; Strauss, Anselm L. (1974). Interaktion mit Sterbenden. Göttingen
Görres, Stefan (1996). Pflegewissenschaft. Herausforderung für Forschung – Innovation für die Praxis. In: Görres, S. et al. Pflegewissenschaft in der Bundesrepublik Deutschland. Bremen, S. 62–67
Görres, Stefan; Böckler, Anita et al. (2004). Innovative Potentiale und neue Handlungsfelder für zukünftige Dienstleistungen in der Pflege. In: Pflege, Nr. 2, S. 15–112
Gröning, Katharina (2001). Qualität in der Pflege als Problem der Organisationskulturen. In: Pflegemagazin 1/2000, S. 38–47
Großmaß, Ruth (1997). Paradoxien und Möglichkeiten Psychosozialer Beratung. In: Nestmann, Frank (Hrsg.). Beratung. Bausteine für eine interdisziplinäre Wissenschaft und Praxis. Tübingen

Grotensohn, Christine (1998). Integration von Eltern. In: Hoehl, Mechthild; Kullick, Petra. (Hrsg.). Kinderkrankenpflege und Gesundheitsförderung. Stuttgart, S. 62–68

Günnewig, Johannes (1997). Der Motor läuft nicht ohne Sprit! In: Projektgruppe Subjektive Krankheits- und Gesundheitskonzepte. FHS Frankfurt a.M. (Hrsg.). Die Kunst patientenorientierter Pflege. Frankfurt a. M. S. 293–303

Habermann, Monika (1992). Viel Schmerz oder das Mamma Mia Syndrom. In: Pflege, Band 5, Heft 1, S. 34–40

Habermas, Jürgen (1976). Zur Rekonstruktion des historischen Materialismus. Frankfurt a. M.

Habermas, Jürgen (1981). Theorie Kommunikation des Handelns. 2 Bände. Frankfurt a.M.

Habermas, J. (1981). Theorie des kommunikativen Handelns. Frankfurt a. M.

Harktemeyer, Johannes; Harktemeyer, Martina (2005). Die Kunst des Dialogs – Kreative Kommunikation entdecken. Stuttgart

Harris, Roland; Klie, Thomas; Ramin, Egbert (1995). Heime zum Leben, Wege zur bewohnerorientierten Qualitätssicherung. Hannover

Heffels, W. M. (2003). Pflege gestalten: Eine Grundlegung zum verantwortlichen Pflegehandeln. Frankfurt a. M.

Heimerl, Katharina; Heller, Andreas (2005). Daheim Sterben. Palliative Kultur im Pflegeheim. Freiburg

Heller, Andreas; Heimel, Katharina; Husebö, Stein (Hrsg.) (2000). Wenn nichts mehr zu machen ist, ist noch viel zu tun. Freiburg

Henderson, Virginia (1997). Das Wesen der Pflege. In: Schaeffer, Doris; Moers, Martin, Steppe, Hilde, Meleis, Alaf (Hrsg.). Pflegetheorien, Beispiele aus den USA. Bern, S. 39–54

Herber, Oliver Rudolf (2005). Klinische und psychosoziale Aspekte bei Epidermolysis bullosa. Eine umfangreiche Analyse relevanter Literatur. Dorsten

Hintermair, M. (2003). Das Kohärenzgefühl von Eltern stärken – eine psychologische Aufgabe in der pädagogischen Frühförderung. Frühförderung interdisziplinär, 22/2003, S. 61–70

Hirsch, Rudolf D. (1990). Psychotherapie im Alter. Bern

Holoch, Elisabeth (1998). Gestaltungsräume. Berufliche Kompetenzen von Kinderkrankenschwestern und Kinderkrankenpflegern. In: Berufsverband für Kinderkrankenschwestern und Kinderkrankenpfleger (BKK) e.V. (Hrsg.). Zielsetzung und Kompetenzsicherung in der Kinderkrankenpflege. Neuss, S. 42–49

Hösel–Brunner, Gabriele; Herbig, Christina (1998). Das Pflegeberatungsverständnis von Pflegefachkräften: Die Unterschiede zwischen ambulantem und stationärem Bereich sind beachtlich. In: Pflegezeitschrift 10/98, S. 779–782

Hovland, Carl et al. (1969). Überzeugung durch aktive Beteiligung. In: Irle, Martin. Texte aus der experimentellen Sozialpsychologie. Neuwied

Hulskers, Harry; Niederer-Frei, Irene (1997). Pflegeexpertin/Pflegeexperte als Beraterin/Berater. In: Pflege, 10:80-85

Hundenborn, Gertrud, Knigge-Demal, Barbara (1999). Curriculare Rahmenkonzeptionen. Zum Begriff von Pflegesituationen und ihren konstitutiven Merkmalen. Ausdifferenzierung von Berufssituationen und Generierung von Qualifikationen. Perspektiven. In: Teil 5 des Zwischenberichts der Landeskommission zur Erstellung eines landeseinheitlichen Curriculums als empfehlende Ausbildungsrichtlinie für die Kranken- und Kinderkrankenpflegeausbildung. Im Auftrag des Ministeriums für Frauen, Jugend, Familie und Gesundheit Landes Nordrhein-Westfalen. Düsseldorf

Hüper, Christa; Hellige, Barbara (2007). Professionelle Pflegeberatung und Gesundheitsförderung für chronisch Kranke. Frankfurt a. M.

Hüther, Gerald (1999). Biologie der Angst – Wie aus Stress Gefühle werden. Göttingen

Institut für angewandte Sozialforschung (Humanität) (1980). Zur Humanität im Krankenhaus, Bundesminister für Arbeit und Sozialarbeit (Hrsg.). Bonn, Bad Godesberg

Internet – Service Texte online des Instituts für Erwachsenenbildung: http://www.die-bonn.de/publikationen/online-texte/index.asp.

Jaeggi, Eva (1995). Zu heilen die zerstoßenen Herzen – Die Hauptrichtungen der Psychotherapie und ihre Menschenbilder. Reinbek

Johnson, Dorothy E. (1997). Das Verhaltensmodell. In: Schaeffer, Doris; Moers, Martin; Steppe, Hilde; Meleis, Alaf (Hrsg.). Pflegetheorien, Beispiele aus den USA. Bern, S. 151–161

Joosten, Marly (1993). Die Pflege-Überleitung. 2., erweiterte Auflage. Herdecke

Kalpaka, Annita (1998). Von Elefanten auf Bäumen. In: Forum für Kinder- und Jugendarbeit 4/98, S. 6–16

Käppeli, Silvia (Hrsg.) (1993). Pflegekonzepte – Gesundheits-, entwicklungs- und krankheitbezogene Erfahrungen. Bern

Kellnhauser, Edith; Schewior-Popp, Susanne (1999): Ausländische Patienten besser verstehen. Stuttgart

Kiepenheuer, Kaspar (1995). Wie Kinder ihre Krankheit erleben. In: Häberle, Heide; Niethammer, Dietrich. (Hrsg.). Leben will ich jeden Tag. Leben mit krebskranken Kinder und Jugendlichen – Erfahrungen und Hilfen. Freiburg im Breisgau

Kim, Hesook Suzie (1999 a). Holismus. In: Kollak, Ingrid; Kim, Hesook Suzie. Pflegetheoretische Grundbegriffe. Bern, S. 163–181

Kim, Hesook Suzie (1999 b). Existentialistische Phänomenologie. In: Kollak, Ingrid; Kim, Hesook Suzie. Pflegetheoretische Grundbegriffe. Bern, S. 183–196

King, Imogene M. (1997). Ein systemischer Bezugsrahmen für die Pflege. In: Schaeffer, Doris; Moers, Martin: Steppe, Hilde: Meleis, Alaf (Hrsg.). Pflegetheorien, Beispiele aus den USA. Bern, S. 182–195

Kipp, Johannes; Trilling, Angelika (Hrsg.) (2006). Kunst-, Musik- und Tanztherapie im Alter. Themenheft der Fachzeitschrift: Psychotherapie im Alter, Nr. 2

Kitwood, Tom (2002). Demenz: Der Personzentrierte Ansatz im Umgang mit verwirrten Menschen. 2., unveränderte Auflage. Bern

KKF- Pflege-Versicherungsgesetz Handbuch (1996). Altötting

Klettke, N. (2003). Gesundheit und Krankheit in Gelsenkirchen: Entwicklung einer Rahmenkonzeption für den städtischen Gesundheitsbericht. Diplomarbeit im Studiengang Pflege an der EFH Rheinland-Westfalen-Lippe. Bochum

Klie, Thomas (1998). Pflegeversicherung Einführung. Lexikon, Gesetzestexte, Nebengesetze, Materialien. Hannover

Klug-Redmann, Barbara (1996). Patientenschulung und -beratung. Wiesbaden

Knelange, Christel; Schieron, Martin (2000). Beratung in der Pflege – als Aufgabe erkannt und professionell ausgeübt? In: Pflege und Gesellschaft, 1/2000, S. 4–11

Knigge-Demal, Barbara (1999). Die kognitive Entwicklungstheorie nach Piaget. In: Holoch, Elisabeth; Gehrke, Ulrika; Knigge-Demal, Barbara; Zoller, Elisabeth (Hrsg.). Lehrbuch

Kinderkrankenpflege. Die Förderung und Unterstützung selbstpflegebezogenen Handelns im Kindes- und Jugendalter. Bern, S. 155–169
Knipping; Cornelia (Hrsg.) (2006). Lehrbuch Palliative Care. Bern
Koch-Straube, Ursula (1997). Fremde Welt Pflegeheim – Eine ethnologische Studie. Bern
Koch-Straube, Ursula (1999). Ich weiß nicht, was soll das bedeuten ... Supervision im Altenpflegeheim. In: Organisationsberatung, Supervision. Clinical Management, Jg. 3/1999, S. 213–223
Koch-Straube, Ursula (2000). Beratung in der Pflege – eine Skizze. In: Pflege und Gesellschaft, 1/2000, S. 1–3
Koch-Straube, U. (2001). Beratung in der Pflege. Bern, Göttingen, Toronto, Seattle
Koch-Straube, Ursula (1996). Zum Umgang mit der Angst in der Pflege. In: Görres, Stefan et al. (Hrsg.). Pflegewissenschaft in der Bundesrepublik. Bremen, S. 345–353
Koch-Straube, Ursula (2002). Qualität im Altenpflegeheim – eine bewohnernahe Perspektive. In: Igel, Gerhard et al. (Hrsg.). Qualität in der Pflege. Betreuung und Versorgung von pflegebedürftigen alten Menschen in der stationären und ambulanten Altenhilfe. Stuttgart, S. 147–158
Koch-Straube, Ursula (2003). Beratung in der Pflege. In: Pflege und Gesellschaft (Sonderausgabe zur Fachtagung 2002) Das Originäre in der Pflege entdecken – Pflege beschreiben, erfassen, begrenzen. Frankfurt a. M., S. 81–88
Koch-Straube, Ursula (2004). Zumutungen. In: Henze, Karl-Heinz, Piechotta (Hrsg.). Brennpunkt Pflege – Beschreibungen und Analysen von Belastungen des pflegerischen Alltags. Frankfurt a. M., S. 219–226
Koch-Straube, Ursula (2005 a). Lebenswelt Pflegeheim. In: Schroeter, Klaus R.; Rosenthal, Thomas (Hrsg.). Soziologie der Pflege – Grundlagen, Wissensbestände und Perspektiven. Weinheim, S. 211–226
Koch-Straube, U. (2005 b). Neunzehn Semester «Beratung in der Pflege». EFH Aktuell Februar HYPERLINK «http://www.efhbochum.de/deutsch/aktuell/efhaktuell/aktuell/aktuell1.html» http://www.efhbochum.de/deutsch/aktuell/efhaktuell/aktuell/aktuell1.html (Download am 11.5.2006)
Kollak, Ingrid; Kim, Hesook Suzie (Hrsg.) (1999). Pflegetheoretische Grundbegriffe. Bern
Krankenhausgesetz des Landes NRW vom 16. Dez. 1998 – In: Rehborn, Helmut (2000). Gesetze des Landes NRW – Textsammlung. München
Krappmann, Lothar (1973). Soziologische Dimensionen der Identität. Stuttgart
Kriz, Jürgen (1985). Grundkonzept der Psychotherapie. München
Kroll, Thilo; Petermann, Franz (1993). Was kranke Kinder brauchen. Hilfen für den Alltag mit chronisch kranken Kindern. Freiburg
Kübler-Ross, Elisabeth (1996). Kinder und Tod. Zürich
Kühnert, Sabine (1996). Qualitätssicherung durch Aus-, Fort- und Weiterbildung. In: Klie, Thomas (Hrsg.). Pflegeversicherung und Qualitätssicherung in der Pflege. Melsungen
Lateinisch-deutsches Schulwörterbuch (1887). Leipzig
Leininger, Madeleine (1998). Kulturelle Dimensionen menschlicher Pflege. Freiburg im Breisgau
Lévinas, Emmanuel (1989). Humanismus des anderen Menschen. Hamburg
Lévinas, Emmanuel (1999). Der Anblick des Gesichts. In: Stäblein, Ruthard (Hrsg.). Glück und Gerechtigkeit. Moral am Ende des 20. Jahrhunderts. Frankfurt a. M., S. 213–218

Levine, Myra E. (1997). Die Erhaltungsprinzipien der Pflege. In: Schaeffer, Doris; Moers, Martin; Steppe, Hilde; Meleis, Alaf (Hrsg.). Pflegetheorien, Beispiele aus den USA. Bern, S. 123–139

Liedtke, Dieter; Wanjura, Marlies (1990). Projekt: Beratungspfleger. Deutsche Krankenpflege Zeitschrift 8/90, S. 566–574

London, Fran (2003). Informieren, Schulen, Beraten. Praxishandbuch pflegebezogener Patientenedukation. Bern

Loo van der, Hans; Reijen van, Willem (1997). Modernisierung Projekt und Paradox. München (Originalausgabe 1990 Muiderberg)

Lubkin, Ilene Morof; Jeffrey, Janet (2002). Chronische Schmerzen. In: Lubkin, Ilene Morof (Hrsg.). Chronisch Kranksein. Bern, S. 247

Luhmann, Niklas (1973). Vertrauen. Stuttgart

Maltetzke, Gerhard (1996). Interkulturelle Kommunikation. Opladen

Maslow, Abraham H. (1988). Motivation und Persönlichkeit. Olten

Mattmüller, Ursula (1995). Pflegeberatung bei Schwerpflegebedürftigkeit. Ein Projekt der Techniker-Krankenkasse in Zusammenarbeit mit dem DBfK. In: Pflege aktuell, 12/1995, S. 823–826

Mead, Georg Herbert (1968). Geist, Identität und Gesellschaft. Frankfurt (Originalausgabe Chicago 1934)

Markowitz, J. (1979). Die soziale Situation: Entwurf eines Modells zur Analyse des Verhältnisses zwischen personalen Systemen und ihrer Umwelt. Frankfurt a. M.

Medizinischer Dienst der Spitzenverbände der Krankenkassen e.V. – MDS – (2005): Grundlagen der MDK-Qualitätsprüfungen in der ambulanten Pflege. Essen.

Meifort, Barbara (1992). Ausbildungssituation in der Altenpflege. Problemlagen und Lösungsansätze. In: Kuratorium Deutsche Altershilfe. Personalsituation in der Altenhilfe – heute und morgen. Tagungsbericht. Köln

Meinhold, Marianne (1988). Sozio-ökologische Konzepte – alternative Grundlagen für Familienarbeit. In: Hörmann, G.; Körner, W. (Hrsg.). Familie und Familientherapie. Opladen, S. 253–287

Meleis, Alaf (1997). Die Theorieentwicklung in den USA. In: Schaeffer, Doris; Moers, Martin; Steppe, Hilde; Meleis, Alaf (Hrsg.). Pflegetheorien, Beispiele aus den USA. Bern, S. 17–37

Meleis, Alaf (1999). Pflegetheorien – Gegenstand, Entwicklung und Perspektiven des theoretischen Denkens in der Pflege. Bern

Metzger, Martina; Zielke-Nadkarni, Andrea (1998). Von der Heilerin zur Pflegekraft. Geschichte der Pflege. Stuttgart

Meyer, Jörg Alexander (1996). Der Weg zur Pflegeversicherung: Positionen – Akteure – Politikprozesse. Frankfurt a. M.

Mertin, Matthias; Müller, Irene; Beier, Jutta (2005). Der Begriff Beratung in der Pflege. In: Pflegezeitschrift Nr. 2, S. 4

Michaels, Anne (1999). Fluchtstücke. Hamburg

Ministerium für Arbeit, Gesundheit und Soziales des Landes Nordrhein-Westfalen (1997). Qualitätssicherung durch Beratung in der Pflege. Tagungsdokumentation. Dortmund

Moers, Martin; Schiemann, Doris; Schnepp, Wilfried (Hrsg.) (1999). Pflegeforschung zum Erleben chronisch Kranker und alter Menschen. Bern

Möller, Ute; Hesselbarth, Ulrike (1994). Die geschichtliche Entwicklung der Krankenpflege. Hagen

Müller-Mundt, Gabriele; Schulz, Brigitte; Höhmann, Ulrike (1998). Strategien zur Bewältigung komplexer Problemlagen – Zur Bedeutung einer integrierten Versorgungspraxis für die Betreuungsqualität pflegebedürftiger Patienten. Eschborn (unveröffentlichtes Manuskript)

Müller-Mundt, Gabriele; Schaeffer, Doris; Pleschberger, Sabine; Brinkhoff, Petra (2000). Patientenedukation – (k)ein zentrales Thema in der deutschen Pflege? In: Pflege und Gesellschaft, Nr. 2, S. 42–53

Muthesius, Dorothea (2006). Musiktherapie in der häuslichen Versorgung – ein kreatives Versorgungskonzept. In: Psychotherpie im Alter, Nr. 2, S. 63–75

Nerheim, Hjördis (2001). Die Wissenschaftlichkeit der Pflege. Bern

Nestler, Nadja; Prietz, Angela; Uhlmann, Bärbel (2000). Das Erleben von Kranksein und Autonomieverlust im Kontext der Entlassung der Patienten aus dem Krankenhaus – die Perspektive der Pflegewissenschaft. Diplomarbeit im Studiengang Pflege an der Evangelischen Fachhochschule Rheinland-Westfalen-Lippe. Bochum (unveröffentlicht)

Nestler, Nadja; Prietz, Angela; Uhlmann, Bärbel (2002). Das Erleben von Kranksein und Autonomieverlust im Kontext der Entlassung der Patienten aus dem Krankenhaus – die Perspektive der Pflegewissenschaft. In: Rektorat der Evangelischen Fachhochschule Rheinland-Westfalen-Lippe (Hrsg.). Anstöße. Eine Auswahl von Diplomarbeiten an der Evangelischen Fachhochschule Rheinland-Westfalen-Lippe 1999/2000. In: Denken & Handeln. Schriftenreihe der Evangelischen Fachhochschule Rheinland-Westfalen-Lippe. Bochum, S. 75–99

Nestmann, Frank (Hrsg.) (1997). Beratung – Bausteine für eine interdisziplinäre Wissenschaft und Praxis. Tübingen

Nestvogel, Renate (1994). Fremdes und Eigenes. Frankfurt a. M.

Neumann, Betty (1997). Pflege und die Systemperspektive. In: Schaeffer, Doris; Moers, Martin: Steppe, Hilde; Meleis, Alaf (Hrsg.). Pflegetheorien, Beispiele aus den USA. Bern, S. 197–222

Newmann, Margeret A. (1997). Eine Theorie der Gesundheit. In: Schaeffer, Doris; Moers, Martin, Steppe, Hilde, Meleis, Alaf (Hrsg.). Pflegetheorien, Beispiele aus den USA. Bern, S. 251–266

Oelke, Uta; Kerkow-Weil, Rosemarie; Hüper, Christa (2004). Das Hannoveraner Modell. Ein neuer Studiengang, Bachelor of Arts (Nursing mit dem Schwerpunkt Beratung und Versorgungskoordination). In: Pflegemagazin Nr. 3, S. 17–25

Oevermann, Ulrich (1996). Theoretische Skizze zu einer revidierten Theorie professionalisierten Handelns. In: Combe, Arno; Helsper, Werner (Hrsg.). Pädagogische Professionalität, Untersuchungen zum Typus pädagogischen Handelns. Frankfurt am Main, S. 70–182.

Olbrich, Christa (1995). Eine neue Herausforderung in den Pflegeberufen. In: Pflegezeitschrift 5/1995, S. 293–296

Orem, Dorothea E. (1997). Eine Theorie der Pflegepraxis. In: Schaeffer, Doris; Moers, Martin; Steppe, Hilde; Meleis, Alaf (Hrsg.). Pflegetheorien, Beispiele aus den USA. Bern, S. 85–97

Orlando, Ida Jean (1996). Die lebendige Beziehung zwischen Pflegenden und Patienten. Bern

Orth, Ilse (1993). Integration als persönliche Lebensaufgabe. In: Petzold, Hilarion; Sieper, Johanna. Integration und Kreation, Band 1. Paderborn
Ostner, Ingrid; Beck-Gernsheim, Elisabeth (1979). Mitmenschlichkeit als Beruf. Frankfurt a. M.
Pallasch, Waldemar (1995). Pädagogisches Gesprächstraining. Weinheim
Panke-Kochinke, Birgit (2001). Geschichte der Krankenpflege (1679–2000). Ein Quellenbuch. Frankfurt a. M.
Parsons, Talcott (1960). Structure and Process in Modern Societies. New York
Parsons, Talcott (1964). Soziologische Theorie. Neuwied
Paterson, Josephine G.; Zderad, Loretta T. (1976). Humanistic Nursing. London
Paterson, Josephine G.; Zderad, Loretta T. (1997). Eine phänomenologische Annäherung an die Pflege. In: Schaeffer, Doris; Moers, Martin; Steppe, Hilde; Meleis, Alaf (Hrsg.). Pflegetheorien, Beispiele aus den USA. Bern, S. 163–179
Peplau, Hildegard (1995). Interpersonale Beziehungen in der Pflege. Eberswalde
Petermann, Franz (Hrsg.) (1994). Chronische Krankheiten bei Kindern und Jugendlichen. Berlin, München
Petermann, Franz.; Kroll, Thilo (1996). Auftretenshäufigkeit von körperlich chronischen Krankheiten in der Pädiatrie In: Schmid, R. (Hrsg.). Wer hilft weiter? Ein bundesweiter Wegweiser. Kindernetzwerk für kranke Kinder und behinderte Kinder und Jugendliche in der Gesellschaft e. V. Lübeck, S. 77–79
Petermann, Franz (Hrsg.) (1997). Patientenschulung. Göttingen
Petzold, Hilarion; Heinl, Hildegund (1985). Psychotherapie und Arbeitswelt. Paderborn
Petzold, Hilarion (1993 a). Integrative Therapie – Modelle, Theorien, Methoden für eine schulenübergreifende Psychotherapie. Bd. 1 Klinische Philosophie; Bd. 2 Klinische Theorie, Bd. 3 Klinische Praxeologie. Paderborn
Petzold, Hilarion (1993 b). Leben als Integrationsprozess und die Grenzen des Integrierens. In: Petzold, Hilarion; Sieber, Johanna (1993). Integration und Kreation – Modelle und Konzepte der Integrativen Therapie. Agogik und Arbeit mit kreativen Medien, Band 1. Paderborn, S. 385–394
Petzold, Hilarion (2000). Wissenschaftsbegriff, Erkenntnistheorie und Theoriebildung in der «Integrativen Therapie». In: Mitgliederrundbrief 2/2000, S. 25
Petzold, H. G. (2005). «Beratung» als Disziplin und Praxeologie zum Umgang mit subjektiven Theorien und ihren kollektiven Hintergründen in der modernen Wissensgesellschaft. Beratung Aktuell 1/05, S. 4–21
Pflege und Gesellschaft (2005). Themenheft: Beratung. Nr. 4
Pierkes, Christina (1999). Interkulturelle Kompetenz in der Pflege. Diplomarbeit an der Universität Köln (unveröffentlicht)
Plümer, K.-D. (1995).Der Gesundheit auf der Spur – Salutogenese versus Pathogenese: Das «Sense of Coherence»-Konzept von Aaron Antonovsky. In: Bartsch, N.; Meyer, A.-W. Chance Gesundheit: Wie viel Gesundheit braucht die Gesellschaft? Hildesheim, S. 36–50
Potter, Frances (1996). Counselling in Cancer Care. In: Professional Nurse 12/6, Vol. 12 No. 3
Projektgruppe Subjektive Gesundheits- und Krankheitskonzepte. Fachhochschule Frankfurt a. M. (Hrsg.) (1997). Die Kunst patientenorientierter Pflege. Frankfurt a. M.
Pühl, Harald; Schmidbauer, Wolfgang (1986). Supervision und Psychoanalyse – Plädoyer für eine emanzipatorische Reflexion in den helfenden Berufen. München

Pühl, Harald (Hrsg.) (1990). Handbuch der Supervision. Berlin

Rahm, Dorothea (2008). Gestaltberatung – Grundlagen und Praxis integrativer Beratungsarbeit. Paderborn

Rahm, Dorothea; Otte, Hilka; Bosse, Susanne; Ruhe-Hollenbache, Hannelore (1995). Einführung in die Integrative Therapie, Grundlagen und Praxis. Paderborn

Ramaswamy, Mohan Krischke (1985). Ethnologie für Anfänger. Opladen

Reiber, Uta; Wissert, Michael; Sauer, Peter (1998). Case Management – was bei der Implementierung zu beachten ist. Pflege Management 2/98, S. 6–11

Reibnitz, Christine von; Schnabel, Peter-Ernst; Hurrelmann, Klaus (2001). Der mündige Patient. Weinheim

Reisach, Barbara (2006). Probleme bei der Begutachtung von Kindern. In: Pflege und Gesellschaft. Heft 2, S. 151–157

Remmers, Hartmut (2000). Ethische Urteils- und Entscheidungskompetenz als Bestandteil professionellen Handelns. In: Pflegemagazin 6/2000, S. 4–13

Renneke, Sandra (2000). Information, Schulung und Beratung von Patienten und Angehörigen. Eine kommentierte Bibliographie deutschsprachiger Literatur für Pflegende (Kuratorium Deutsche Altershilfe). Köln

Revensdorf, Dirk (1983). Psychotherapeutische Verfahren. Band 3: Humanistische Therapien. Stuttgart

Richter, Horst-Eberhard (1970). Patient Familie. Reinbek

Rippberger, Tanja (1998). Ökonomik des Vertrauens. Tübingen

Risse, Gisela; Strohbücker, Barbara (1999). Patienten-Informations-Zentrum. In: Mabuse 119, 5–6/1999, S. 20–22

Robert Bosch Stiftung (2000). Pflege neu denken. Stuttgart

Robert Koch Institut (2006). KiGGS-Studie zur Gesundheit von Kindern und Jugendlichen in Deutschland. Berlin

Robert Koch Institut (Hrsg.) (2004). Schwerpunktbericht der Gesundheitsberichterstattung des Bundes. Gesundheit von Kindern und Jugendlichen. Berlin

Rogers, Carl R. (1999). Die nicht direktive Beratung. 9. Auflage. Frankfurt am Main

Rogers, Martha E. (1997). Für ein neues Pflegeverständnis im Zeitalter der Raumfahrt. In: Schaeffer, Doris; Moers, Martin; Steppe, Hilde; Meleis, Alaf (Hrsg.). Pflegetheorien, Beispiele aus den USA. Bern, S. 141–149

Rommelspacher, Birgit (2005). Transkulturelle Beratung in der Pflege. In: Pflege und Gesellschaft, 10. Jahrgang, 4/2005: S. 188–198.

Rosenstiel, Lutz von (2000). Organisationsanalyse. In: Flick, Uwe et al. Qualitative Sozialforschung. Reinbek

Roy, Callista; Andrews, Heather A. (1997). Das Adaptationsmodell. In: Schaeffer, Doris; Moers, Martin; Steppe, Hilde; Meleis, Alaf (Hrsg.). Pflegetheorien, Beispiele aus den USA. Bern, S. 227–249

Sachverständigenrat für die Konzertierte Aktion im Gesundheitswesen (Hrsg.) (1997). Wachstum und Fortschritt in der Pflege. Band 1. Gesundheitswesen in Deutschland – Kostenfaktor und Zukunftsbranche. Band 2: Fortschritt und Wachstumsmärkte, Finanzierung und Vergütung. Ohne Angabe des Ortes

Sachverständigenrat für die Konzertierte Aktion im Gesundheitswesen (Hrsg.) (1998). Basispapier: Pflegerischer Fortschritt und Wandel. Eschborn

Schaeffer, Doris (1994). Neue Herausforderung in der Pflege. Konsequenzen für die Qualifizierung. In: Ministerium für Arbeit, Gesundheit und Soziales des Landes Nordrhein-Westfalen (Hrsg.). Expertentagung. «Neue Gesundheitspolitische Herausforderungen – Veränderte Qualifikationen – Gesellschaftlicher Bedarf». Bielefeld, S. 58–71

Schaeffer, Doris; Moers, Martin; Steppe, Hilde; Meleis, Alaf (Hrsg.) (1997). Pflegetheorien, Beispiele aus den USA. Bern

Schaeffer, Doris.; Ewers, Michael (1999). Professionsbezogene Ansätze der Qualitätsförderung und -messung: die Pflege. In: Badura, Bernhard; Sigrist, Johannes (Hrsg.). Evaluierung im Gesundheitswesen. Weinheim und München, S. 73–85

Schaeffer, Doris (2000). Care Management – Pflegewissenschaftliche Überlegungen. In: Pflege 1/2000, S. 17–26

Schaeffer, Doris; Schmidt-Kaehler, Sebastian (2006). Patientenberatung: wachsende Bedeutung und neue Aufhaben. In: Schaeffer, Doris; Schmidt-Kaehler, Sebastian (Hrsg.). Lehrbuch Patientenberatung. Bern, S. 7–16

Scheller, Reinhold; Greve, Werner (1999). Rationale Beratung: Sackgasse oder Perspektive? In: Integrative Therapie 1/99, S. 64–89

Schierek, Sabine (2000). Soziale Interaktion zwischen Pflegekräften und PatientInnen im Organisationsverlauf einer Nursing Development Unit. In: Pflege 13/2000, S. 234–241

Schieron, Martin (2003 a). Der Beratungsbesuch SGB XI – Chance und Herausforderung. In: Der Pflegebrief – Das Online Magazin für die Pflege, Ausgabe 04/2003, S. 2–4.

Schieron, Martin (2003 b): Beratung – ein besonderer Auftrag für die Pflege. In: Der Pflegebrief – Das Online Magazin für die Pflege, Ausgabe 08/2003, S. 2–4

Schlippe, Arist von (1993). Familientherapie im Überblick. Basiskonzepte, Formen, Anwendungsmöglichkeiten. Paderborn

Schmid, Raimund (Hrsg.) (1996). Wer hilft weiter? Ein bundesweiter Wegweiser. Kindernetzwerk für kranke Kinder und behinderte Kinder und Jugendliche in der Gesellschaft e. V., Lübeck

Schmid, Wilhelm (1999 a). Philosophie der Lebenskunst. Frankfurt am Main (Erstausgabe 1998)

Schmid, Wilhelm (1999 b). Sich ein schönes Leben machen. Die Wiederentdeckung der Lebenskunst und die Erneuerung des Humanismus. In: Stäblein, Ruthard. Glück und Gerechtigkeit. Moral am Ende des 20. Jahrhunderts. Frankfurt a. M., S. 41–58

Schmid, Dorothee (1995). «Ich denke, ich hab' es überwunden» – Erfahrungsbericht. In: Häberle, Heide; Niethammer, Dietrich (Hrsg.). Leben will ich jeden Tag. Leben mit krebskranken Kinder und Jugendlichen – Erfahrungen und Hilfen. Freiburg im Breisgau

Schnepp, Wilfried (1996). Pflegekundige Sorge. In: Pflege und Gesellschaft 2/96, S. 13–16

Scholz-Braun, Annette (1999). Behinderte Kinder und ihre Eltern in der häuslichen Pflege. Eine Untersuchung über existentiell belastende und fördernde Faktoren. Stuttgart

Scholz, Thea (1996). Discharge Planning in Großbritannien – Pflegeüberleitung in Deutschland. In: Dokumentation Pflegepraxis. Pflegezeitschrift 6/1996

Schöning, Brigitte; Luithlen; Eberhard; Scheinert, Hans (1993). Pflege-Personalregelung – Kommentar mit Anwendungsbeispielen für die Praxis. Köln

Schöninger, U.; Zegelin-Abt, Angelika (1998). Hat der Pflegeprozess ausgedient? In: Die Schwester/Der Pfleger 37 (4), S. 305–310

Schönlau, Kerstin; Sieger, Margot(2003). Curriculum für eine integrierte Pflegeausbildung der Kranken- und Kinderkrankenpflegeausbildung. Münster
Schrems, Berta (2006). Der Pflegeprozess im Kontext der Professionalisierung. PrinterNet 01, S. 44–52
Schreyögg, Astrid (1991). Supervision – Ein Integratives Modell. Paderborn
Schreyögg, Astrid; Rechtien, Wolfgang (2000). Organisationsphänomene in Beratung und Supervision. Hagen, Fernuniversität
Schröck, Ruth (1989). Aufgaben der Pflege im Wandel der Gesundheitsbedürfnisse der Bevölkerung. In: Oesterreichische Krankenpflegezeitschrift Nr. 9, S. 228-236
Schröck, Ruth (1996). Menschliches Miteinander in pflegerischen Beziehungen. In: Pflege aktuell 11, S. 724–729
Schröck, Ruth (1997). Des Kaisers neue Kleider? Bedeutung der Pflegetheorien für die Entwicklung in Deutschland. In: Mabuse 107, S. 39–45
Schröck, Ruth (1997). Pflegetheorien in Praxis, Forschung und Lehre. Freiburg
Schroeder, Gabriele (2000). Beziehungsprobleme thematisieren und den Pflegeprozess fördernd gestalten. In: Pflegezeitschrift 9/2000, S. 608–610
Schulz, Ilse (1992). Schwester, Beginen, Meisterinnen – Hygieias christliche Tochter im Gesundheitswesen einer Stadt. Ulm
Seligmann, Martin E. P. (1995). The Effectivness of Psychotherapy. The Consumer Reports Study. In: American Psychologist, 12/1995, S. 965–974
Der Senator für Arbeit, Frauen, Gesundheit, Jugend und Soziales des Landes Bremen (2001). Frauengesundheitsbericht Bremen. Bremen.
Sennett, Richard (2004). Respekt im Zeitalter der Ungleichheit. Berlin
Shandor Miles, M.; Piersma D'Auria, E.; Hart, E. M.; Sedlack, D. A.; Watral, A. (1997). Veränderungen der Elternrolle bei Müttern von Kindern mit einer lebensbedrohlichen chronischen Krankheit. In: Funk G. S. (Hrsg.). Die Pflege chronisch Kranker. Bern
Sickendieck, Ursel; Engel, Frank; Nestmann, Frank (1999). Beratung – eine Einführung in sozialpädagogische und psychosoziale Beratungsansätze. Weinheim und München
Sieger, Margot (1997). Pflegeprozess: Instrument für den Arbeitsalltag? In: Evangelische Impulse Nr. 3, S. 6–8
Sieger, Margot; Kunstmann, Wilfried (2003). Versorgungskontinuität durch Pflegeüberleitung. Frankfurt a. M.
Singer, Kurt (1988). Kränkung und Kranksein – Psychosomatik als Weg zur Selbstwahrnehmung. München
Soentgen, J. (1998). Die verdeckte Wirklichkeit: Einführung in die Neue Phänomenologie von Hermann Schmitz. Bonn
Sowinski, Christine (1994). Lust und Frust in der Altenpflege – Bewältigungsstrategien für den Alltag. In: Altenpflege Forum 4, S. 98–109
Sozialgesetzbuch (SGB) – Elftes Buch (XI) – Soziale Pflegeversicherung.
Stalmann, Franziska (Hrsg.) (1989). Lust an der Erkenntnis: Die Psychologie des 20. Jahrhunderts. München
Statistisches Bundesamt (2005). Bericht: Pflegestatistik 2003. Bonn
Statistisches Bundesamt (2006). Leben in Deutschland, Haushalte, Familien und Gesundheit – Ergebnisse des Mikrozensus 2005. Wiesbaden.
Stemmer, Renate (1999). Ganzheitlichkeit in der Pflege – unerreicht, da unerreichbar. In: Pflege und Gesellschaft, Nr. 4, S. 86–91

Steppe, Hilde (1990). Pflegemodelle in der Praxis. 3. Folge. Hildegard Peplau, Psychodynamische Krankenpflege. In: Die Schwester, Der Pfleger, 29. Jahrgang 9/90, S. 768–773

Steppe, Hilde; Ulmer, Eva-Maria (Hrsg.) (1999). Ich war von jeher mit Leib und Seele gern Pflegerin. Über die Beteiligung von Krankenschwestern an der «Euthanasie» – Aktionen in Meseritz-Obrawalde. Frankfurt a.M.

Steppe, Hilde (2000). Das Selbstverständnis der Krankenpflege in ihrer historischen Entwicklung. In: Pflege 13/2000, S. 77–83

Stratmeyer, Peter (1997). Ein historischer Irrtum der Pflege? Plädoyer für einen kritisch-distanzierten Umgang mit dem Pflegeprozess. In: Mabuse 106, S. 34–38

Straube, M. (2006). Salutogenese – oder warum man auch gesund sein kann. HYPERLINK «http://straube.net/martin/IWB/Salutogenese.doc» http://straube.net/martin/IWB/Salutogenese.doc (Download am 2.2.2007)

Straus, Florian; Stiemert, Sigrid (1991). Qualitative Beratungsforschung – Zur Perspektive qualitativer Methoden. In: Flick, U. et al. Handbuch qualitativer Sozialforschung. München

Student, Christoph (Hrsg.) (1994). Das Hospiz-Buch. Freiburg

Tacke, Doris (1999). Sprachstörungen und Identität – Das Wiederaufrichten des Ich bei Menschen mit Aphasie? In: Moers, Martin; Schiemann, Doris; Schnepp, Wilfried (Hrsg.). Pflegeforschung zum Erleben chronisch Kranker und alter Menschen. Bern

Terbeck, Sonja (2002). Wenn das Lachen plötzlich erlischt. Eine empirische Untersuchung zur Lebenssituation von Familien mit einem schwerstbehinderten Intensivkind. Katholische Fachhochschule NW, Abteilung Münster

Thiersch, Hans (1978). Zum Verhältnis von Sozialarbeit und Therapie. In: Neue Praxis Sonderheft: Sozialarbeit/Sozialpädagogik und Therapie. Neuwied, Darmstadt

Thiersch, Hans (1997). Soziale Beratung. In: Nestmann, Frank (Hrsg.). Beratung – Bausteine für eine interdisziplinäre Wissenschaft und Praxis. Tübingen, S. 99–110

Thomas, Birgit (1998). Nursing Case Management unter Anwendung des Trajectory-Work-Modells in Kalifornien – Ein Beispiel für Deutschland – In: Pflege und Gesellschaft, Nr. 4, S. 19–24

Tillmann, Klaus-Jürgen (1993). Sozialisationstheorien – Eine Einführung in den Zusammenhang von Gesellschaft, Institution und Subjektwerdung. Reinbek

Travelbee, Joyce (1997). Interpersonale Aspekte der Pflege. In: Schaeffer, Doris; Moers, Martin; Steppe, Hilde; Meleis, Alaf (Hrsg.). Pflegetheorien, Beispiele aus den USA. Bern, S. 99–122

Tschudin, Verena (1990). Helfen im Gespräch. Basel

Tschudin, Verena (1998). Counselling Skills For Nurses. London

Uexküll, Thure von (2001). Interview. Thema: Es gibt nur psychosomatische Krankheiten. In: Die Zeit, 7/2001, S. 14.

Uzarewicz, Charlotte; Piechotta, Gudrun (1997). Transkulturelle Pflege. Berlin

Uzarewicz, Charlotte (2002). Sensibilisierung für die Bedeutung von Kultur und Migration in der Altenpflege. Deutsches Institut für Erwachsenenbildung, Bonn.

Verband Binationaler Familien und Partnerschaften (Hrsg.) (1999). Beratung im interkulturellen Kontext. Berlin

Verband der Angestellten Krankenkassen (VdAK) e. V.: E-Mail vom 07. Juli 2006

Waldschmidt, Anne (1999). Der Selbstbestimmungsbegriff. Perspektiven chronisch kranker und behinderter Menschen. In: Feuerstein, Günter; Kuhlmann, Elke (Hrsg.). Neopaternalistische Medizin. Bern, S. 115–130

Waller, H. (1995). Gesundheitswissenschaft. Stuttgart, Berlin, Köln

Warschburger, Petra; Petermann, Franz (2002). Belastungen bei chronisch kranken Kindern und deren Familien. In: Petermann, Franz (Hrsg.). Lehrbuch der Klinischen Kinderpsychologie und -psychotherapie, S. 479–511. Göttingen (5. korr. Aufl.)

Watzlawick, Paul (1969). Menschliche Kommunikation. Bern

Weakland, John H.; Herr, John J. (1988). Beratung älterer Menschen und ihrer Angehörigen. Bern

Weerenbeck, Juliane, Bungter, Ulrike (1997). Beratung unter Dach und Fach der Pflege. Forum Sozialstation 2/97, S. 48–50

Weidner, Frank (1995). Professionelle Pflegepraxis und Gesundheitsförderung. Eine empirische Untersuchung über Voraussetzungen und Perspektiven des beruflichen Handelns in der Krankenpflege. Frankfurt a. M.

Weigand, Wolfgang (1990). Interventionen in Organisationen: Ein Grenzgang zwischen Teamsupervision und Organisationsberatung. In: Pühl, Harald. Handbuch der Supervision. Berlin, S. 175–193

Weinberger, Sabine (1994). Klientzentrierte Gesprächsführung. Weinheim

Weinberger, Sabine (1996). Klientenzentrierte Gesprächsführung. 7. Auflage. Weinheim

Weinhold, Christine (1997). Gesprächsforschung in der Pflege. In: Zegelin-Abt, Angelika (Hrsg.). Sprache und Pflege. Berlin, Wiesbaden

Weltgesundheitsorganisation/WHO/Europa (1980). Mittelfristiges Programm für das Pflege- und Hebammenwesen in Europa (1976–1983). Kopenhagen

Widmann, Barbara; Schmailzl, Andrea (1998). Entlassen aber nicht verlassen. Pflegen ambulant, S. 20–23

Wiedebusch, Silvia (1999). Krankheitskonzepte und Krankheitsverarbeitung von chronisch kranken Kindern – am Beispiel der chronischen Arthritis. In: Kinderkrankenschwester. 18. Jg., Heft 5, S. 179–185

Wilson-Barnett, Jenifer (1988). Patient teaching or patient counselling? In: Journal of Advanced Nursing 13/1988, S. 215–222

Wünsche, Heinz (1998). Pflegeeinsatz nach § 37.3 Pflegeversicherung. Zusammenarbeit mit pflegebedürftigen Menschen und ihren pflegenden Bezugspersonen. In: Pflege aktuell 6/1998, S. 346–349

Zderad, Loretta, T. (1968). The Concept of Empathy. Ph.Diss: Georgetown University Washington D. C.

Zielke-Nadkarni, Andrea (1997). Theoretische Grundlagen der interkulturellen Pflege. In: Uzarewicz, Charlotte, Piechotta, Gudrun. Transkulturelle Pflege. Berlin, S. 99–114

Zuckschwerdt, B. (1990). Von der Säuglingspflegerin zur Kinderkrankenschwester. In: Deutsche Krankenpflege-Zeitschrift, Heft 5, S. 347–353

Zurbrügg, Heinrich (1997). Pflegekontinuität dank Austrittsplanung. In: Holenstein, H. (Hrsg.). Spielräume in der Pflege. Bern, Göttingen, Toronto, Seattle